国医大师李今庸医学全集

古医书研究

李今庸 著

学苑出版社

图书在版编目（CIP）数据

古医书研究/李今庸著 . —北京：学苑出版社，2019.7

（国医大师李今庸医学全集）

ISBN 978 - 7 - 5077 - 5711 - 8

Ⅰ. ①古…　Ⅱ. ①李…　Ⅲ. ①中国医药学 - 古籍 - 研究

Ⅳ. ①R2 - 52

中国版本图书馆 CIP 数据核字（2019）第 101742 号

责任编辑：黄小龙
出版发行：学苑出版社
社　　　址：北京市丰台区南方庄 2 号院 1 号楼
邮政编码：100079
网　　　址：www. book001. com
电子邮箱：xueyuanpress@ 163. com
销售电话：010 - 67601101（销售部）67603091（总编室）
印 刷 厂：北京画中画印刷有限公司
开本尺寸：787 × 1092　1/16
印　　张：24. 75
字　　数：368 千字
版　　次：2019 年 7 月第 1 版
印　　次：2019 年 7 月第 1 次印刷
定　　价：98. 00 元

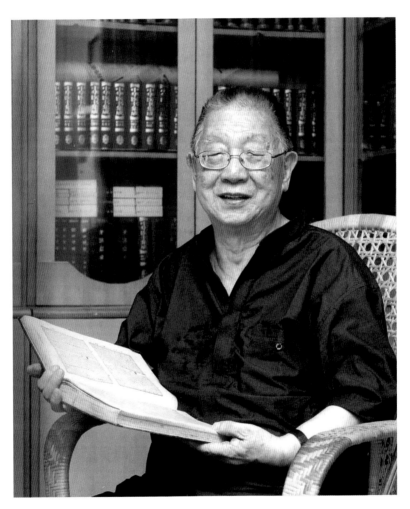

　　李今庸，男，1925年出生，湖北枣阳市人，当代著名中医学家，中医教育学家，湖北中医药大学终身教授，国医大师，国家中医药管理局评定的第一批全国老中医药专家学术经验继承工作指导老师。

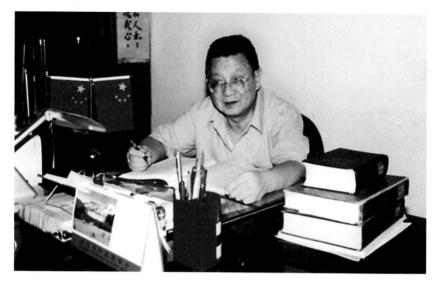

李今庸教授主持湖北省中医药学会工作20余年

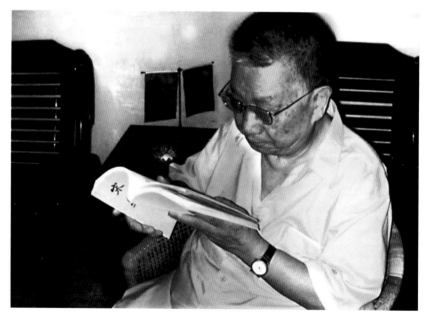

李今庸教授在研读史书

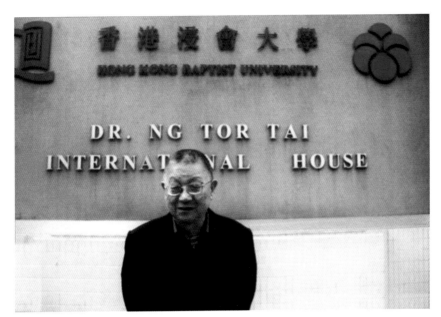

李今庸教授在香港浸会大学讲学期间留影

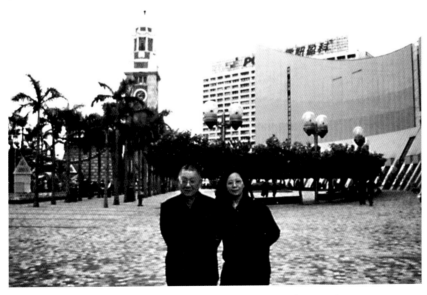

李今庸教授在香港讲学期间与女儿李琳合影

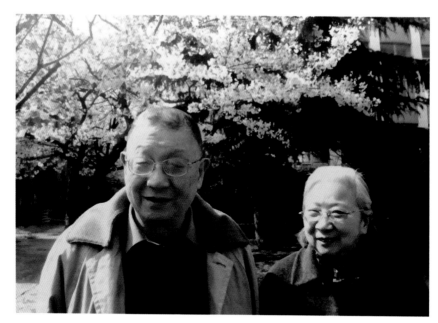

李今庸教授与夫人齐立秀合影

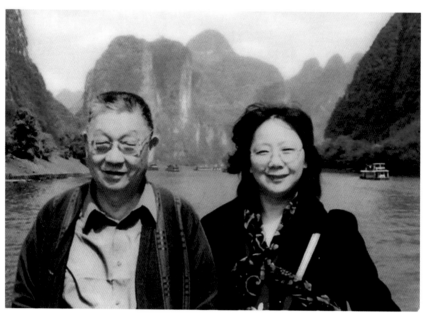

李今庸教授与女儿李琳合影

中国的长期封建社会中，创造了灿烂的古代文化。清理古代文化的发展过程，剔除其封建性的糟粕，吸收其民主性的精华，是发展民族新文化提高民族自信心的必要条件；但是决不能无批判地兼收並蓄。

摘自《新民主主义论》

李今庸教授书法（一）

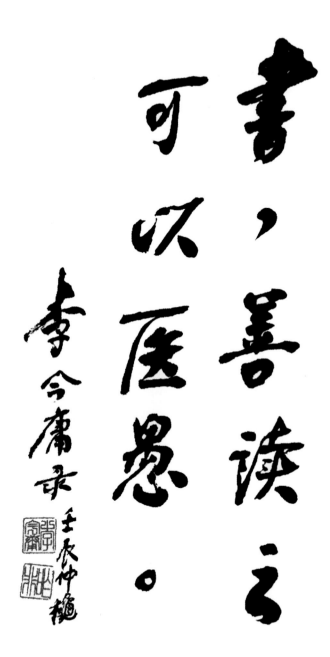

书，善读之
可以医愚。

李今庸录 壬辰仲秋

李今庸教授书法（二）

富於筆墨窮於命

老壽眉牡丹心

李今庸書

乙卯初冬

李今庸教授书法（三）

鞠躬厥職，豈能盡如人意；竭誅斯任，但求无愧我心。

李今庸教授书法（四）

通古博今研岐黄　精勤不倦育桃李

（代总序）

　　李今庸先生，字昨非，1925年出生于湖北省枣阳市唐家店镇一个世医之家。今庸之名取自《三字经》："中不偏，庸不易。"意为立定志向，矢志不移，永不改易。昨非，语出陶渊明《归去来兮辞》："实迷途其未远，觉今是而昨非。"含有不断修正自己错误认识的意思。书斋曰莲花书屋，义出周敦颐《爱莲说》："出淤泥而不染，濯清涟而不妖。"李今庸先生平生行止，诚如斯言。《孟子·滕文公章句上》说："舜何人也，予何人也，有为者亦若是。"他把这句话作为座右铭。

　　李今庸先生从医80载，执教62年，在漫长的医教研生涯中积累了宝贵的治学经验。其治学之道，建造了弟子成才的阶梯，是后学登堂入室的通途。听其教、守其道、恭其行者，多能登堂入室，攀登高峰。

博学强志　医教研优

　　李今庸先生7岁入私塾读书，开始攻读《论语》《孟子》《大学》《中庸》《礼记》等儒家经典，他博闻强志，日记千言，常过目成诵。1938年随父学医，兼修文学，先后研读《黄帝内经》《针灸甲乙经》《难经》《伤寒论》《金匮要略》《脉经》《诸病源候论》《千金要方》《千金翼方》《外台秘要》《神农本草经》等，随后其父又命其继续攻读历代各家论著和各科著作，并指导他阅读《毛诗序》《周易》《尚书》等书。对于《黄帝内经》，他大约只用了一年的时间，即将其内容烂熟于心。现在只要提到《黄帝内经》的某一内容，他都能不假思索明确无误地给你指出，本段内容是在《素问》或《灵枢》的某一篇，所以被人们誉为"《内经》王""活字典"。

1961 年，时任湖北中医学院副院长的蒋立庵先生，将一本《江汉论坛》杂志给了李今庸先生。他认真阅读后，敏锐地意识到蒋老是希望他掌握校勘训诂学的知识，以便有效地研究整理古典医籍。从 20 世纪 60 年代初开始，他先后阅读了大量有关古代小学类书籍。通过认真阅读《说文解字》《说文解字注》《说文通训定声》《说文解字义证》《说文解字注笺》等，他对许学相当熟悉。又广泛阅读了雅学、韵书以及与小学有关的一些书籍。从此，他掌握了治学之道，并以此助推医教之道。

一般而言，做学问应具备三个条件：一为深厚的家学，二为名师指点，三为个人勤奋。这三点李今庸先生都具备了，所以先生才有了今天的成就。

李今庸先生在 1987 ~ 1999 年间，先后被中国中医研究院（现中国中医科学院）研究生部、张仲景国医大学、长春中医学院（现长春中医药大学）等单位聘为客座教授和临床教授，为这些单位的中医药人才培养做出了贡献。1991 年 5 月被确认为第一批全国老中医药专家学术经验继承工作指导老师，同年获国务院政府特殊津贴；1999 年被中华中医药学会授予全国十大"国医楷模"称号；2002 年获"中医药学术最高成就奖"；2006 年获中华中医药学会"中医药传承特别贡献奖"；2011 年被国家中医药管理局确定为全国名老中医药专家传承工作室建设项目专家；2013 年 1 月被人事部确定为首批中医药传承博士后合作导师，为国家培养中医药高层次人才。

校勘医典　著作等身

李今庸先生在治学上锲而不舍，勇攀高峰，正所谓"路漫漫其修远兮，吾将上下而求索"。他在 20 世纪 60 年代就步入了校勘医典这条漫长而又崎岖的治学之路。在这方面他着力最勤，费神最深，几乎是举毕生之力。他曾说道：首先要善于发现古书中的问题，然后对所发现的问题，进行深入研究考证，并搜集大量的古代文献加以证实。当写成文章时，又必须考虑所选用文献的排列先后，使层次分明，说明透彻，让人易于读懂。如此每写一篇文章，头痛数日不已，然而他仍乐此不疲。虽是辛苦，然也获得了丰硕的成果。经一番整理后，不仅使这些古籍中的文字义理畅达，而且其医学理论也明白易晓，从而使千百年的疑窦涣然冰释，实有功于后学。

李今庸先生首创以治经学方法研究古典医籍。他将清朝乾嘉时期所兴起的治经学方法，引入到古医籍的研究整理之中。他依据训诂学、校勘学、音韵学、古文字学的基本原理，以及方言学、历史学、古文献学、考古学和历代避讳规律等相关知识，对古医书中的疑难问题进行了深入研究。对古医书中有问题的内容，则采用多者刈之、脱者补之、隐者彰之、错者正之、难者考之、疑者存之的方法，细心疏爬。他治学态度严谨，一言之取舍必有于据，一说之弃留必合于理。其研究所涉及的范围相当广泛，如《素问》《灵枢》《难经》《甲乙经》《太素》《伤寒论》《金匮要略》《神农本草经》《肘后方》《新修本草》《千金要方》《千金翼方》《马王堆汉墓帛书》以及周秦两汉典籍中有关医学的内容。每有得则笔之以文，其研究的千古疑难问题多达数百处。从 20 世纪 50 年代末至现在，他发表了诸如"析疑""揭疑""考释""考义"这类文章 200 多篇。2008 年，他在外地休养的时候，凭记忆又搜集了古医书中疑问之处 88 条，其中部分内容现已整理成文。由此可见，先生对古医籍疏爬之勤。

设帐杏坛　传道授业

李今庸先生执教已 62 个春秋，在中医教育学上，开创和建立了两门中医经典学科教育（《黄帝内经》《金匮要略》）。他先后给师资班、西学中班、本科生、研究生等各类不同层次学生讲授《金匮要略》《黄帝内经》《难经》及《中医学基础》等课程。自 1978 年开始，又在全国中医界率先开展《内经》专业研究生教育。同时，李今庸先生还先后赴辽宁、广西、上海等地的中医药院校讲授《黄帝内经》《金匮要略》等经典课程。

李今庸先生非常重视教材建设。1958—1959 年，他首先在湖北中医学院筹建金匮教研组，并担任组长，其间编写了《金匮讲义》，作为本院本科专业使用。1963 年代理主编了全国中医学院第二版试用教材《金匮要略讲义》，从而将金匮这一学科推向了全国；1973 年为适应社会上的需求，对该书稍作润色，作为全国中医学院第三版试用教材再版发行；1974 年协编全国中医学院教材《中医学基础》；1978 年，主编

《内经选读》，供中医本科专业使用，该教材受到全国《内经》教师的好评；1978 年，参与编著高等中医药院校教学参考丛书《内经》；1982 年主编高等中医药院校本科生、研究生两用教材《黄帝内经选读》；1987 年为光明中医函授大学编写了《金匮要略讲解》。几十年来，李今庸先生为中医药院校教材建设，倾注了满腔心血。

李今庸先生注重师资队伍建设。先生在主持原湖北中医学院内经教研室工作时，非常重视对教师的培养。1981 年，他在教研室提出了"知识非博不能反约，非深不能至精"的思想。他要求教师养成"读书习惯和写作习惯"。为配合教师读书方便，他在教研室创建了图书资料室，收藏各类图书 800 余册。并随时对教师的学习情况进行督促检查。1983—1986 年，他组织教研室教师编写了《黄帝内经索引》；1986 年，他又组织教研室教师编写了《新编黄帝内经纲目》。通过编辑书籍及教学参考资料，以提高教师的专业水平。在对教师的使用上，尽量做到人尽其才，才尽其用。通过十几年坚持不懈努力，现已培养出一批较高素质的中医药教师队伍。

在半个多世纪的中医药教学生涯中，先生主张择人而教、因材施教，注重传授真知和问答教学。他要求学生学习中医时必须树立辩证唯物主义和历史唯物主义思维方式，将不同时代形成的医学著作和理论体系置于特定历史时代背景中研究，重视经典著作教学和学生临床实践。1962 年，先生辅导高级西医离职学习中医班集体写作《从藏府学说看祖国医学的理论体系》一文，全文刊登于《光明日报》，并被《人民日报》摘要登载、《中医杂志》全文收载，在全国产生很大影响。

扎根一线　累起沉疴

李今庸先生在 80 年的医疗实践中，形成了独特的医疗风格、完整的临床医学思想，积累了大量的临床经验。其一，形成了完整的临床医学指导思想，即坚持辩证历史唯物主义思想指导下的"辨证论治"；其二，独创个人的临床医疗经验病证证型治疗分类约 580 余种。著有《李今庸临床经验辑要》《中国百年百名中医临床家丛书·李今庸》《李今庸医案医论精华》等临床著作。

李今庸先生通晓中医内外妇儿及五官各科，尤长于治疗内科和妇科疾病。在 80 年的临床实践中，他在内伤杂病的补泻运用上形成了自己独特的风格，即泻重痰瘀，补主脾肾。脾肾两藏，一为后天之本，一为先天之本，是人体精气的主要来源。二藏荣则一身俱荣，二藏损则一身俱损。因此，在治虚损证时，补主脾肾。在临床运用中，具体又有所侧重，小儿重脾胃，老人重脾肾，妇女重肝肾。慢性久病，津血易滞，痰瘀易生，痰瘀互结互病，易成窠囊。他对于此类病证的治疗是泻重痰瘀，或治其痰，或泻其瘀，或痰瘀同治。他临床经验丰富，辨证准确，用药精良，常出奇兵以制胜，其经验可见于《国医大师李今庸医学全集》中。

李今庸先生非常强调临床实践对理论的依赖性，他常说："治病如同打仗一样，没有一定的医学理论做指导，就不可能进行正确的医疗活动。"如一壮年男子，突发前阴上缩，疼痛难忍，呼叫不已，李今庸先生据《素问·厥论》"前阴者，宗筋之所聚"，《素问·痿论》"阳明者，五藏六府之海，主润宗筋"的理论，为之针刺足阳明经之归来穴，留针 10 分钟，病愈，后数十年未再发。此案正印证了其善于以经典理论对临床的指导运用。李老常言："方不在大，对证则效；药不在贵，中病即灵。"

从 1976 年起，李老应邀赴北京、上海、南京、南宁、福州、香港、韩国大田等多地讲学，传授临床经验，深入开展中外学术交流。

振兴中医　奔走疾呼

李今庸先生作为一代中医药思想家，从未停止过对中医药学理论、临床、教育的反复深入思考。1982 年、1984 年，他两次同全国十余名中医药专家联名上书党中央、国务院，建议成立国家中医药管理总局，加强党对中医药事业的领导，受到中央领导重视和采纳。1986 年，国家中医药管理局成立。其后，又积极支持组建中医药专业出版社。1989 年，中国中医药出版社成立。2003 年，向党中央和国务院领导写信陈述中医药学优越性和东方医学特色，建议制定保护和发展中医药的法规，同年，国务院颁布《中华人民共和国中医药条例》。

李老在担任湖北省政协常委及教科文卫体委员会副主任期间，深入基层考察调研，写了大量提案及信函建议。在湖北省第五届政协会议上，提出"请求省委、省政府批准和积极筹建'湖北省中医管理局'，以振兴我省中医药事业"等提案。2006 年，湖北省中医药管理局成立。

1986 年李老当选为湖北省中医药学会理事长。此后，主持湖北省中医药学会工作长达二十余年。组织举行"鄂港澳台国际学术交流大会""国际传统医学大会"等各种大型中医药学术研讨会和国际学术交流会议。其间，向省委、省政府致信建议召开李时珍学术会议，成立李时珍研究会，开展相关研究，为在全国范围内形成纪念李时珍学术活动氛围奠定了坚实根基。主编《湖北中医药信息》《中医药文化有关资料选编》等。

近年来，李老对中医药学术发展方向继续进行深入思考与研究。认为中西医学不能互相取代，只能在发展的基础上取长补短，必须努力促使西医中国化、中医现代化，先后撰写和发表了《论中医药学理论体系的构成和意义》《发扬中医药学特色和优势提高民族自信心和自豪感》《试论我国"天人合一"思想的产生及中医药文化的思想特征》《中医药学应以东方文化的面貌走向现代化》《关于中西医结合与中医药现代化的思考》《略论中医学史和发展前景》等文章。

今将李今庸先生历年间写作刊印出版和未出版的各种学术著作，集中起来编辑整理，勒成一部总集，定名为《国医大师李今庸医学全集》，予以出版，一则是彰显李老半个多世纪以来，在中医药学术上所取得的具有系统性和创造性的重要成就，二则是为中医药学的传承留下一份丰厚的学术遗产。

李今庸先生历年间写作并刊印和出版的各种著作数十部，附列如下（以年代先后为序）：

《金匮讲义》，李今庸编著，原湖北中医学院中医专业本科生用教材。1959 年，内部油印。

《金匮要略讲义》，李今庸编著，全国中医学院中医专业本科生用第二版统一教材。1963 年 9 月，上海科学技术出版社出版。

《中医基础学》，李今庸编著，原湖北中医学院中医专业用教材。1971 年，内部铅印。

《金匮要略释义》，李今庸编著，中医临床参考丛书，全国中医学院西医学习中医者、中医专业用第三版统一教材。1973 年，上海科学技术出版社出版。

《内经选读》，李今庸主编，原湖北中医学院中医专业本科生用教材。1978 年，内部刊印。

《黄帝内经选读》，李今庸主编，原湖北中医学院中医专业本科生、研究生两用教材。1982 年，内部刊印。

《内经函授辅导资料》，李今庸主编，原湖北中医学院中医专业函授辅导教材。1983 年，内部刊印。

《读医心得》，李今庸著，是研究中医古典著作中理论部分的学术专著。1982 年 4 月，上海科学技术出版社出版。

《中医学辩证法简论》，李今庸主编，全国中医院校教学参考用书。1983 年 1 月，山西人民出版社出版。

《黄帝内经索引》，李今庸主编，原湖北中医学院中医《内经》专业教学参考用书。1983 年 12 月，内部刊印。

《读古医书随笔》，李今庸著，运用考据学知识和方法研究古典医籍的学术专著。1984 年 6 月，人民卫生出版社出版。

《金匮要略讲解》，李今庸著，全国高等中医函授教材。1987 年 5 月，光明日报出版社出版，后由人民卫生出版社于 2008 年更名为《李今庸金匮要略讲稿》再版。

《新编黄帝内经纲目》，李今庸主编，中医内经专业、西医学习中医者教学参考用书。1988 年 11 月，上海科学技术出版社出版。

《奇治外用方》，李今庸编著，运用现代思想和通俗语言，对中医药古今奇治外用方治给予整理的专著。1993 年 1 月，中国中医药出版社出版。

《湖北医学史稿》，李今庸主编，是整理和反映湖北地方医学史事的专门著作。1993 年 5 月，湖北科学技术出版社出版。

《李今庸临床经验辑要》，李今庸著，作者集数十年临床医疗实践之学术思想和临证经验的总结专著。1998 年 1 月，中国医药科技出版社出版。

《古代医事编注》，李今庸编著，选录了古代著名典籍笔记中关于中医药医事史料文献而编注的人文著作。1999 年，内部手稿。

《中华自然疗法图解》，李今庸主编，刮痧疗法、按摩疗法、针灸疗法和天然药食疗法等中医自然疗法治病图解的专著。2001 年 1 月，湖北科学技术出版社出版。

《中国百年百名中医临床家·李今庸》，李今庸著，作者集多年临床学术经验之专著。2002 年 4 月，中国中医药出版社出版。

《古医书研究》，李今庸著，继《读古医书随笔》之后，再以校勘学、训诂学、音韵学、古文字学、方言学、历史学以及古代避讳知识等，研究考证中医古典著作的学术专著。2003 年 4 月，中国中医药出版社出版。

《中医药治疗非典型传染性肺炎》，李今庸编著，选用报刊上有关中医药治疗"非典"（严重急性呼吸综合征）的内容，集而成册。2003年8月，内部刊印。

《汉字、教育、中医药文化资料选编》（1－6编），李今庸编著，选用报刊上发表的有关文字文化、教育和中医药文化资料而汇编的专门集册。2003—2009年，内部刊印。

《舌耕馀话》，李今庸著，作者在兼任政协等多项社会职务期间，从事中医药事业的医政医事专门著作。2004年10月，中国中医药出版社出版。

《古籍录语》，李今庸编著，选录古代典籍中关于启迪思想，予人智慧，为人道德之锦句名言而编著的人文专著。2006年8月，内部刊印。

《李今庸医案医论精华》，李今庸著，作者临床验案精选和中医学术问题研究的专著。2009年4月，北京科学技术出版社出版。

《李今庸中医科学理论研究》，李今庸著，中医科学基础理论体系和基本学术思想研究的专著。2015年1月，中国中医药出版社出版。

《李今庸黄帝内经考义》，李今庸著，作者历半个世纪对《黄帝内经》疑难问题研究的学术专著。2015年1月，中国中医药出版社出版。

《李今庸读古医书札记》，李今庸著，辑作者历年来在全国各地刊物上发表的关于古典医籍和古典文献的考释、考义、揭疑、析疑类文章的学术著作。2015年4月，科学出版社出版。

《李今庸特色疗法》，李今庸主编，整理和总结了具有中医学特色的穴敷疗法、艾灸疗法、拔罐疗法、耳穴贴压法等治疗病证的专著。2015年4月，科学出版社出版。

《李今庸经典医教与临床研究》，李今庸著，作者集中医经典教学和经典性临床研究的教研专著。2016年1月，科学出版社出版。

《李今庸医惑辨识与经典讲析》，李今庸著，对有关经典医籍、医学疑问的解疑辨惑及经典著作课堂讲解分析的学术专著。2016年1月，科学出版社出版。

《李今庸临床医论医话》，李今庸著，作者关于中医临床的医学论述和医语医话的学术专著。2017年3月，中国中医药出版社出版。

《李今庸中医思考·读医心得》，李今庸著，作者独立思考中医药学实质和中医药学术发展方向性研究的学术专著。2018年3月，学苑出版社出版。

《续古医书研究》，李今庸著，为《古医书研究》续笔，再以开创性的中医治经学方法继续研究中医古典著作之学术力作。将由学苑出版社出版。

另有待出版著作（略）。

李琳于湖北中医药大学

2018年5月1日

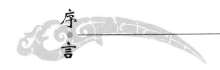

序言

中医药学古典著作，是中医药学的发展基础，是我国古代医药学家以当时各门自然科学和先进思想为指导，对长期医疗实践经验的整理总结。它长期以来，在指导我国古代临床医疗实践和中医药学发展上，产生过极大影响，直到今天，它仍然在发挥着积极作用。它的医学思想，还在放射着无限光芒；它的医疗方法，还有着不可替代的价值。《黄帝内经》《伤寒论》《金匮要略》等书尤其如此。然中医药学古典著作皆成书较早，随着社会的发展，时代的变迁，它的理论变得深邃，文义变得古奥，而文字也发生了不少错简讹误，这就使得正确继承和掌握它的医学思想、运用它的理论知识和实际经验产生了严重困难。余鉴于事业发展的需要，以辩证唯物主义和历史唯物主义为思想指导，在中医药学理论知识和实际经验的基础上，运用校勘学、训诂学、音韵学、古文字学、方言学、历史学以及避讳知识等研究我国古典医籍数十年，每有所得，则记录之，日积月累，所记渐多。其中有《黄帝内经》《八十一难经》《神农本草经》等成书年代和《金匮要略》一书形成过程的考证专论，有《黄帝内经》一书的学习方法专论，有营卫理论、人身穴位、放血疗法、妊娠正常胎位、古代优生观、古代按摩、古人识脑、楚医学等学术专论，并对古医籍中为数甚多的疑难字词，进行了不少的考义和训释，如《黄帝内经太素·知针石》"阴气降至""阳气降至"之"降"实为"隆"之省笔字，而《千金翼方》卷二十四第六"如病虎状"之"虎"，则为"瘧"之省笔字；《素问·阴阳应象大论》"齿干以烦冤"之"冤"，实为"悗"之异体字，而《针灸甲乙经》卷四第一下"心脉满大，痫瘈筋挛。肝脉小急，痫瘈筋挛"之"瘈"，则为"瘛"之异体字；《素问·刺禁论》"七节之傍，中有小心"之"七"，实为"十"之误写字，而《备急千金要方》卷五上第一"百八十日尻骨成，能独坐"之"尻"，则为"尻"之误写字；《金匮要略·五藏风寒积聚病篇》"三焦竭部"之"竭"，实为"遏"之假借字，而《金匮要略·血痹虚劳病篇》"寸口脉弦而大，弦则为减，大则为芤，减则为寒，芤则为虚"之"减"，则为"紧"之假借字；等等，等等。今特将其辑而成册，颜之曰《古医书研究》以付梓出版，使其和广大读者见面，如在继承和发扬中医药学事业上稍有裨益和促进，则余愿即偿矣。

李今庸
2001 年 10 月

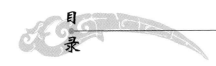

目录

《黄帝内经》的成书年代和成书地点考

《黄帝内经》一书，一般学者认为它包括现在流传的《素问》和《灵枢》两部书在内。为了弄清祖国医学理论体系的形成背景，为了弄清我国古代医学史的发展情况，有必要对《黄帝内经》的成书年代及成书地点加以稽考，以前，人们总是说《黄帝内经》的成书，不是出于一人一时之手。这种笼统的说法，是没有多大实际意义的。

诚然，现存《黄帝内经》的内容，不是一个时期的产物，如《灵枢·阴阳系日月》《素问·脉解》等就是西汉太初以后的作品。所谓《素问》"运气七篇"的《天元纪大论》《五运行大论》《六微旨大论》《气交变大论》《五常政大论》《六元正纪大论》《至真要大论》等就是东汉建武以后的作品，但在这些内容还未补上去以前，我认为《黄帝内经》已经是以一部《黄帝内经》的形式而存在，它一出世就具备了它的基本内容和基本形式，它并不是补充上去了这些内容才成书的，也不是各个不同时代的各个医学小册子被人一天把它合在一起的。因此，我们可以根据它的内容来考证它的成书年代和成书地点。

《黄帝内经》成书的确凿年代现在是无法考证的，然我们从大量的古代文献中仍然可以找到一些线索查出它成书的大致时间来。

《黄帝内经》的成书年代大约在战国后期，成书地点可能在秦国。下面我们就来对这个问题加以探讨。

一、《黄帝内经》成书的时间上限

（1）《素问·著至教论篇第七十五》说："足以治群僚，不足至（治）侯王"，《素问·疏五过论篇第七十七》说："封君败伤，及欲侯王"。考"侯王"一词，亦见于《老子》第三十二章和第三十七章，当是战国期间诸侯王出现以后的事情，清代姚际恒《古今伪书考》说过："此书（指《素问》）有"失侯失王"之语，秦灭六国，汉诸侯王国除，始有失侯王者。"

（2）《素问·疏五过论篇第七十七》中论述了"脱营"和"失精"之证，记载了"封君败伤""暴乐暴苦，始乐后苦""故贵脱势""始富后贫"等，这是社会急剧变革的一种反映，当和上面"失侯王"之事紧密相联在一起，正因为"失侯王""封君败伤""故贵脱势"，一部分人在经济上就"始富"而"后贫"，因而导致情志上的"始乐"而"后苦"。由于政治地位和经济条件的急剧降落，情志久久怫郁不解，从而发生"脱营""失精"之证。"脱营""失精"之证被总结出来而反映在《黄帝内经》里，表明了当时不少人患此病证，从而也就反映了这是社会急剧变革的产物。

（3）《素问·上古天真论篇第一》记载当时的许多人都是"以酒为浆，以妄为常。醉以入房……务快其心，逆于生乐，起居无节"，以致其年"半百而衰"，发生身体早期衰老，甚或缩短寿命而早死。这正是社会变革时期没落阶级悲观失望以享乐自慰的一种思想反映。《史记·魏公子列传》所载：信陵君魏君公子无忌"自知再以毁废，乃谢病不朝。与宾客为长夜饮，饮醇酒，多近妇人。日夜为乐饮者四岁，竟病酒而卒。"就是其例。

（4）《灵枢·九针十二原第一》说："余子万民，养百姓，而收其租税。"这里以一个国王的语气而讲到"收其租税"，显然是新兴地主阶级取得了政权在全国推行封建土地所有制以后才有的事。

（5）《黄帝内经》认为构成人体的基本物质是"精"，如《素问·金匮真言论篇第四》说："夫精者，身之本也"，《灵枢·经脉第十》说："人始生，先成精"，《灵枢·决气第三十》说："两神相搏，合而成形，常先身生，是谓精"。在人的生命活动过程中，精气充足和畅流，则人就轻劲多力；精气消绝，则人就要失去生命活动而死亡，然古代"精气学说"是齐国稷下学宫的宋钘、尹文学派倡导的，他说："凡物之精，比（原作'此'，误，今改）则为生，下生五谷，上为列星……"（见《管子·内业》，据《十批判书》谓此篇乃宋、尹学派作品），提出了具有流动性质的细微物质的精气，是构成世界万物的根本要素，《中国历代哲学文选·先秦篇》认为"这一派的唯物主义学说，和当时医学的发展有着一定的联系"。

（6）《灵枢·玉版第六十》记载，针"能杀生人不能起死者……余闻之则为不仁，然愿闻其道，弗行于人。"这里"不仁"一词的含义，和后面《灵枢·刺节真邪第七十五》中"卫气不行，则为不仁"、《素问·痹论》中"皮肤不营，故为不仁"的"肌肤不知寒热痛痒"的"不仁"一词是不同的，这是一种"仁术"思想的反映，这种所谓"仁术"思想，是我国战国时期孟轲倡导的。孟轲在《孟子·公孙丑上》说过："无恻隐之心，非人也……恻隐之心，仁之端也"，在《孟子·梁惠王上》说过："……是乃仁术也，见牛未见羊也，君子之于禽兽也，见其生不忍见其死，闻其声不忍食其肉，是以君子远庖厨也。"这表明了《黄帝内经》受到孟轲"仁术"思想的影响。

（7）阴阳学说和五行学说，是我国古代的朴素辩证法思想，它阐明着事物的对立统一规律，阐明着事物的相互联系和不断运动。它是我国古代的两个不同的哲学派别。根据《史记》中"邹衍以阴阳主运显于诸侯""和邹子之徒论著终始五德之运"的记载，说明齐国稷下学宫的邹衍才把两者合家的。然在《黄帝内经》里，阴阳学说和五行学说普遍是被合用的，并且阴阳五行还和精气学说连在一起使用而合成一家了。

（8）《灵枢·邪气藏府病形第四》说："邪气之中人也高"（原作"高也"，误，今据《太素·邪中》文改），《灵枢·官能》说："邪气之中人也洒淅动形，正邪之中人也微"，《灵枢·大惑论第八十》说："卫气之留于阳也久"等，为战国后期的文句，观《墨子研究论文集·墨子要略·墨辩》所载"《经说》上下篇，墨子后学所作"……作者时代，以篇中文字学说考之，似在墨子后百有余年……《经说》下篇"下者之人也高，高者之人也下"句，为"之"字倒装句。与《大政篇》"指之人也与首之人也异"句法同，而《大取》一篇……"若以其论辩入微言之，或在《经说》作者之后也"等文，可以借证。

上述（1）～（4）等点，说明了《黄帝内经》的成书，正当我国古代社会发生急剧变革，且新兴地主阶级掌握了政权在其国内全面推动封建土地所有制的时候，考我国古代奴隶制发生全面崩溃，新兴的封建制蓬勃兴起的时候，正是我国历史上的战国时代，说明了《黄帝内经》之书是在战国时代写成的。

战国时代的上限没有固定的标准，我们现在姑以公元前476年（春秋时代的结束）为起点，下迄秦始皇统一六国（公元前221年）止，共计为255年，如果我们机械地按年数分为前、中、后三期，则每期为85年，《黄帝内经》成书于战国时代的那一期，上述第（5）点谈到《黄帝内经》与宋、尹学派的关系，第（6）点谈到《黄帝内经》与孟轲"仁术思想"的关系，第（7）点谈到《黄帝内经》与邹衍思想的关系。考宋、尹学派的宋钘稍年长于孟轲，尹文稍晚于孟轲，而孟轲出生于公年前372或371年，在公元前342—公元前324年之间在齐国首都临淄见齐宣王时始倡导这种所谓"仁术"的，上述第（6）点谈到《黄帝内经》中有"仁术思想"的反映，它的成书当然就只会在孟轲倡导所谓"仁术"之后的时间了，上述第（7）点谈到《黄帝内经》与邹衍思想的关系，《史记·孟子荀卿列传》载邹衍"后孟子"，《盐铁论·论儒》载邹衍"以儒术干世主，不用，即以变化始终之论，卒以显名"。他还在公元前293—公元前251年之间到赵国见过平原君，并与平原君门客公孙龙进行过辩论。《黄帝内经》中阴阳五行合用，这就只能在邹衍创立"五德终始论""以阴阳主运显于诸侯"之后的时间里，根据上述第（8）点所谈的《黄帝内经》一书中的某些文句，则《黄帝内经》的成书当在战国后期，从而表明了《黄帝内经》成书年代的时间上限，是在战国后期而不会更早。

二、《黄帝内经》成书的时间下限

（1）《黄帝内经》中的许多篇章，如《素问·藏气法时论》、《灵枢·病传》等篇记时均用"夜半""平旦""日出""日入""日中""日昳""下晡""早晡""日西""大晨""蚤食""晏食""人定""黄昏""台夜"（台，原误为"合"，今改。台，读"始"），"鸡鸡"等，而不言"子""丑""寅""卯""辰""巳""午""未""申""酉"

"戌""亥"等"十二地支"，清代姚际恒《古今伪书考》谓"古不以地支为名时"，并以此认为《素问》一书"当是秦人作"。

（2）《黄帝内经》一书中，有几篇都提到了"万民"一词，如《素问·疏五过论篇第七十七》说："为万民式""为万民副"，《灵枢·营卫生会第十八》说："万民皆卧"，《灵枢·岁露论第七十九》说："万民懈惰而皆中于虚风，故万民多病"等，然东汉年间的郑玄，在注释《孝经·天子章》和《礼记·内则》中均谓"天子曰兆民，诸侯曰万民"，据此则《黄帝内经》成书当在秦灭六国之前，虽然"万民"一词，后来也沿用，但《灵枢·九针十二原第一》所载"余子万民，养百姓，而收其租税"之文，把"万民"和"百姓"对举，《灵枢·师传第二十九》说："百姓人民，皆欲顺其志也"把"百姓"和"人民"对举，这就不会是后来的事情。考《尚书·舜典》说："九族既睦，平章百姓"，孔氏传："百姓，百官"。《国语·周语中》说："以备百姓兆民之用"，韦昭注："百姓，百官有世功者"。郭沫若同志在《中国古代社会研究》第二篇第一章第二节中说："庶民和百姓，在当时是有分别的，百姓是贵族，又叫作'君子'。"这里"百姓"一词与"万民"一词对举，与"人民"一词对举，它就不是指的一般所谓"普通老百姓"的"百姓"，而是指"百官"，指的"贵族"了。这当然就是较早的了。

（3）依据辩证唯物主义和历史唯物主义观点，砭石疗法是针刺疗法的前身，针刺疗法是砭石疗法的发展。我国古代，由于铁的发现和利用，冶铁技术相当程度的发展，九针被创造出来了，从而促进了我国古代这一疗法的飞速发展，九针的制作实较砭石为精细，且其形制有九种，使用方便，治疗广泛，疗效较高，具有砭石疗法所不可能具有的一些优点，因而它将完成替代砭石疗法就是必然的了，到了秦汉，砭石疗法也就基本被淘汰而未用了，其《难经·二十八难》所谓"砭射之也"只有这种疗法残剩的遗迹，然而在《黄帝内经》一书里，砭石疗法和针刺疗法却还是同时被利用的，如《素问·异法方宜论篇第十二》说："东方之域，天地之所始生也……故其民皆黑色疏理，其病皆为痈疡，其治宜砭石，故砭石者亦从东方来，……南方者，天地所长养阳之所盛处也……故其民皆致理而赤色，其病挛痹，其治宜微针，故九针者，亦从南方来。"《灵枢·玉版第六十》:"故其已成脓血者,其唯砭石、铍针之所取也。"《素问·示从容论篇第七十六》说:"当投毒药、刺、灸、砭石、汤液……"等,这就表明了《黄帝内经》是在秦汉以前成书的。

(4)《灵枢·师传第二十九》说:"入国问俗,入家问讳,上堂问礼,临病人问所便。"在一个国家里,是不存在"入国""不入国"的问题,这里谈到"入国"要"问俗",既然还是在"入国",就必然是有多个国家的存在,而不会是统一的一个国家,这种情况,就只能是在秦始皇统一六国以前,《孝经·孝治章》说:"治国者,不敢侮于鳏寡而况于士民乎?治家者,不敢失其臣妾之心而况于妻子乎?"郑玄注:"治国者,诸侯也;治家,谓卿大夫。"《周礼·秋官司寇·罪隶》说:"凡封国若家,牛助为牵傍。"郑司农注:"凡封国若家,谓建诸侯,立大夫家也。"《孟子·离娄上》说:"人有恒言,皆曰天下国家,天下之本在国,国之本在家。"赵歧注:"……国,谓诸侯之国;家,谓卿大夫之家。"孙奭疏:"诸侯有国,大夫有家。"因而说明了这里所谓的"国",是指"诸侯之国",所谓的"家",是指"卿大夫之家",而不是指现在一般概念的国家。

根据以上四点,《黄帝内经》成书年代的时间下限,当在秦始皇统一六国以前,从而说明了《黄帝内经》的成书年代为战国后半期,据上述认为,甚至是在战国后期。

三、《黄帝内经》的成书地点

上文论述了《黄帝内经》的成书年代,下面再来探讨一下《黄帝内经》的成书地点问题。这里首先需要寻找《黄帝内经》的内容与战国时代的一些国家联系的线索。

(1)《灵枢·本神第八》说:"实则喘喝,胸盈仰息。"盈,原作"凭",后人改作"盈",《甲乙经》卷一第一、《太素》卷六首篇、《脉经》卷六第七、《备急千金要方》卷十七第一及王冰《素问·调经论篇第六十二》注引《针经》文均作"凭",可证。凭,乃楚地方言,《楚辞·离骚》说:"凭不猒乎求索",一本作"冯不厌乎求索"。王逸注说："凭，满也，楚人名满曰凭"，马茂元注说："冯，古音旁，满也，作副词用，楚地方言。一本作'凭'"，扬雄《方言》卷二说："冯，怒也，楚曰冯。"怒亦有胸中愤满之义，故扬雄说"楚人谓怒曰冯"，是"凭"乃"楚地之方言"也。

（2）《素问·通评虚实论篇第二十八》说："蹠跛，寒风湿之病也"。考《广雅·释诂》说："蹠，跳也"。是"蹠"字之义可训"跳"，而此文之"蹠"与"跛"字连用，当为《荀子·非相》篇"禹跳汤偏"之"跳"，为一病证名词，然"跳"之谓"蹠"唯楚语耳，《说文·足部》说："蹠，楚人谓跳跃曰蹠，从足，庶声"。《方言》卷一说："……楚曰蹠，自关而西秦晋之间曰跳"。《广韻·入声·二十二昔》说："蹠，足履地也，楚入谓跳跃曰蹠"，可证。

（3）《灵枢·海论第三十三》说："髓海不足，则脑转耳鸣，胫酸眩冒，目无所见，懈怠安卧"，《灵枢·论疾诊尺第七十四》说："尺肉弱者，解体安卧"，《素问·平人气象论篇第十八》说："安卧脉盛，谓之脱血"，谓"安卧"不谓"嗜卧"，是二者有别，此"安卧"为病态，故亦不能释为"安静眠卧，当为"懒倦"之义，卧，乃"矕"之借字，《说文·卧部》说："矕，楚谓小儿懒矕，从卧食"，段玉裁注：《玉篇》作："楚人谓小曰矕"，此有"儿"，衍字也，是"矕"训"懒倦"，而"懒倦"呼，"矕"，唯"楚语"然也。

（4）《素问·五藏别论篇第十一》说："余闻方士，或以脑髓为藏，或以肠胃为藏，或以为府……"这里提到了"方士"，方士者流，是秦始皇而求"不死之药"的，产生于燕、齐一带。

（5）《灵枢·贼风第五十八》说："夫子言贼风邪气之伤人也，令人病焉，今有其不离屏蔽，不出空穴之中，卒然病者，非不离贼风邪气，其故何也……"此文所谓"空穴"者，乃工造之"土室"也，今俗称"窑洞"，人之所居，唯东周秦晋等国有之。

（6）《素问·评热病论篇第三十三》说："有病肾风者，面胕疣然壅，害于言"，《素问·风论篇第四十二》说："肾风之状，多汗恶风，面疣然浮肿"。《素问·奇病论篇第四十七》说："有病疣然，如有水状……名为肾风"，考"肿"，又作"疣"。钱绎《方言笺疏》卷一说：

"疮与瘯同"。然"瘯"乃秦晋方言,《方言笺疏》卷二说:"朦瘯丰也,自关而西秦晋之间凡大貌谓之朦,或谓之瘯丰,其通语也"。可证。

(7)《素问·宝命全形论篇第二十五》说:"黔首共饮(饮,原误为馀,今据《太素·知针石》改)食",据《史记·六国年表》载,秦用法令更名曰"黔首",是在秦始皇统一中国以后第二年,即秦始皇二十七年,然所谓"岁在涒滩"的秦始皇八年时成书的《吕氏春秋》,已多次使用了"黔首"一词,如《仲夏纪·大乐》说:"故能以一听政者……说黔首",《孟秋纪·振乱》说:"黔首无所告愬",《孝行览·慎人》说:"事利黔首"等,说明在秦始皇没有"更名民曰"黔首",也没有统一中国以前,秦国即已习用"黔首"这一词了。

(8)《素问·五藏生成论篇第十》说:"徇蒙招尤……",尤,可假借为"犹",见于邹《香草续校书·吕氏春秋·本味览》,故这里"徇蒙招尤"的"尤"字,当是"犹"字的假借,所谓"徇蒙招尤"就是"徇蒙招犹",而"犹"字乃是"摇"字之误,《礼记·檀弓下》"咏斯犹",郑玄注说:"犹当为摇,声之误也,摇,谓身动摇,秦人犹,摇声相近。"《礼记》"摇"因秦声误为"犹",《素问》这里则当是"摇",因秦声误为"犹"而后又假借为"尤"的,所以宋代陈自明《妇人大全良方》卷四第四引用此句即直接改正作"徇蒙招摇",摇既因秦声而致误,则《黄帝内经》一书的写出,当与秦国有关。

(9)《春秋·左成十年传》说:"公疾病,求医于秦,秦伯使医缓为之……医至,曰:'疾不可为也。在肓之上,膏之下,攻之不可,达之不及,药不至焉,不可为也,'公曰:'良医也',厚为之礼而归之",《春秋·左昭元年传》说:"晋侯求医于秦,秦使医和视之,曰:'疾不可为也,是谓近女室,疾如蛊,非鬼非食,惑以丧志,良臣将死,天命不祐',公曰:'女不可近乎?'对曰'节之。……天有六气,降生五味,发为五色,徵为五声,淫生六疾,六气曰阴、阳、风、雨、晦、明也,分为四时,序为五节,过则为菑,阴淫寒疾,阳淫热疾,风淫末疾,雨淫腹疾,晦淫惑疾,明淫心疾,女,阳物而晦时,淫则生内热惑蛊之疾,今君不节不时,能无及此乎?'……赵孟曰:'良医也',厚其礼而归之。"《尸子》卷下说:"有医竘者,秦之良医也,为宣王割座,为惠王疗痔，皆愈，张子之背肿，命䓨治之，谓䓨曰：'背，非吾背也，任子制焉'，治之遂愈。"这里所说的医缓、医和、医䓨都是春秋战国时期的秦国良医，不仅对疾病的诊断准确，很有临床经验，而且还有一套医学理论，所以《韩非子·林下》有"秦医虽善除"之语，也无怪乎我国素有"秦多良医"的说法。

《黄帝内经》是一部集体写作，是各地医疗经验和医学理论的总结，进行这项工作的地点似乎只能在秦国，上述第（1）~（3）点虽然为楚地方言，表明了《黄帝内经》与楚国关系，但楚国在战国时期，已由春秋时期的争霸中原而转为衰弱了，特别在战国后半期，更是丧地辱国，几经迁都，不可能从事医学整理而写出《黄帝内经》来的；上述第（4）点谈到"方士"，表明《黄帝内经》与齐国有关，根据《史记》所载，齐国在威、宣之世，由于政治上的改革和军事上的胜利，曾做到了"诸侯东朝于齐"（见《史记·孟子荀·卿列传》），并设立了一个"稷门学宫"，以广招天下学者会于齐都，而创立精气学说的宋鈃、尹文和把阴阳、五行二者合为一家的邹衍，都曾游学于齐之稷门学宫，但齐国在战国后期已是江河日下，亦不可能进行《黄帝内经》这样巨大的医学整理工作；上述第五点谈到"工造土室"乃东周秦晋人之所居，第六点谈到秦晋方言，东周无能进行这项整理工作，自是毋庸赘言，而晋国则无医学基础，且早已分为韩、赵、魏三国，在战国后期，这三国中的任何一国同样也都无进行这项整理工作的可能；然第（5）点所谈"工造土室"亦为秦人之所居，第（6）点所谈"疮亦秦地方言"，第（7）点谈到"黔首"一词，第（8）点谈到"摇因秦声之误"，表明《黄帝内经》与秦国有关，这是值得注意的，第（9）点谈到"秦医善除""秦多良医"，使秦国具有较好的医学基础，且秦国自商鞅"变法修刑"实行一系列的社会改革以后，逐渐做到了"民以殷盛，国以富强，百姓乐用，诸侯亲服"（见《史记·李斯列传》），而"山东之民，无不西者"（见《商子·来民》），东方诸国的人士都到秦国，扁鹊由渤海"过邯郸""过洛阳"而"入咸阳"（见《史记·扁鹊仓公列传》），表明了各国医学家也都到秦国，这就为各地医疗经验和医学理论的交流及总结整理具备了充分的条件，因而也就只有在秦国，才有可能写出《黄帝内经》这样的医学巨著来，在先秦诸子著作中，只有在秦国写成的《吕氏春秋》一书中记述的医学内容最多，也可以作为《黄帝内经》成书于秦国的佐证。

总之，《黄帝内经》成书于战国后期，而在秦国写成。

《黄帝内经》的学习方法

　　《黄帝内经》一书（以下简称《内经》），包括现今流传的《素问》
《灵枢》两个部分，共有一百六十二篇（现佚七十二、七十三两篇，存
一百六十篇），为我国现存的一部较古的医学著作。据我近年来的考证，
它成书于我国历史上的战国时期的后期，在秦汉年间又有一些补充。

　　在《内经》一书里，有着非常丰富而又宝贵的医学内容，它论述
了中医学有关人体解剖、生理、病理、发病、病因、诊断、治疗和预防
等诸方面的基本理论，它记述了中医学的"伤寒""温病""疟疾"
"咳嗽""湿病""霍乱""肠澼""飧泄""胕肿""呕吐""癃闭""遗
溺""癞疝""脾瘅""胆瘅""劳风""癫疾""怒狂""鼓胀""喉痹"
"鼻渊""溢饮""伏梁""眩冒""血枯""石瘕""肠覃""痹证""痿
证""厥证""失精""脱营""失眠""骺蛆""心痛""肉苛""食㑊"
"解㑊""疠风""偏枯""风痱""鼠瘘""痛疽""痔疾""尸厥""疝
瘕""隐轸""浸淫疮""消渴""消瘅"等等各种疾病和有关治疗各种
疾病的砭石、针法、灸焫、汤液、汤药、药酒、丸剂、必齐、膏法、浴
法、熨法、熏蒸、薄贴、按摩、导引、行气以及手术切除等方法，它是
我国古代劳动人民在长期的生活生产实践中，为了生存、为了卫护健
康，而与疾病作斗争逐渐积累起来的经验总结，它为后世的医学发展，
奠定了可靠的理论基础，推动了中医学的前进。两千多年来，中医学在
医疗技术和医学理论方面，出现了不少的新的成就和学派，从理论体系
上来讲，都是在《内经》的理论基础上丰富和发展起来的。因此，在
继承发扬中医学的今天，为了很好掌握中医学基本理论，为了给学习中
医学其它古书打好基础，为了挖掘《内经》中的医学宝藏，为了进一
步发展中医学，《内经》就成了我们每个有志于发掘中医学宝库而修习

中医学者的必读之书。然学习《内经》，必须要有明确的目的和正确的态度，必须要以辩证唯物主义和历史唯物主义的立场、观点和方法，必须实事求是，才有可能把《内经》学好。如果对《内经》抱有错误看法，缺乏学好《内经》的要求；或者在学习中自以为是，不懂装懂；或者在学习中囫囵吞枣，简单从事；或者在学习中不下功夫，见难而退，这都是无法学好《内经》的。这里我就谈谈对《内经》的几个具体学习方法。

一、忠实《内经》原文

学习《内经》，首先要在唯物辩证法的思想指导下，正确地对待《内经》，忠实于《内经》原文，努力探求出它的本义，不能够也不应该用其它任何态度来代替这一点。学习《内经》的目的，原是为了继承发扬这份宝贵文化，为了指导临床医疗实践，只有忠实于《内经》原文，揭露出它自己的本来面貌，才能够真正的做到正确地认识它、掌握它和利用它。因此，在对《内经》学习的过程中，自当以《内经》原文为主，参以历代《内经》注家对《内经》之书的注释，并适当地运用一些校勘方法和训诂学知识。

（一）以《内经》原文为主

在学习《内经》原文过程中，要注意做到下面几点：

1. 在《内经》一书中，有些内容的文字相同，其实质却不相同，如《素问·气穴论篇第五十八》中"肉之大会曰谷，肉之小会曰溪，肉分之间，溪谷之会，以行荣卫，以会大气"的"大气"一词，是指人身的"正气"，而《素问·热论篇第三十一》中"……厥阴病衰，囊纵，少腹微下，大气皆去，病日已矣"的"大气"一词，则是指人身的"邪气"。还有《素问·五运行大论篇第六十七》中"大气举之也"的"大气"一词，则又是指的"空中大自然之气"。又有些内容的文字不同，其实质却是一个，如《素问·诊要经终论篇第十六》中"厥阴终者，中热嗌干，善溺，心烦，甚则舌卷卵上缩而终矣"的"卵"字，和《灵枢·刺节真邪第七十五》中"故饮食不节，喜怒不时，津液内溢，而下流于睾"的"睾"字，均是指人的"阴丸"，今谓之"睾丸"者是也。因此，学习《内经》原文，决不能停留在文字表面上，必须深入到医学的实际内容里面去。只有深入到了医学实际，才有可能把握住它的实质，从而对它加以正确的利用。

2. 在《内经》的文章里，每句都有一定的含义，每段又有一个总的精神，而在每章之中仍然有一个总的精神。学习《内经》原文，既要一字一句的读懂，又不能把文章弄得支离破碎而必须掌握其全体精神，否则，是掌握不好的。如《素问·玉机真藏论篇第十九》所载"五藏受气于其所生，传之于其所胜，气舍于其所生，死于其所不胜……"一段，其"五藏受气于其所生……气舍于其所生，死于其所不胜"三句为正文，"传之于其所胜"一句是借宾定主之衬文，而主要精神则是说：五藏受病气于己所生之藏，照疾病的一般传变之次，当传之于其所胜之藏，其不传其所胜而舍于生己之藏，死于其所不胜之藏，则为"子之传母"的"逆行"，其病子传母，三传至其所不胜而死，故下面混入正文的一句古注语称其曰"逆死"。若撇开整段的主旨，而把它分裂成一句一句的去读，是不能读好的。

3. 《内经》一书，是一部古代医学著作，也是古代一部文学著作，故古代文学家多有研习《内经》者。《内经》文字流畅，文章结构严密，文句都有规律性。如《素问·阴阳应象大论篇第五》中"……天地者，万物之上下也；阴阳者，血气之男女也；左右者，阴阳之道路也；水火者，阴阳之征兆也；阴阳者，万物之能始也。"一段，只要留心一下其中"上下""男女""道路""征兆"的文例，就可发现其"能始"二字被王冰释为"谓能为变化之生成之元始"而把其"能"字作为"能够"之"能"是不正确的。能，在古代可借作"台"字，《史记·天官书》说："魁下六星，两两相比者，名曰三能"，裴骃集解引苏林说："能，音台"，司马贞索隐："魁下六星，两两相比，曰三台"，可证。"台"读为"胎"，《尔雅·释诂》说："胎，始也"。"胎""始"连用，叠词同义，今谓之"相同联合词"，与上文"道路""征兆"同例（上文"上下""男女"为"相反联合词"）。所谓"胎始"也者，犹谓之"万物之根本"者也。

4. 《内经》成书较早，限于当时的知识条件和思想水平与写作水平，其系统性不可能完全合乎现代学习的要求。在学习过程中，就要既按照原书的篇章段落进行学习研究，又要把原书中前后相关联的文字贯穿起来而把一个一个的基本理论系统化。否则，就会使人在读完《内经》后，对《内经》所载的各个基本理论仍然没有一个正确而又完整的概念。

5. 《内经》一书，篇幅浩大，内容繁多，且其中有些部分与医学实际无涉或与医疗关系不大或临床使用价值不高，甚者还有目前根本无法读懂者。在学习过程中，应当权衡其轻重主次，有选择有重点地进行学习，对其主要内容必须精读掌握，次要内容则当细读熟悉，一般内容只作粗读了解，至于历代《内经》学者至今尚未能读通的内容自可阙之以待将来，暂时不要去钻牛角尖。

（二）参阅历代学者对《内经》的注释

《内经》著作的年代久远，文字古奥，旨义深邃，学习时自难避免遇到很多不易理解的东西，因而参阅历代医家对《内经》所作的注释，就有助于对《内经》原文的迅速理解，提高学习效率。历代医家对《内经》一书的注释，都是在于阐发《内经》蕴义，但由于其各自的历史背景、工作条件不同，和对《内经》的理解、掌握的程度有别，以及治学态度、治学方法不同，从而对《内经》的注释也就不可避免地有所差异而互见得失。在学习《内经》的时候，选择一定的《内经》注释作为参考，帮助对许多《内经》原文的理解是有不小益处的，但对初学《内经》者来说，因缺乏判别能力，不宜参阅过多的《内经》注释，否则，就易于陷入莫知所从的境地。初学《内经》者可选用下面几家《内经》注释，作为学习《内经》的资助：

1. 王冰《黄帝内经素问释文》：王冰生于唐代，去《内经》之时还未太远，文化特点和学术思想都比较相近，注语精练质朴，不尚华饰，亦得《内经》之本义为多，且在医学基本理论上具有不少新的发挥，足可补《内经》原文所未及。

2. 马莳《素问注证发微》《灵枢注证发微》：马莳，明代人，其所著《素问注证发微》无所发明，然《灵枢注证发微》实有助于后学。《灵枢》之书，从前无注，其文字古奥，名数繁多，学者多苦于难懂，废而不学，马莳始为之注释，著《灵枢注证发微》，以《灵枢》本文为照应，而《素问》有相同者，则援引之以为释，其疏经络穴道，颇为详明。

3. 张介宾《类经》：张介宾，明代人，深信《内经》之书，治病即以其为主，并犹恐其书资于自用而不能与天下共用，遂乃著而为《类经》，将《内经》之文予以拆开，打破《素问》《灵枢》之限，重新归类，使《内经》的原文分类相从，条理井然，门目分明，易于寻检查阅，颇有助于学者。其注亦殚精极微，鲜有遗漏。

4. 张志聪《黄帝内经素问集注》《黄帝内经灵枢集注》：张志聪，清代人，集诸同学共同讨论，为集体注释，其中多为就《经》解《经》，前后互证，反覆论述，说理深透，且每引古典临床医学著作之文相印证，对学者有极大的启悟作用。

5. 高士宗《素问直解》：高士宗，清代人，以《素问》一书的各家注释，非苟简隙漏，即敷浅不经，至张志聪《集注》则意义艰深，失于晦隐，乃更作注释，先诠释篇名，次及篇中大旨逐为拈出，一篇之中，分为数节，使学者易于领会，自诩其注释直捷明白，可合正文诵读。并曾对《素问》的不少字句文义，进行细致考校，确参订正。

（三）运用训诂学知识

依据唯物辩证法的观点，世界上一切事物都不是静止的，而是在不断运动、不断发展、不断变化的。一定历史时期内的文化艺术（包括语言、文字），有一定历史时期内的特点。《内经》成书于两千多年以前，距今已有一个相当长的历史时期，社会的发展促成了科学技术和语言文字都有较大的变化，如用今天发展了的或者变化了的语言文字的含义，去恰如其分地正确理解《内经》一切文字的本义是有困难的，这必须借助于文字的考证，利用与《内经》同一时期或者在其前后相距不远时期的文献加以研究，依据训诂学求得解决。例如《素问·宝命全形论篇第二十五》中"土得木而达"句的"达"字，训其反义为"通达"

之"达"是不妥当的，这里用的是其本训。《说文·辵部》载："达，行不相遇也"。行不相遇，即阻隔之意。隔，才与上下文中的"伐""灭""缺""绝"等义相协。又例如《素问·调经论篇第六十三》中"皮肤不收"句的"不"字，释其义为"弗"是不妥当的，这里是用为助词。杜预注《春秋·左成八年传》说："不，语助。"不，语助词，无义。是"皮肤不收"，即为"皮肤收"。皮肤收，始与上文"寒湿之中人也"的起因，下文"肌肉坚紧"的证候相应。这说明了在学习研究《内经》一书的过程中，忽视训诂之学，抛弃古代语言文字学方面的知识，是不恰当的。

（四）利用校勘方法

任何古书，经过长期流传，都逃不脱错讹的命运。《内经》一书也不例外。《内经》在战国后期以迄现在的两千多年的流传过程中，由于编绝简错、蛀毁刻落和辗转相抄的错写臆改，以致脱误错讹、亥豕鲁鱼者不少，如不加以校勘订正，是无法把它读好的。《内经》的错文，大致由下面几种情况所造成。

1. 形误：因为字形相近而致误，如《灵枢·官针第七》中"凡刺有九，日应九变"的"日"字，在这里于理难通，当有误，《甲乙经》卷五第二作"以"，是。以，古作"目"，因形近而误为"日"。

2. 声误：因为字音相近而致误，如《灵枢·肠胃第三十一》中"广肠传（傅）脊，以受回肠，左环叶脊上下辟"的"叶脊"二字，实难读通，其"脊"字当为"积"字因声近而误，观上文"回肠当脐左环，回周叶积而下"的"叶积"可证。

3. 笔误：因为书写潦草而致误，如《素问·五藏生成论篇第十》说："人有大谷十二分，小溪三百五十四名，少十二俞"。王冰注："小络所合，谓之小溪也。然以三百六十五小络言之者，除十二俞外，则当三百五十三名。《经》言'三百五十四'者，传写行书误以三为四也"。盖古字为三、四积画，古"四"字作"三"，故传写行书而以"三"误为"四"。

4. 坏文：或虫蛀简伤，或刻雕画落，以致字残文坏，如《素问·

至真要大论篇第七十四》说："余欲令要道必行，桴鼓相应，犹拔刺雪汙……"这个"汙"字，乃"汙"字之坏文；汙，即"污"字。《灵枢·九针十二原第一》说："犹拔刺也，犹雪污也"，可证。又如《素问·刺要论》中"泝泝然寒慄"句的"泝泝"二字，考：水逆上曰"泝"。以"泝泝然"三字形容"寒慄"之证，是不大可通的。泝泝，当是"淅淅"脱去中间"木"字而成的坏文。

5. 简错：古代无纸，古书是把字写在帛上，或写在竹、木简上。写在竹、木简上的古书，通常是用皮绳把这些竹或木简顺次编串在一起的。如果日久编绝，皮绳断了，竹或木简就易于脱落而造成错简文字，如《灵枢·本输第二》中所载"少阳（阳，乃"阴"字之讹）属肾，肾（此字衍）上连肺，故将两藏"三句，夹杂于论"六府之所与合"的文字中间，与前后文例不合，也与前后文义不相协调，可能是他处文字错简于此的。

6. 衍文：所谓"衍文"者，乃"沿讹多余之文字"也。古代在长期辗转抄写的过程中，常因涉上下之文或其他原因而抄剩，以致出现讹误多余之文字而成为"衍文"。如上项所引《灵枢·本输第二》所载"肾上连肺"一句中的"肾"字，就是涉其上句"少阴属肾"的"肾"字而衍；又如《素问·平人气象论篇第十八》所载："寸口脉沉而弱，曰寒热，及疝瘕少腹痛"一段，据林亿新校正的意见，就是涉下文"寸口脉沉而喘，曰寒热""脉急者，曰疝瘕少腹痛"而衍。

7. 妄改：《内经》一书，在长期流传过程中，有些内容一时难懂，就被某些研究《内经》者以臆测而窜改，如《素问·六节藏象论篇第九》中"肝者，罢极之本"的"罢"字，很可能原文作"能"，有些学者不知"能"字当读"耐"而徒以"能极"为不词，且又见古有"罢极"之词，遂于"能"字上妄加"罒"头而成"罢"。这种轻率改动《内经》原文的不严肃治学态度，至今犹有人在，如张志聪集注本《灵枢·经筋第十三》中所载"足阳明之筋……上循骭，结于缺"的"缺"字，本是旁注，作小字，以表明此处缺少一个字，而在1958年上海科学技术出版社重新排印这个张志聪集注本《灵枢经》的时候竟不详察其缺少之字为"膝"，遂想当然地于其"缺"字下妄加一"盆"字而使之成为"缺盆"，并改作同体字纳入正文，这就造成了更大的谬误！

8. 注语误入：古代有些学者在阅读《内经》的时候，常把自己的体会和看法，写在其有关原文的下面或旁边，对《内经》文字原意进行注释，日久时长，辗转相抄，注语遂被误抄而致混入了正文。如《素问·阴阳离合论篇第六》所载："天覆地载，万物方生，未出地者，命曰阴处，名曰阴中之阴"。其中"命曰""名曰"义同，则"名曰阴中之阴"一句肯定是古注语被误入正文的。又如《灵枢·寒热病》所载："五藏身有五部，伏兔一，腓二，腓者，腨也，背三，五藏之腧四，项五，此五部有痈疽者死"。其中"腓者，腨也"四字为古注语误入，这是甚为了然的。

上述数点表明，在阅读《内经》过程中，校勘方法，是一种非常重要的学习方法。古人说："书不校勘，不如不读"（见《光明日报》1963 年 3 月 10 日"文学遗产版"引）。这话固然未免有些言之太过，但在阅读古书的某些情况下，是有其一定实际意义的。阅读《内经》一书也如此。如读《素问·痿论篇第四十四》中"……有所亡失，所求不得，则发肺鸣，鸣则肺热叶焦，故曰五藏因肺热叶焦，发为痿躄，此之谓也"一段，只原文照读是不行的，必须加以校勘。试观其上下文皆五藏平列，未尝归重于肺，此处但言肺痿之由，不能说五藏之痿皆因肺热叶焦而成；如谓五藏痿皆因肺热叶焦所成，则与下文"治痿者，独取阳明"亦不相吻合。这只要据《甲乙经》卷十第四之文予以校勘，即知"故曰五藏因肺热叶焦"和"此之谓也"两句为衍文，删去后则文义大通。因此，对《内经》中的某些内容，通过原文的精心咀嚼和注释的深入钻研之后仍不能读通者，必须利用校勘方法，利用其他文献加以校勘。在校勘《内经》的工作中，除其前后文可以互校（还有各种版本《内经》的互校）外，通常以晋代皇甫谧《甲乙经》和隋代杨上善《黄帝内经太素》二书为主要。因为二者是皇甫谧、杨上善二人就古代《内经》原文各自重新编撰成篇的，且均早于王冰次注《黄帝内经素问》和史崧出藏《灵枢经》。

二、理论联系实际

《内经》一书，是专论中医学基本理论的，发挥着指导医疗实践的作用，且亦述有不少的对疾病的具体治疗。学习《内经》的目的，原是为了"学以致用"，为了把古人的经验变为自己的知识，以指导自己的医疗实践活动，并通过医疗实践活动把它加以客观的检验，进而给以发扬光大，不是为读书而读书。在学习过程中，必须以老老实实的态度，认真钻研，刻苦学习，但不能读死书，死读书，成为古人的奴隶，而要把理论紧密地联系实际，联系日常生活的实际，联系日常工作的实际。如《灵枢·邪客第七十一》说："卫气者，出其悍气之慓疾，而先行于四末分肉皮肤之间而不休者也，昼日行于阳，夜行于阴……"人身的这个卫气，日充肌肤，外御贼邪，使人醒寤时在一定程度上不接受风寒的侵袭；夜熏肓膜，内温藏府，而致外无卫阳之用，故人卧寐不加衣被则易于感受风寒之邪而发病。这必须联系日常生活中寤寐的阴阳实际来理解。另如《素问·通评虚实论篇第二十八》说："乳子中风，热，喘鸣肩息者，脉何如？……喘鸣肩息者，脉实大也，缓则生，急则死"。这必须联系临床医疗实际的婴儿病只有望络诊而无切脉诊，就可知道张介宾把"乳子"一词解释为"婴儿也"是不正确的，应用训诂学知识来解决。《吕氏春秋·季夏纪·音初》说："主人方乳"，高诱注："乳，产（也）"；《史记·扁鹊仓公列传》说："菑川王美人怀子而不乳"，司马贞索隐："乳，生也"。说明古代妇人生产（分娩）叫"乳"，这里"乳子"即"产妇"。这样理论联系实际的学习，既可避免学习中的教条主义，又有助于对《内经》原文的理解，有助于对《内经》学习的巩固，有助于对《内经》理论的掌握和利用，使其牢靠的真正成为自己的活的知识。众所周知，中医学的特点，就在于辨证施治，对于具体的病人总是要作具体的分析，从来不容许千篇一律地对待各个具体病人。要做好这一点，缺乏高度的中医学理论修养是不行的。所谓高度的中医学理论修养，就是要具有丰富的中医学理论知识，且在运用这些知识的过程中，又具有非常高度的原则性与灵活性。因而，在学习《内经》过程中，不联系实际，不掌握其主要精神，不把它变成自己的东西，只抽象地学习，空空洞洞地学习，学会念得其中几个句子是无济于事的，而且是不牢靠，不巩固的。必须在利用其他各种学习方法的同时，还运用理论紧密联系实际的学习方法，才有可能学好《内经》。

三、取其精华，弃其糟粕

《内经》一书，是我国古代的一部医学专著，是一部自然科学书籍，有极为宝贵的医学内容，有较大的继承价值，然它编撰于两千多年前的战国时期，又在漫长的封建社会里，于秦汉年间对其内容作了较多的增补扩充，于唐代王冰对其内容作了较大的增减修改，因而，难免有一些不纯洁的内容或者说是不实际的东西，如《素问·六微旨大论》所载有关儒家"君君、臣臣、父父、子子"的封建伦理思想的"君位臣则顺，臣位君则逆"就是一例。《素问·上古天真论》《素问·移精变气论》《素问·汤液醪醴论》等篇纪述了我国古代的一些具体历史事实，这或许是对的，但宣扬今不如昔，则是一种唯心史观的表现。因此，在学习研究《内经》过程中，必须以辩证唯物主义、历史唯物主义的立场、观点和方法有分析有批判地进行，弃其不合理的部分，把有用的部分接受下来，继承下来，用以奠定自己的中医学理论基础，并以待今后的发扬。但是，应该注意避免简单粗暴的方法，避免发生任意否定的情况。

试论《黄帝素问直解》

　　《汉书·艺文志·方技略》载"《黄帝内经》十八卷"，而未及《素问》之名。《素问》这一书名，首见于后汉张仲景《伤寒杂病论集》中。晋代皇甫谧《针灸甲乙经·序》说："按《七略·艺文志》'《黄帝内经》十八卷'。今有《针经》九卷，《素问》九卷，二九十八卷，即《内经》也。"据此，则《汉书·艺文志·方技略》所载《黄帝内经》之书实赅有《素问》在内，而《素问》乃《黄帝内经》中一部分内容也，惟其在流传过程中又单独作为一部分耳，故《隋书·经籍志·子部》亦著录为"《黄帝素问》九卷"也。

　　概诸《素问》《针经》或《灵枢》在内的《黄帝内经》，论述了人体解剖、生理、病因、病机、诊断、治则、摄生等方面的基本理论和各种医疗方法，形成了比较系统和比较完整的理论体系，促进了我国古代医学的发展，是张仲景撰写《伤寒杂病论》的重要参考书之一，即所谓"开《伤寒》《金匮》之治法"者也。现在又为我们继承发扬中医学的必读之书。然《素问》成书时间较早，约当战国之世，文字古奥，义理深邃，较难读晓，而古医家对《素问》研究所作的注释，则为我们今天研习《素问》之书提供了方便。

　　《素问》有注，始于隋代全元起。惟全注《素问》于宋后即已失而不传矣！

　　全元起之后，在唐代，有启玄子王冰氏者，对《黄帝内经素问》一书进行了全面整理和注释，并将其从郭子斋堂受得其先师张公秘本用以填补了《素问》的亡佚，将《素问》一书勒成为二十四卷，使《素问》一书得以如今之貌而流传未绝，此诚王冰次注之功也。王冰生于近古之世，其注《素问》一书，文字质朴，未尚华饰，所得《素问》之本义亦多，于中医学基本理论的发挥亦复不少，足补《素问》之不逮。惟惜其注释有些部分嫌简略，且遗而未注者亦多。至宋，林亿、孙奇、高保衡等又对《素问》次注作了新校正，并保存了全注的零星内容和全注《素问》的篇卷概貌。其后，马莳、吴崑、张志聪、高世栻辈竞相为注，使《素问》注本渐至多种。且另有杨上善《太素》、张介宾《类经》等，则合《素问》《针经》或《灵枢》之文从新编撰而并为之注，从而使"施行不易，披会亦难"（王冰《素问序》语）的《素问》内容可以为人阅读矣。

其中高世栻者，字士宗，清代浙江钱塘人，师事张志聪研习《黄帝内经》等书，《清史稿·列传二百八十九·艺术一》谓其"少家贫，读时医通俗诸书，年二十三即出疗病，颇有称。后自病，时医治之，益剧，久之，不药，幸愈。翻然悔曰：'我治人，殆亦如是，是草菅人命也。'乃从志聪讲论轩、岐、仲景之学，历十年，悉窥精奥。"高氏学成之后，认为《素问》一书的各家注释，非苟简隙漏，即敷浅不经，至张志聪《素问集注》则意义艰深，失于隐晦，仍不便初学者研习，于是乃更为之注，而写《黄帝素问直解》。高氏之注《素问》，吸收了各家《素问》注释之优，于每篇先诠释篇名，阐明其前后篇的连贯关系，次及篇中大旨逐为拈出，将一篇之中的内容分为数节，使学者易于领会，自诩其注释直接明白，此乃其书之所以题之曰"直解"者也。

高氏《素问》之注，语言多要而不繁，文字亦可称晓畅，确乎符合其"直解"之实，而对经文之注释又鲜有遗漏者，真可谓"《素问》有其文，而高氏即有其解"也。在阐发《素问》经义上，高氏亦每有其独特之见地，例如其注《生气通天论篇第三》中"因于气，为肿"之文说，"气，犹风也。《阴阳应象大论篇第五》云：'阳之气，以天地之疾风名之'。"这种见解，实较他注均优。这里高氏引用《阴阳应象大论篇第五》为据而训"气"为"风"，使其文成为"因于风"之句，与其上文"因于寒""因于暑""因于湿"等句构成了"风""寒""暑""湿"四气连述，是正确的，在古文献上常见到这样的用法；"因于风，为肿"的医学思想，在《平人气象论篇第十八》中亦可找到例证，即所谓"面肿曰风"者是也。再例如其注《五藏别论篇第十一》

中"所谓五藏者，藏精气而不写也，故满而不能实；六府者，传化物而不藏，故实而不能满也"之文说："申明所谓五藏者，藏精气之凝结而不输写也，但藏精气，无有糟粕，故满而不能实；若六府者，传化食物，输写不藏，故实而不能满也。盖凝结之精气充足则曰满，饮食之糟粕充足则曰实。"这就指出了此文之"满"主要是指"无形质的精微的气态物"，而"实"则主要是指"有形质的粗糙的固态物"。此文"满""实"二字的这种义训，比古代的一些随文敷衍的解释具体而清楚，也比今人随意解说者为正确。又例如其注《大奇论篇第四十八》中"脉至如喘，名曰暴厥"之文说："喘，疾促不伦也"。这里虽未注明此文"如"字当读为"而"，然于"喘"字之义则迳释之为"脉"来"疾促不伦"，尚属简捷明了而确切。《说文·口部》说："喘，疾息也"。是"气息疾速"为"喘"而"喘"有"疾"义也。根据古文字训诂的引伸原则。"喘"为"气息疾速"而有"疾"义，自可引伸以为"脉来疾速"之用，故《素问》中每有以"喘"字阐述其"脉来疾速"者。从而表明了高氏"喘"字之注实较他注为优也。还有，高氏于《五运行大论篇第六十七》中阐述"大气"与"六元之气"的关系时说，"统言之，则曰大气，析言之，则有燥、暑、风、湿、寒、火六气"；于《六微旨大论篇第六十八》中阐释"故器者，生化之宇"的"器"字时，即本《周易·系辞上》"形乃谓之器"之义，说"凡有形者谓之器，人与万物生于天地之中，皆属有形，均谓之器"，等等，等等，则均有其自己的见解。

《素问》一书在其长期流传过程中，由于种种原因，以致其内容脱误者颇多，高氏都进行了仔细考校，确参订正。其于文字脱落者，则增补之，如《缪刺论篇第六十三》中"缪传引上齿，齿唇寒痛，视其手背脉血者去之，足阳明中指爪甲上一痏……"的"一痏"字上补入"各"字是其例。其于文字衍剩者，则删削之，如《缪刺论篇第六十三》中"邪客于足少阴之络，令人嗌痛不能内食，无故善怒，气上走贲上，刺足下中央之脉各三痏，凡六刺，立已，左刺右，右刺左"之文提出了删去"左刺右，右刺左"六字是其例。其于文字讹错者，则改正之，如《至真要大论篇第七十四》中"夫五味入口，各归所喜攻，酸先入肝，苦先入心……"之文改成了"夫五味入口，各归所喜，故酸先入肝，苦先入心……"是其例；其于文字倒误者，则移易之，如《脉要精微论第十七》中"五色精微象见矣，其寿不久也"之下的"夫精明者，所以视万物，别黑白，审短长。以长为短，以白为黑，如是则精衰矣"一段，移至"夫精明五色者，气之华也"文前是其例。其订正《素问》中所谓错讹脱误者共达八十余处之多，对学者很有启示和帮助。高氏生于清代早期，缺乏考据学知识，所解《素问》虽不无想当然之处，然高氏治学勤恳，研讨努力，其所写《黄帝素问直解》之书，仍是学者研习《素问》的一部重要参考书籍。清光绪年间淳安教谕仲学辂论述过高氏撰写《黄帝素问直解》的原因及《黄帝素问直解》一书的特点、价值和作用，他说："当隐菴之注《素》《灵》也，及门方盛，师若弟融会《内经》全部精蕴，逐层发挥，荒经之家率嫌其晦，士宗因作《直解》，专取隐菴言外之意，以明先圣意中之言，如锥画沙，如印印泥，视《集注》殆无多让焉。……《素问》为《灵枢》所讬始，亦即医道所讬始，《直解》尤利初学。此书不出，初学何观？……世有读《集注》而不能咀嚼者，还求之《直解》可矣。"这就表明了高氏的《黄帝素问直解》本是初学《素问》者的一部不可缺少的《素问》注释书。

论《黄帝内经》的营卫理论

"营卫"理论，是中医学理论体系的重要组成部分。"营"和"卫"二者相互联系，在人身运行不休，保证着人身藏府以及各部组织的正常功能和人身生命活动。它来源于先天，在运行全身保证人身各部组织功能活动过程中不断地被消耗，又不断地在人身藏府组织功能活动中从饮食物里得到补充。

一、营卫的基本概念及基础

"营"之为字，古与"环"同声通用，乃"周绕"之义。《韩非子·五蠹》说："自环者谓之私"。谓一切围绕自己打圈子，其义即为"私"，今之所谓"自私"是也。然《说文·厶部》引此文作"自营为厶"，特明示其语出于"韩非"。其"厶"即"私"之本字。是"营""环"二字古通用之一例也。《灵枢·营卫生会第十八》说"营周不休"。而《素问·举痛论篇第三十九》则有"环周不休"之句，是"营""环"二字古通用之又一例也。据此，则所谓"营气"者，乃谓"环气"也，即人身"循环不已之气"也。

根据《古文字学·汉字结构分析》载，"卫"字古作"𩵋"，其义亦为"周绕"，故《仓颉篇》卷中以"卫"字释"营"义，说："营，卫也"。

"营""卫"二字，均为"环周"之义。《史记·五帝本记》说："黄帝……以师兵为营卫。"即黄帝以众兵绕行其兵士之所居以为备护。在古代文献中，每有连用"营""卫"之字者，如《汉官旧仪》卷上"皇帝起居仪，宫司马内，百官案籍出入，营卫周庐，昼夜谁何"《贞观政要·辩兴亡》"昔启民亡国来奔，隋文帝不悋粟帛，大兴士众营卫安置，乃得存立"等是其例。其营卫之用，乃叠词同义。然在中医学里，"营""卫"之名，虽都取义于"环周"，营、卫二气，在人身都是流行不止，循环不休，有如环之无端，莫知其纪，终而复始。但二者是有区别的，正如《灵枢·营卫生会第十八》所说："其清者为营，浊者为卫，营在脉中，卫在脉外"，惟在循环运行过程中，营卫相随而行，不容稍有差误耳。

《难经·三十二难》说："血为荣（荣乃营之借），气为卫"；《素问·调经论篇第六十二》说："取血于营，取气于卫"；《灵枢·寿夭刚柔第六》说："刺营者出血，刺卫者出气"。都表明了营是以血为基础，卫是以气为基础，血之循环流行即是营，气之循环流行即是卫。

二、营卫的生成及其运行规律

《灵枢·五味第五十六》说："谷始入于胃，其精微者，先出于胃，之两焦，别出两行营卫之道"（此文"之两焦"下，原有"以溉五藏"四字，疑他文错讹至此，删）。是胃中化生的水谷精微，为营、卫二气的生化之源。水谷精微，出于胃，至于中、上两焦，"精专"部分和"慓悍"部分分别行于"营卫之道"，而化为营、卫之气，在人身中循一定路线，按一定方向运行不息。

（一）营气

《灵枢·经脉第十》说："脉为营"，《灵枢·营卫生会第十八》说："营出于中焦，……中焦亦并胃中（口），出上焦之后，此所受气者，泌糟粕，蒸津液，化其精微，上注于肺脉，乃化而为血，以奉生身，莫贵于此，故独得行于经隧，命曰营气。"这就清楚不过地表明了饮食水谷化生的精微物质，其"精专"部分从中焦进入肺脉，通过心及其所主血脉的化赤作用，在脉中化为血液，是奉养人身的最宝贵物质。惟其如此，故其独能流行于经脉之中。惟其能在经脉中循环流行而不已，因而将其命之曰"营气"。据此，我们可以知道：血液在经脉中不断地循环运行，对人有益而无害，就是营气。反之，血液一有积滞，失去了流行之性，对人有害而无益，即成为了瘀血。毫无疑问，营气是以血液为物质基础的，故《灵枢·经水第十二》说："经脉者，受血而营之"。然而这许多年以来，有人引《灵枢·邪客第七十一》"营气者，泌其津液，注之于脉，化以为血，以荣四末，内注五藏六府，以应刻数焉"之文为据，歪曲原意，囫囵吞枣地说什么"营气是化生血液的物质"。它倒因为果，使血和营的关系发生了本末倒置，给中医学理论制造了无谓的混乱。说实在话，寻章摘句，断章取义，不求甚解，曲解《经》旨，实在不是一个学者应有的治学态度！

营气的运行路线，《灵枢·营气第十六》记载："营气之道，内谷为宝。谷入于胃，乃传之肺，流溢于中，布散于外。精专者，行于经隧，常营无已。终而复始，是谓天地之纪。故气从（手）太阴出注于手阳明，上行注足阳明，下行至跗上，注大指间与（足）太阴合，上行抵髀（脾）。从脾注心中，循手少阴出腋，下臂，注小指合手太阳，上行乘腋，出𬱟内，注目内眦，上巅下项，合足太阳（此句当在"注目内眦"句下），循脊背下尻，下行注（足）小指之端，循足心，注足少阴，上行注肾，从肾注心，外散于胸中，循心主脉出腋，下臂，出两筋之间，入掌中，出中指之端，还注小指次指之端合手少阳，上行注膻中，散于三焦，从三焦注胆，出胁，注足少阳，下行至跗上，复从跗注大指间合足厥阴，上行至肝，从肝上注肺，上循喉咙，入颃颡之窍，究于畜门；其支别者，上额，循巅下项中，循脊入骶，是督脉也，络阴器，上过毛中，入脐中，上循腹里入缺盆，下注肺中，复出太阴。此营气之所行也，逆顺之常也。"这里论述了营气运行从肺手太阴经，至大肠手阳明经，至胃足阳明经，至脾足太阴经，至心手少阴经，至小肠手太阳经，至膀胱足太阳经，至肾足少阴经，至包络手厥阴经，至三焦手少阳经，至胆足少阳经，至肝足厥阴经，再回至肺手太阴经，形成营气运行的十二经脉循环路线。另从颃颡部别出，则循督脉上巅，下脊，入骶，过阴器，上腹胸，入缺盆，下肺，形成营气运行的任督循环路线。营气循环运行，都是在经脉之中，络脉是不参与循环的，尽管络脉中的血液也在流通。在经络系统中，十二经脉为主体，故十二经脉循环路线为主体循环路线。《灵枢·经脉第十》中记载的所谓十二经脉的循行路线和交接部位，实际上也是在论述营气运行的主体循环路线，并不是指十二经脉本体的起止。

营气在人身循行二十八脉一周，为漏水下二刻。一日一夜，漏水下百刻，营气循环运行二十八脉五十周，即所谓"一日一夜五十营"。应周天二十八宿，以尽天地之数也。

（二）卫气

《灵枢·营卫生会第十八》说："卫出于上焦（上，原误为"下"，今改）。……上焦出于胃上口，并咽以上，贯膈而布胸中，走腋，循太阴之分而行。还至阳明，上至舌，下足阳明。常与营俱行于阳二十五度，行于阴亦二十五度，一周也（此三字当删）故五十度而复大会于手太阴矣。"饮食水谷化生的精微物质，其"慓悍"部分直至上焦，并咽上膈布胸中而走腋，循手太阴经脉之分而行于手，还至手阳明经脉之分上行至舌，下于足阳明经脉之分……与营气相随俱行，一在脉外，一在脉中，日行二十八脉二十五周，夜行二十八脉亦二十五周，一日一夜循环流行二十八脉五十周。卫气之性慓悍滑疾，虽不受脉道约束，不能循行于经脉之中，但由于其与营气有阴阳关系，受营气影响，故如《灵枢·胀论第三十五》所说"并脉循分肉"而行，在经脉外沿营气的同样路线方向，循环运行于二十八脉，终而复始，莫知其止。《灵枢·动输第六十二》所谓"营卫之行也，上下相贯，如环之无端"亦是说的营、卫二气相随俱行于二十八脉内外，循环往复，无有终止。

由于营、卫二气之行，均起始自肺手太阴经脉内外，然后依次循环运行二十八脉五十周，而复会于肺手太阴经脉，故《素问·平人气象论篇第十八》说："藏真高于肺，以行荣卫阴阳也。"

然而，在《黄帝内经》里，对于卫气的循行规律，还有另一种记述。这种记述认为，卫气昼日行于阳二十五周，即平旦人之目张，则卫气出于目，上至手足太阳经脉之分，依次至手足少阳经脉、手足阳明经脉之分。其行于各条经脉之分者皆散失，惟行于足阳明经脉之分者从阴分至目，再行手足太阳经脉、手足少阳经脉、手足阳明经脉之分，而从阴分至目。如此循环运行六阳经脉之分二十五周，阳尽而阴受气。阴主夜，夜则人之目暝，而卫气即从足少阴经脉之分入腹至肾，然后依次至心，至肺，至肝，至脾，再至肾，如此亦循环运行五藏之分二十五周，阴尽而阳受气。阳主昼，平旦目张，卫气又出于目。这一卫气的循行规律，与人之寤寐和卫护作用密切相关。这一关系，可以从人们的日常生活和有关睡眠的病态中充分地体现出来。

这里需要说明的是：营卫循环运行二十八脉在一日一夜里一定要为"五十周"之数，当是古人根据其测量人身骨度依之计算出来的脉之长度和观察人身血行速度，而计算得出的数字，且又取义于"大衍之数五十"（见《周易·系辞上》）而然。它的临床实践价值，尚有待于我们今后研究。然今人临床上针刺治疗则常采用一日一夜循环运行"十二经脉一周"之法，即平旦寅时（3—5时），营卫旺盛于肺手太阴经脉；卯时（5—7时），营卫旺盛于大肠手阳明经脉；辰时（7—9时），营卫旺盛于胃足阳明经脉；巳时（9—11时），营卫旺盛于脾足太阴经脉；午时（11—13时），营卫旺盛于心手少阴经脉；未时（13—15时），营卫旺盛于小肠手太阳经脉；申时（15—17时），营卫旺盛于膀胱足太阳经脉；酉时（17—19时），营卫旺盛于肾足少阴经脉；戌时（19—21时），营卫旺盛于心包手厥阴经脉，亥时（21—23时），营卫旺盛于三焦手少阳经脉；子时（23—1时），营卫旺盛于胆足少阳经脉；丑时（1—3时），营卫旺盛于肝足厥阴经脉，一日一夜尽，次日平旦寅时（3—5时），营卫再旺盛于肺手太阴经脉，如此循环一周是为今人所取法。

三、营卫的相互关系

营、卫二气在正常情况下，虽然分别循行于经脉内外，互不相乱，但它们并不是墙内墙外绝不相通。相反，"营主血，阴气也；卫主气，阳气也。"（王冰语，见《素问·调经论篇第六十二》注）二者有着阴阳相关的密切联系。《素问·生气通天论篇第三》说："阴在内，阳之守也；阳在外，阴之使也。"《素问·天元纪大论篇第六十六》说："故阳中有阴，阴中有阳。"二者对立统一，互相联结，在经脉内外环流不休的过程中相互交通而不已。其相互交通之处，似乎是在三百六十五俞穴上，《素问·气穴论篇第五十八》说："孙络三百六十五穴会，亦以应一岁，以溢奇邪，以通荣卫""肉之大会为谷，肉之小会为谿，肉分之间，谿谷之会，以行荣卫，以会大气"，可证。

《素问·举痛论篇第三十九》说："经脉流行不止，环周不休。寒气入经而稽迟，泣而不行，客于脉外则血少，客于脉中则气不通。"这里言及了"脉外之血"和"脉中之气"，也从论述病理上佐证了脉中营血外交于脉外卫气，而脉外卫气亦内交于脉中营血，二者互相对立又互相依赖。

四、营卫的生理作用

《素问·痹论篇第四十三》说："荣者，水谷之精气也，和调于五藏，洒陈于六府，乃能入于脉也，故循脉上下，贯五藏，络六府也。卫者，水谷之悍气也。其气慓疾滑利，不能入于脉也，故循皮肤之中，分肉之间，熏于肓膜，散于胸腹。"《灵枢·邪客第七十一》说："营气者，泌其津液，注之于脉，化以为血，以荣四末，内注五藏六府，以应刻数焉。卫气者，出其悍气之慓疾，而先行于四末分肉皮肤之间而不休者也。昼日行于阳，夜行于阴，常从足少阴之分间行于五藏六府。"《灵枢·脉度第十七》说："气之不得无行也，如水之流，如日月之行不休，故阴脉荣其藏，阳脉荣其府，如环之无端，莫知其纪，终而复始。其流溢之气，内溉藏府，外濡腠理。"《灵枢·决气第三十》说："上焦开发，宣五谷味，熏肤充身泽毛，若雾露之溉，是谓气。"（卫气）《灵枢·本藏第四十七》说："卫气者，所以温分肉，充皮肤，肥腠理，司开阖者也。"《灵枢·天年第五十四》说："何者为神？……血气已和，营卫大通，五藏已成，神气舍心，魂魄已具，乃成为人。"这就充分阐明了营卫和谐循环流行的作用，内而充养五藏六府，外而温润皮肤腠理、筋肉骨节以及五官九窍，保证着藏府及各部组织的正常功能，以产生神的活动，而周全于性命。且卫气在营气的配合下，尚能抵御外邪的干犯，以免于疾病侵害。

《灵枢·逆顺肥瘦第三十八》说："脉行之逆顺奈何？……手之三

阴，从藏走手；手之三阳，从手走头；足之三阳，从头走足；足之三阴，从足走腹。"这是对《灵枢·经脉第十》中"十二经脉"循行规律的概括。所谓十二经脉的循行次序，实际是营气运行的主体循环路线，它体现了人身十二藏府的升降运动规律。所谓"手之三阴，从藏走手"者，正表明了手太阴肺、手少阴心、手厥阴心包等三者之气下降也；所谓"手之三阳，从手走头"者，正表明手阳明大肠、手太阳小肠、手少阳三焦等三者之气上升也；所谓"足之三阳，从头走足"者，正表明足阳明胃、足太阳膀胱、足少阳胆等三者之气下降也；所谓"足之三阴，从足走腹"者，正表明足太阴脾、足少阴肾、足厥阴肝等三者之气上升也。这个体现人身十二藏府升降运动的营气主体循环路线，即十二经脉循行规律，可以从针刺治疗中得到验证。《灵枢·卫气行第七十六》说："刺实者，刺其来也；刺虚者，刺其去也。"就是针刺治疗实证时，根据营卫运行方向即一般所谓经脉走向，采取逆刺进针，这在针灸学上叫做"逆而夺之"或"迎而夺之"；针刺治疗虚证时，根据营卫运行方向即一般所谓经脉走向，采取顺刺方式进针，这在针灸学上叫做"追而济之"或"随而济之"。前者是泻法，后者是补法。故《灵枢·九针十二原第一》说："迎而夺之，恶得无虚；追而济之，恶得无实"，《灵枢·小针解第三》说："迎而夺之者，写也；追而济之者，补也。"从而表明了营卫运行的主体循环路线即所谓十二经脉的走向规律，是针刺治疗中"迎随补泻法"的理论根据。

五、营卫理论的临床作用

营卫二气，是水谷精微的不同部分，是通过不同组织的功能活动化生的。它们不同性质，在经脉内外的不同道路上沿同一路线按同一方向循环流行，常"弃其陈，用其新"而保持"日新"的过程，以充养人身内外上下各部组织的正常功能活动。"营卫相随，阴阳已和"，藏府百骸，五官九窍，都"顺之而治"（见《灵枢·五乱第三十四》），人身则健康无病，此所谓"阴阳相随，乃得天和"者也。若营卫失常，则疾病即变化而生矣。诸如外感六淫的侵袭，内伤七情的干扰，以及饥饱劳逸的失度等，均可导致营卫失常而发病。然由于邪气性质、受邪轻重和邪伤部位以及各人体质等的不同，营卫失常的情况也有差异，或衰弱，或稽留，或行迟，或行速，或不相和谐，因而发生的病证也就千差万别，根据《黄帝内经》明文记载，粗略统计，营卫失常的病证，就有疟疾，霍乱，偏枯，痹证，疠风，伤寒，积聚，肠覃，膈证，失眠，嗜睡，目闭，多梦，关格，善忘，善欠，痈疽，胀证，腹满，气痛，肠鸣，胁肋支满，四肢厥逆，头重眩仆，寒热，少气，喘喝，烦心，密默，不语，肉苛，脱营，失精等数十种之多，同时各个病证的转归也不尽一样。在中医学里，邪气和正气是一对矛盾，也是对立统一的。正气失常就是邪气，邪气也随正气的留止而留止，随正气的出入而出入，所以《黄帝内经》和《伤寒论》《金匮要略》等书里每有"真邪相搏"或"邪正相搏"之语，《灵枢·小针解第三》所谓"在门者，邪循正气之所出入也"，正阐明了这一点。根据正邪"对立统一"这一规律，在治疗营卫失常的各种病证中，分析邪正盛衰的实际情况，或驱逐邪气以和调营卫，或和调营卫以驱逐邪气，都是以达到邪去正复为目的。针刺治疗时，上文所提到的"迎随补泻法"，在运用时，就是要在分析邪正盛衰的基础上，采取"迎而夺之"或"随而济之"的针刺手法。

《素问·气穴论篇第五十七》说"肉之大会曰谷，肉之小会曰谿，肉分之间，谿谷之会，以行荣卫，以会（舍）大气"，《素问·五藏生成篇第十》说："人有大谷十二分，小谿三百五十四（三）名，少十二俞，此皆卫气之所留止，邪气之所客也。针石缘而去之。"这说明了人身三百六十俞穴，都是卫气运行不息过程中稍事停留之处，也是邪气常客住之处，对于人身所发生的病证，当根据其具体情况选用适当的俞穴进行针灸治疗，通营卫，除邪气。

论"穴位"在人身中的重要意义

孔穴，在《黄帝内经》一书里称谓较多，曰"气穴"，曰"气府"，曰"俞会"，曰"穴会"，曰"谿谷"，曰"骨空"，或单曰"穴"，曰"节"，曰"会"也，今则通谓之"穴位"。

根据我国传统中医药学，孔穴是人体组织结构的重要组成部分。它分布于人体周身的上下左右前后的各个部位。《黄帝内经》中对各穴位的具体位置、从属、作用和禁忌都进行了确切的具体阐述，又在"人与天地相参"的思想指导下，据周天三百六十五度，总谓其数为三百六十五穴，以应一岁之三百六十五日。《素问·气穴论篇第五十八》中所谓"孙络三百六十五穴会，亦以应一岁"是也。

人身穴位的分布，有疏有密，各个部位不完全一样，然基本都存在于人身循经脉分布而与络脉相交处的肉分之中，规定着营卫血气的规律性循环运行，以保证人体藏府经络、五官九窍、四肢百骸的正常功能活动。

《灵枢·五味第五十六》说："谷始入于胃，其精微者，先出于胃之两焦，别出两行营卫之道"（此句上原有"以溉五藏"四字；当为此句下文，被误置于句上，今略），《灵枢·营卫生会第十八》说："营在脉中，卫在脉外。"这就表明了胃中水谷化生的精微物质出于中、上两焦，通过中焦、上焦的不同部位及其不同功能和作用，使其化成为"营""卫"二气，按一定方向，沿一定路线，分循经脉内外，经历手太阴肺经、手阳明大肠经、足阳明胃经、足太阴脾经……等十四经脉、三百六十五穴位运行不休。

营是以血为物质基础，运行于十四经脉之内；卫是以气为物质基础，运行于十四经脉之外的肉分之间。其三百六十五穴，则是营卫气血循环流行过程中的会聚之处，并使营卫气血在此得以交会，以保持营卫气血的相互贯通。你中有我，我中有你，所谓"阴中有阳，阳中有阴""阴阳和得"者也。同时，三百六十五穴，也是络脉血气渗灌，且与经脉相互联结交会和流通之处。因而，人身三百六十五穴的气血滋养就得到了充分的保证。《素问·八正神明论篇第二十六》说："血气者，人之神。"人身三百六十五穴，在营卫不断流行和交会过程中得到了气血滋养，保证了功能的正常，产生了穴位的生命现象，体现着"神"的活动。故《灵枢·九针十二原第一》说："所言节者，神气之所游行出入也，非皮肉筋骨也。"人身穴位正是由于这种"神"的活动存在，而具有了一种不可忽视的特殊作用，既促进营卫气血的正常运行，濡养人体各部组织；又和人体五官玄府一起，使人体内部和外在环境气息相通，构成人体与环境的统一。当然，如果没有藏府经络对穴位的支配，没有营卫气血流注对穴位的滋养，穴位的这些作用都不可能发挥。

《灵枢·岁露论第七十九》说："人与天地相参也，与日月相应也。"人身与自然环境是一个统一的整体，人生活在大自然中，天地日月的运行，四时寒暑的变化，都影响着人体营卫气血的环流灌注，使分肉腠理的缓急开闭发生一定的变化。而人体内则由于神的活动及其调节功能，使营卫气血、肌肉腠理在变化中充分发挥其适应能力以适应自然的变化，从而保持人体和自然的平衡协调关系。故《素问·八正神明论篇第二十六》说："是故天温日明，则人血淖液（潮汐），而卫气浮，故血易泻，气易行；天寒日阴，则人血凝泣，而卫气沉。月始生，则血气始精，卫气始行；月郭满，则血气实，肌肉坚；月郭空，则肌肉减，经络虚，卫气去，形独居。"《灵枢·岁露论第七十九》说："故月满则海水西盛，人血气积，肌肉充，皮肤致，毛发坚，腠理郄，烟垢著……至其月郭空，则海水东盛，人血气虚，其卫气去，形独居，肌肉减，皮肤纵，腠理开，毛发残，膲理薄，烟垢落……"这就充分表明了人体"与天地同纪"的这一客观规律。

在人体内部，由于心神的主导作用，使藏府经络将气血津液输布到全身，以濡养各部组织，保证各部组织功能的正常活动。但气血津液对各部组织的分布濡养，并不是等量的，平均的，而是根据各部组织功能活动的特点，布以适当量的气血津液。《素问·逆调论篇第三十四》说："肾者，水藏，主津液"，《素问·宣明五气篇第二十三》说："五藏化液，心为汗，肺为涕，肝为泪，脾为涎，肾为唾"，《素问·血气形志篇第二十四》说："太阳常多血少气，少阳常少血多气，阳明常多气多血，少阴常少血多气，厥阴常多血少气，太阴常多气少血"，正说明了这一点。而且，人体气血津液向各部组织的输布形式，不是日夜如一，始终不变，无多无少，而是如海水潮汐一样，呈规律性地时多时少、有盛有衰地正常变化着。正如《素问·五藏生成篇第十》所说："诸脉者皆属于目，诸髓者皆属于脑，诸筋者皆属于节，诸血者皆属于心，诸气者皆属于肺，此四支八豁之朝夕（潮汐）也"。王冰注："如是，则气血筋脉互有盛衰，故为朝夕（潮汐）矣。"

随着自然界日夜的时间迁徙，人身环周流注的营卫气血也使各经脉互有盛衰，具体则表现在平旦寅时（3—5 时），气血旺盛于肺手太阴经脉及其孔穴；卯时（5—7 时），气血旺盛于大肠手阳明经脉及其孔穴；辰时（7—9 时），气血旺盛于胃足阳明经脉及其孔穴；巳时（9—11 时），气血旺盛于脾足太阴经脉及其孔穴；午时（11—13 时），气血旺盛于心手少阴经脉及其孔穴；未时（13—15 时），气血旺盛于小肠手太阳经脉及其孔穴；申时（15—17 时），气血旺盛于膀胱足太阳经脉及其孔穴；酉时（17—19 时），气血旺盛于肾足少阴经脉及其孔穴，戌时（19—21 时），气血旺盛于心包手厥阴经脉及其孔穴；亥时（21—23 时），气血旺盛于三焦手少阳经脉及其孔穴；子时（23—1 时），气血旺盛于胆足少阳经脉及其孔穴；丑时（1—3 时），气血旺盛于肝足厥阴经脉及其孔穴。一日一夜尽，次日平旦寅时（3—5 时），气血再旺盛于肺手太阴经脉及其孔穴。

人身三百六十五穴，接受着经脉营卫气血的流注和络脉气血津液的渗灌，起着促进营卫气血津液会聚、流行和神气出入的作用，维护着卫气与营血之间、经脉与络脉之间、人体与自然环境之间的交会和贯通。

人身的各个穴位，虽然由于其分布的部位不同，连属的藏府经脉不同，获得的营卫气血津液濡养多少不同，因而所具有的功能和作用不同，但其均为营卫气血津液的会聚、流行和神气的出入而发挥的"窍通"则一。

唯物辩证法认为，矛盾是普遍存在的。无论是在自然界，或是在人类社会中，都是如此。在医学领域里，也是充满着矛盾，矛盾也是普遍存在的。例如，人的"生"与"死"，是一对"矛盾"；人体的"健康"与"疾病"，是一对"矛盾"；人体发病中的"正气"和"邪气"，也是一对"矛盾"。矛盾的双方，总是处在一个统一体中，互相联结着、依存着、斗争着。

《素问·评热病论篇第三十三》说："邪之所凑，其气必虚"，根据中医药学的传统观点，外邪伤人，总是在人体某一部位的正气不足时而乘虚侵入，并随人体血脉流行而流布于全身以产生出全身性病证，《灵枢·邪气藏府病形第四》所谓"中于面则下阳明，中于项则下太阳，中于颊则下少阳……"者是也，非谓人身整体皆虚而八尺之躯的整个皮腠遍被邪气所侵。否则，岂不每一处方得用"人参"等药以补正？果如此，何乃有"麻黄汤""承气汤"之方为？必不其然。

人身的正虚之处，就是受邪之处，而邪气所中之处，正是正虚之处。正、邪双方总是既互相联结，又互相斗争。故人身中凡是营卫气血流行、会聚、出入的道路和门户，也是邪气侵入、流传、舍止、外出的道路和门户。这一点，在《黄帝内经》中作了充分的论述。如《灵枢·小针解第三》在阐释《灵枢·九针十二原第一》"神乎，神客在门"之文时说："神客者，正邪共会也。神者，正气也；客者，邪气也；在门者，邪循正气之所出入也"，《素问·气穴论篇第五十八》也说："孙络三百六十五穴会，亦以应一岁，以溢（游）奇邪，以通荣（营）卫""肉之大会为谷，肉之小会为谿，肉分之间，谿谷之会，以行荣（营）卫，以会（舍）大气"。说明了人身三百六十五穴位，就是正、邪共会和邪循正气而出入的门户，所谓"神客在门"也。这就告诉我们，外邪伤人，多从孔穴以侵入。从而也表明了三百六十五穴位，在人体保健方面的重要作用。

人身三百六十五穴位，既是营卫气血流注、会聚和神气出入之处，又是外邪出入、舍止和阻遏气血流通、神气游行之处，这就必然要成为治疗疾病中用针刺法（还有艾灸、按摩等）以疏通经络、流畅气血、驱邪外出的重要场所，故《素问·五藏生成篇第十》说："人有大谷十二分，小谿三百五十四（三）名，少十二俞，此皆卫气之所留止，邪气之所客也，针石缘而去之。"然由于邪气的性质不同，侵害的部位不同，因而所产生的疾病不同，疾病发展的过程不同以及各个病人的体质不同，治疗时必须具体问题进行具体分析，根据具体病情，参以大自然的日月运行和四时变化，选择适当穴位，施以适当治疗方法及适当手法，做到辨证施治，以便较有效地消除疾病，达到恢复人体健康的目的。

论『穴位』在人身中的重要意义

略论《黄帝内经》中
血气流行及放血治病

　　根据中医药学的传统观点，人体是以五藏六府为中心，通过经络系统将人体内外上下左右各组织联结成一个统一的整体。在心神的主导下，各组织得血气濡养发挥着各自的作用，并互相配合形成为人体整体功能，维护着人体的正常生理活动。

　　《素问·八正神明论论篇第二十六》说："血气者，人之神。"人体藏府经络、五官九窍、四肢百骸只有得到血气濡养，才能发挥其正常功能，产生神的活动。否则，任何组织器官如无血气濡养，就必然失其功能活动而出现不仁不用。血气为用大矣哉！故《素问·调经论论篇第六十三》说："人之所有者，血与气耳！"

　　然人体血气之为用，必在运行流通的动态下才能实现，故血气在人身中总要流行不止而不暂停的，暂停则为瘀血滞气而有害于人。

　　《灵枢·本藏第四十七》说："经脉者，所以行血气而营阴阳，濡筋骨，利关节者也。"是血气沿经脉的分布而行。血循行于经脉之中，始于肺手太阴经脉，历大肠手阳明经脉、胃足阳明经脉、脾足太阴经脉、心手少阴经脉、小肠手太阳经脉、膀胱足太阳经脉、肾足少阴经脉、心包络手厥阴经脉、三焦手少阳经脉、胆足少阳经脉，终于肝足厥阴经脉，再行肺手太阴经脉……如此循环流行不已，周而复始，称之曰"营气"；气循行于经脉之外的分肉之间，与营气相偕俱行，按营气的循行路线、方向循环运行不休，常营无已，因而称之为"卫气"，故《灵枢·营卫生会第十八》说："人受气于谷，谷入于胃，以传于肺……其清者为营，浊者为卫，营在脉中，卫在脉外，营周不休，五十而复大会，阴阳相贯，如环无端。"这就表明了血的循环运行是为"营气"，气的循环运行是为"卫气"。换言之，则营气的物质基础是"血"，卫气的物质基础是"气"，故《素问·调经论》论针刺时有"取血于营，取气于卫"之语。

营气在循环流行过程中，其溢出于经脉之外者，则渗入络脉，以养藏府筋骨肌肉皮腠等各部组织，《灵枢·脉度第十七》所谓"其流溢之气，内溉藏府，外濡腠理"者是也。然则何谓络脉？《灵枢·脉度第十七》说："经脉为里，支而横者为络，络之别者为孙"，此"孙"下脱一"络"字，王冰注《素问·调经论篇第六十三》引此文作"孙络"，是，当补。是络脉乃从经脉分出而呈横行之势或如网络之状者，包括别络和孙络在内，其浮见于皮部者，称为浮络。络脉网布周身，无处不有，《素问·徵四失论篇第七十八》所谓"络脉三百六十五"者，言其应"周天三百六十五度"之至数，非谓络脉之具体实数如此也。络脉总贯全身，除十二别络沟通阴阳经脉之表里关系外，其主要功能，则为受血而传注内外，即一方面，络脉受经脉流溢之血，传注于孙络，以渗灌谿谷肉腠，濡养各部组织，维护各部组织的正常功能活动；另一方面，孙络受谿谷肉腠之津液，使之变化而赤为血，传注于络脉，再输入于经脉，而参与循环运行之营气。是络脉传注血液，乃双向流动，与经脉循环流行血液成为营气有异，故王冰注《素问·刺志论篇第五十三》说："经脉行气，络脉受血。"可见络脉不构成血液循环运行也。

在人体经络系统内，无论经脉或络脉其中物体运行的方式若何，但其运载的物体都是血液。

《黄帝内经》一书认为，血液是人身中最宝贵的物质，能奉养人的周身，流行到哪里，那里组织的功能活动就得到充分发挥而体现出神用，故《灵枢·营卫生会第十八》说："血者，神气也。"

《灵枢·本藏第四十七》说："血和则经脉流行，营覆阴阳，筋骨劲强，关节清（滑）利矣。"血液流行维护着人的生命活动。邪气伤人，则常引起血气失和而导致疾病发生，是故《素问·调经论篇第六十二》说："血气不和，百病乃变化而生"，《素问·四时刺逆从论篇六十四》说："是故邪气者，常随四时之气血而入客也，至其变化，不可为度。"然其亦多从血脉上反应出来，《孟子·告子下》所谓"有诸内必形诸外"也。其病可从经脉察知，如《素问·脉要精微论篇第十七》所载"夫脉者，血之府也，长则气治，短则气病，数则烦心，大则病进，上盛则气高，下盛则气胀，代则气衰，细则气少，涩则心痛，浑浑革至如涌泉，病进而色弊，绵绵其去如弦绝，死"等是其例；或从络脉察知，如《灵枢·论疾诊尺第七十四》所载"诊血脉者，多赤多热，多青多痛，多黑为久痹，多赤多黑多青皆见者寒热身痛"等是其例。当然，欲全面掌握疾病的性质和趋向，还得要"四诊合参"来决定。

依据唯物辩证法的观点，事物对立的两个方面共处于一个统一体中，构成事物的矛盾运动。矛盾是普遍存在的，普遍存在于世界一切事物中，存在于事物发展的一切过程的始终。在中医药学领域里，正者，非邪也；邪者，非正也。正、邪二者既斗争又联结，且都以对方作为自己的生存条件，表现了医学世界的矛盾运动。《灵枢·九针十二原第一》说："神乎，神客在门。"《灵枢·小针解第三》解释其"神客在门"句说："神客者，正邪共会也。神者，正气也；客者，邪气也。在门者，邪循正气之所出入也。"人体正气盛则邪不能病，所谓"正气存内，邪不可干"也；正气不和则邪气从而干之以为人之病，而邪气为病于人则总是随人正气之出入而出入，随人正气之流通而流通，随人正气之留止而留止，以致所谓"正邪相搏"或"真邪相搏"也。

《素问·调经论篇第六十二》说："夫十二经脉者，皆络三百六十五节"；《灵枢·九针十二原第一》说："节之交，三百六十五会……所言'节'者，神气之所游行出入也，非皮肉筋骨也。"《灵枢·小针解第三》说："节之交，三百六十五会者，络脉之渗灌诸节者也。"是人身三百六十五俞穴，为经络血气交会、神气之所游行出入或邪气所客之处，亦是针刺治病疏通经络、流畅气血、驱逐邪气之处。

血气失和变化为疾病，针刺治之自当在血气流行理论的基础上，根据疾病性质和正邪盛衰情况选择适当俞穴，采取一定手法，进行寒者热之，热者寒之，实者泻之，虚者补之，必要时，或经或络放血以治之。

放血疗法，在《黄帝内经》治疗疾病范围内占有重要地位，是中医药学治病方法的一个重要组成部分，故《素问·阴阳应象大论篇第五》有"血实宜决之"、《灵枢·九针十二原第一》有"宛陈则除之"的提法。它分为经脉放血和络脉放血两部分，前者如《灵枢·寿夭刚柔第六》"刺营者出血"和《素问·调经论》"血有余则写其盛经出其血"等是其例；后者如《灵枢·官针第七》"络刺者，刺小络之血脉也"和《灵枢·经脉第十》"故诸刺络脉者，必刺其结上甚血者，虽无结，急取之，以写其邪，而出其血"等是其例。放血疗法，据《黄帝内经》所载内容的粗略统计，适宜于治疗的各种疾病有疟疾、疠风、癫痫、狂证、尸厥、风痉、痹证、咳喘、上气、癃闭、腹胀、臌胀、浮肿、痈肿、衄血、咳血、发热、寒热、心痛、心悸、骨痛阴痹、善瘛、呕苦、耳聋、齿痛、四肢懈惰、四肢厥冷、善怒、善悲泣、短气、飧泄、大便难、腰痛、**臀腰**、跌打损伤、小腹痛肿、善太息、头痛、颠痛、颊肿、颈项痛、嗌中痛、背脊痛、胁痛、胸胁支满、脚痛、寒中、热中、男子如蛊、女子如怚、脉代、留血、上实下虚、经络凝泣、新感病证，等等。可见在临床医疗中，放血疗法用途广泛，疗效确实，且对某些病证可立救垂危，如治疗暴厥、急性喉痹等，尤其是刺络放血法，还可为其他疗法治好某些慢性疾病扫清道路和创造条件、奠定基础，《素问·三部九候论篇第二十》说："必先度其形之肥瘦，以调其气之虚实，实则泻之，虚则补之，必先去其血脉，而后调之。"《素问·血气形志篇第二十四》说："凡治病，必先去其血，乃去其所苦，伺之所欲，然后泻有余，补不足。"《灵枢·终始第九》说："久病者，邪气入深，刺此病者，深内而久留之，间日而复刺之，必先调其左右，去其血脉。"其所谓"去其血脉"之"血脉"，乃谓充实盛满独异于常之络脉，故《灵枢·九针十二原第一》说："审视血脉者，刺之无殆……血脉者，在腧横居，视之独澄，切之独坚。"《灵枢·血络论第三十九》说："血脉者，盛坚横以赤，上下无常处，小者如针，大者如筋，则而泻之万全也。"邪入络血，致络脉盛满不流，影响经脉调治，故必先刺其络脉放血以泻邪，然后视其病情，或泻其有余，或补其不足，以调治经脉则疾病可愈。这种在中医药学基本理论指导下对久病分步治疗，先刺络后调经的原则和方法，《黄帝内经》言之屡矣，惜今人多有遗忘。在继承发扬我国民族传统医药学的今天，我们应该对其认真研究，在医疗实践中进一步加以验证，并发扬光大之。

略论"巫"的起源和
《黄帝内经》中的巫祝治病

在上古时期,社会生产水平极度低下,人智未开,对一些自然现象如雷、电、风、雨和人的分娩、疾病、死亡等等不能认识,就误以为有一种超自然力量——"神"的存在,产生了"神"的观念。为了祈求福祉和免除灾害,思想上萌生了通神道路,从而出现了往返于人、神之间的巫觋人员。

随着社会生产的发展,人类出现了第一次分工,社会分成了脑力劳动和体力劳动两部分。一部分人遂脱离了生产劳动而专门从事巫觋活动,成为职业巫觋。

《国语·楚语下》说:"……如是则神明降之,在男曰觋,在女曰巫",《汉书·郊祀志》亦谓"在男曰觋,在女曰巫"。然颜师古注指出:"巫觋亦通称耳",不必觋定是男而巫定为女也,故《玉篇·巫部》释"巫"之字说;"男为巫,女为觋",而《周礼·春官宗伯·叙官》则有"男巫无数,女巫无数"之文。《尚书·周书·君奭》说:"在大戊时,则有若伊陟臣扈格于上帝,巫咸乂在家;在祖乙时,则有若巫贤",孔颖达疏:"贤是咸子,相传云然。父子俱称为巫,知巫为氏也"。殷时巫咸、巫贤二巫为父子,是男亦可称巫无疑也。

《说文·巫部》说:"巫,祝也,女能事无形以舞降神者也"。神无形,居于天上,巫能通神,舞而祝之使神降于人间,托于巫身,为人赐福祥,免灾眚。是巫亦人亦神也,故又称之曰"灵子",或单称之曰"灵",《广雅·释诂》卷四下说:"灵子,巫也",《楚辞·九歌·东皇太一》说:"灵偃蹇兮姣服,芳菲菲兮满堂",王逸注:"灵,谓神降于巫之身者也……古者巫以降神，神降而托于巫，则见其貌之美而服之好，盖身则巫而心则神也"。

在崇神敬鬼的我国上古时代，神至尊无上，因而亦人亦神而往返于人、神之间的巫觋拥有绝对的权力，统治着人民，治理着国家，垄断着祈福消灾治病和观测天体运行等职业，《中国古代宗教与神话考·帝与上帝·巫帝》载："壬午卜，衾土（社），征巫帝，乎……（铁拾1，1·）巫帝，一犬。（新写，324·）甲子……巫帝……（粹编，1036·）丁酉卜，巫帝，口。（粹编，1268·）……"可见帝王是"巫"。《汉书·郊祀志上》说："伊陟赞巫咸"，颜师古注："巫咸，殷贤臣"，可见大臣是"巫"。春秋齐桓公亦有宠臣"常之巫"。许慎《说文解字》训"工"为"巧饰也"，说"与巫同意"，而训"巫"为"祝也"，又说"与工同意"，是巫掌握着我国古代艺术和古代技术。这些都是巫觋所把持，不容劳动生产者染指，劳动生产者不能自己踏上通神的道路而求福祉，必须依赖于巫觋去行事，此即《国语·楚语下》观射父对楚昭王时所谓"古者民、神不杂""各司其序，不相乱也""民、神异业，敬而不渎"，即是说的这点。据说在少昊金天氏末期，统治衰弱，旧序错乱，民人各自通神祈福，出现了一次"民、神杂糅，不可方物，人人作享，家为巫史"的局面，以致"民、神同位"而民人和巫觋混同不分。迨及颛顼之世，"乃命南正重司天以属神"，由"重"其人会属诸巫专通天神；"命北正黎司地以属民"，由"黎"其人会属民人专事生产劳动，使巫自巫，民自民，各司其职，以"复旧常"而"无相侵渎"，达到"民、神异业"之原有秩序，从而断绝其民人通神之路，《国语》所谓"绝地天通"也。后来，由于统治阶级的需要，帝王再不从事巫觋活动而只御用巫觋，巫做帝王的历史告结束。战国时期，巫觋分为两部分，存在着两种性质的巫觋。一种是列国王室豢养的巫觋，他们享禄食廪，专为王室效命；一种是民间巫觋，他们靠直接敛取钱财、糈米为生。

巫之为人治疗疾病，由来已久，《太平御览·方术部二·医一》引《世本》说："巫咸，尧臣也，以鸿术为帝尧之医"，《吕氏春秋·审分览·勿躬》说："巫彭作医"，《韩诗外传》卷十第九说："吾闻上古有茅父。茅父之为医也，以莞为席，以刍为狗，北面而祝之，发十言耳，诸扶舆而来者皆平复如故"。《吕氏春秋·先识览·知接》载齐桓公说："常之巫审于死生，能去苛病"。是医在战国以前，被操之于巫觋之手，医、巫不分，巫就是医，医就是巫，故"医"字有从"巫"而作"毉"者，又恒以"巫医"为称，如《管子·权修》说："好用巫医"，《论语·子路》说："人而无恒，不可以作巫医"，《吕氏春秋·季春纪·尽数》说："故巫医毒药逐除治之"，《逸周书·大聚解》说："乡立巫医，具百药以备疾灾，畜五味以备百草"，《后汉书·方术列传》说："许杨……乃变姓名为巫医"等，是其例。

《山海经·大荒西经》说："大荒之中……有灵山，巫咸、巫即、巫朌、巫彭、巫姑、巫真、巫礼、巫抵、巫谢、巫罗十巫，从此升降，百药爰在"，《山海经·海内西经》说："开明东有巫彭、巫抵、巫阳、巫履、巫凡、巫相，夹窫窳之尸，皆操不死之药以距之"。《备急千金要方》卷五上第一说："中古有巫妨者，立小儿《颅囟经》以占夭寿，判疾病死生，世相传授，始有小儿方焉"。是巫本掌握有医药知识，并常采药以用，特以舞姿降神的形态祈福消灾，为人治病。

在社会生产发展的带动下，各门自然科学如天文、历法、气象、农业、数学、医学和冶炼技术出现了，且得到了应有的发展。通过古代哲学家的认真总结，先后创立了"阴阳说""水说""五行说""精气说"等古代唯物主义哲学派别，有力地冲激着巫教神学的思想羁绊，到战国时期，大大促进了社会的进步，转过来又推动了自然科学的发展。于是，医、巫分家了，巫长于医者则专门从事巫，医长于巫者则专门从事医，（巫内部也出现了分工，见《周礼》）医学遂从巫觋手中挣脱出来而步入于自然科学之林。在战国后期，则出现了一部划时代的医学巨著《黄帝内经》。

《黄帝内经》一书，是一部集体著作，是各国医疗经验的总结，多处记载着有关巫祝治病的思想资料。

《灵枢·贼风第五十八》说："先巫者，因知百病之胜，先知其病之所从生者，可祝而已也"，《素问·移精变气论篇第十三》说："古之治病，惟其移精变气，可祝由而已……当今之世……祝由不能已也。"认为在先前上古时期，人的一些疾病用巫祝方法可以治愈，而战国末期的"当今之世"，则人的一些疾病用巫祝方治是无可奈何矣，必用毒药、针石等法才有治愈的可能。尤其《素问·五藏别论篇第十一》所谓"拘于鬼神者，不可与言至德"简直和扁鹊"信巫不信医"而其病"不治"的思想如出一辙。这显然是崇神敬鬼的巫觋观念已严重动摇的中原文化。在中原诸国，春秋战国时期崇神敬鬼的巫觋之风已大大减弱，据《吕氏春秋·先识览·知接》记载：管仲就曾向齐桓公提出远"常之巫"，并指出"上恃龟筮，好用巫医"必"功之不立，名之不章"（见《管子·权修》）；《礼记·檀弓下》记载：鲁穆公欲暴巫而祈雨，县子指出"天则不雨，而望之愚妇人于以求之"，真乃粗疏不当；《春秋·左傅二十一年传》记载：鲁僖公欲焚巫尪而祈雨，臧文仲则说，天旱不旱，与巫尪无关，焚之无益；《太平御览·方术部·巫上》引《史记》记载：西门豹治邺，因河伯聚妇而投妪巫于河；《春秋·左襄十七年传》宋子罕指出："宋国区区，而有诅有祝，祸之本也"；《韩非子·显学》亦说："今巫祝之祝人曰：'使若千秋万岁'。千秋万岁之声括耳，而一日之寿无徵于人。此人所以简巫祝也"等等，皆表明了中原巫风式微。然在南方的楚国，则巫风正盛，楚王宗族申公屈巫字子灵，就是春秋时的一个楚国贵族巫，在战国时，楚国范巫正在行巫事，《楚辞·离骚》说："索藑茅以蓬篿兮，命灵氛为余占之"；《楚辞·九歌》说："灵偃蹇兮姣服，芳菲菲兮满堂"；《吕氏春秋·孟冬纪·异宝》说："荆人畏鬼而越人信禨"；《吕氏春秋·仲夏纪·侈乐》说："楚之衰也，作为巫音"；西汉成书的《淮南子·说山训》说："病者寝席，医之用针石，巫之用糈藉，所救钧也"，还认为巫祝治病和医术治病具有同等作用，故长沙马王堆汉墓出土医书《五十二病方》中具有不少巫祝治病的内容。可见楚国巫风正在盛行未衰，因而《灵枢·官能第七十三》所谓"疾毒言语轻人者，可使唾痈咒病"的资料，当属于楚国文化无疑。巫祝治病，在古代，并不完全是消极，在某种情况下，也可起到一定的治疗作用，《楚国风俗志·巫觋篇·巫觋的医疗活动》说："以巫术为手段治病，并非没有积极作用和效果，问明病由后，巫师向鬼神祝祷，并对病人施以催眠、暗示和激发等手段，使病人相信自己的病是由于特定的鬼神作祟，在巫师象征性地祈求某神的原谅或驱使某鬼遁逃的过程中，病人内在的防御机能便被充分地诱发出来，这也就是《素问》所谓'移精变气'，与此同时因生病而产生的忧郁、恐惧心理也在不知觉间得到了排解。对于心理障碍性疾病和一些小病症，巫术疗法往往比较灵验，但对于大疾病和沉疴，巫术疗法则难以见效"。

略论"巫"的起源和《黄帝内经》中的巫祝治病

《素问》"运气七篇"成书年代考

现在流传的《黄帝内经素问》一书中所载的《天元纪大论》《五运行大论》《六微旨大论》《气交变大论》《五常政大论》《六元正纪大论》《至真要大论》等七篇，是专门论述中医学中古代运气学说的，所以人们一般把它叫做"运气七篇"。这个"运气七篇"的写作年代较《黄帝内经》为晚，它不是《素问》本来的内容。为了正确的评价这"运气七篇"和更好的研究它的学术思想提供方便条件，这里特对它的成书年代加以探讨。

一、"运气七篇"成书的时间上限

宋代林亿等说过："《素问》第七卷亡已久矣。……观《天元纪大论》《五运行大论》《六微旨大论》《气交变大论》《五常政大论》《六元正纪大论》《至真要大论》七篇，居今《素问》四卷，篇卷浩大，不与《素问》前后篇卷等，又且所载之事与《素问》余篇略不相通，窃疑此七篇乃《阴阳大论》之文，王氏取以补所亡之卷，犹《周官》亡《冬官》以《考工记》补之之类也"，又说："汉张仲景《伤寒论序》云：'撰用《素问》《九卷》《八十一难经》《阴阳大论》……'乃是王氏并《阴阳大论》于《素问》中也。要之《阴阳大论》亦古医经，终非《素问》第七矣。"（均见《黄帝内经素问序》新校正注）据此，则"运气七篇"乃《阴阳大论》一书，而非《黄帝内经素问》之文。然《阴阳大论》之书，现在已别无传本，独《针灸甲乙经》中有题《阴阳大论》的一篇，但其所载内容全是《素问·阴阳应象大论》之文，而皇甫士安又明谓他的《针灸甲乙经》一书是根据《素问》《针经》《明堂孔穴针灸治要》等三书编撰而成，没有采用过《阴阳大论》一书。这就说明了《针灸甲乙经》中的《阴阳大论》这一篇，不是古代的《阴阳大论》之书，而是"阴阳应象大论"脱落了"应象"二字，或者是皇甫士安写这一篇题时随意略去了"应象"二字，使之成为"阴阳大论"这样一个篇题的。如果不是这里少了"应象"二字，是"阴阳应象大论"之题多了"应象"二字，而《阴阳应象大论》就是古代《阴阳大论》之书，张仲景不会在《伤寒论·伤寒杂病论集》中说他所写的《伤寒杂病论》是既撰用《素问》又撰用《阴阳大论》的。因此，林亿等所谓"运气七篇"即古代《阴阳大论》之说，是有可取之处的。

《阴阳大论》一书，东汉初年班固撰写的《汉书·艺文志》不载，表明它不是东汉建武以前的作品，而且它用了干支纪年，如它说："天气始于甲，地气始于子，子甲相合，命曰岁立"和"甲子之岁""乙丑岁""丙寅岁""丁卯岁""戊辰岁"（见《六微旨大论》）以及"甲己之岁""乙庚之岁""丁壬之岁""戊癸之岁""子午之岁""丑未之岁""寅申之岁""卯酉之岁""辰戌之岁""巳亥之岁"（见《天元纪大论》）等等，更表明了它不是西汉以前的作品。我们知道，在古代，干支只用于纪日，西汉以前，是不以干支纪年的。用干支来纪年只是从东汉初期光武帝刘秀建武年间才开始的。因此，《阴阳大论》成书的时间上限，不会早于东汉初期的建武以前，而只能在这以后。

二、"运气七篇"成书的时间下限

《阴阳大论》这一书名，首先见于《伤寒论·伤寒杂病论集》。它说："撰用《素问》《九卷》《八十一难》《阴阳大论》《胎胪》《药录》，并'平脉辨证'，为《伤寒杂病论》合十六卷"。张仲景写《伤寒杂病论》的时候，就已经把《阴阳大论》一书作为他的主要参考书籍，表明《阴阳大论》一书早于张仲景的《伤寒杂病论》而存在。张仲景为东汉末年灵、献时代人，因而《阴阳大论》成书的时间下限，不会晚于东汉末年灵、献时代以后，而只能在这以前。

结语

从上所述，我们可以看出，《阴阳大论》即今本《素问》中"运气七篇"的成书年代，是在东汉初期光武帝刘秀的建武以后、东汉末期的灵、献时代的东汉之季。

"按摩"古史考

按摩，在古代又称"折枝"，又称"按跻"，又称"乔摩"，又称"挢捵"，又称"抑搔"，是一种既能治病、又可强身的医疗保健方法，为我国传统医学即中医药学的重要组成部分。它起源很早，运用广泛。后世又称其曰"推拿"。

《史记·扁鹊仓公列传》说："臣闻上古之时，医有俞跗，治病不以汤液醴酒。镵石挢引，案扤毒熨，一拨见病之应……"司马贞索隐："挢，音九兆反，谓为按摩之法……扤，音玩，亦谓按摩而玩身体使调也"。

俞，与"揄"通。《礼记·玉藻》说："夫人揄狄"，郑玄注："揄读曰摇"，《说文·手部》说："摇，动也"，王冰注《素问·骨空论篇第六十》"折使榆臂齐肘正"亦谓"榆读为摇，摇谓摇动也"。榆、揄字通。跗，乃"拊"之借，《汉书·艺文志·方技略》说："《泰始黄帝扁鹊俞拊方》二十三卷"，正作"拊"。"捎，摩也"，《龙龛手镜·手部·上声》说："捎，食尹、食闰二反，摩捎也"。是"揄"读为"摇"，而"摇"之义为"动"，"拊"训"捎"而"捎"则训"摩"，二字连用为义，则正若《千金翼方》卷十二第四所谓"调身按摩，摇动肢节"也。上古之医揄拊在掌握有"割皮解肌，诀脉结筋，搦脑髓，揲荒爪幕，湔浣肠胃，漱涤五藏"的外科手术以及"毒熨"等疗病方法的同时，还善于运用按摩法，故人们遂以"揄拊"称其人，亦犹称"能见针末于百步之外"的"明目人"为"离娄"、称"击壤而歌者"为"壤父"也。

颜师古注《汉书·艺文志·方技略》引应劭曰：俞拊，"黄帝时医也"。是我国在原始社会的黄帝时代就已发明了按摩法。

春秋时代，在中原地区，扁鹊使其弟子"子游按摩"以治疗虢太子"脉动如故而形无知"的"尸厥"重病，事见《史记·扁鹊仓公列传》中；而在南方的楚国，则由老聃倡导了"恬淡为上"的养生方法，以求"长生久视"之道，并有一篇《老子按摩法》留传于世，载之于《备急千金要方》卷二十七第四中。此篇虽于今之传世的春秋战国古籍中无征，但《备急千金要方》载之当亦有所据也。

《礼记·内则》说："疾痛苛痒，而敬抑搔之"，郑玄注："抑，按；搔，摩也"。是其文"抑搔"亦谓"按摩"也，则按摩法亦可用于治疗皮肤疾患。

庄子，生于战国之世，名周，曾任宋之漆园吏，游历过楚国，受楚地文化思想影响颇深。楚王拟聘以为相，未受。庄子全面继承了楚国老聃的养生思想，并在《庄子·外物篇》说："静然可以补病，眥㨃可以休老"。眥㨃，为"挈搣"之借。《说文·手部》说："挈，积也，从手，此声。《诗》曰：'助我举挈'，一曰'搣颊旁'也。"段玉裁注："上文'搣'下云'挈也'，此'挈'下云'搣颊旁也'，是二字为转注，亦'考''老'之例。'眥㨃'，假借字。"《说文·手部》说："搣，挈也，从手，威声。"玉裁注："挈，各本作'枇'……'枇'者，挈之伪也。《手部》'挈''枇'二篆义别。'挈'下云：一曰'挈，搣颊旁'，与此曰'搣，挈也'相为转注。"《广韵》《玉篇》皆曰："搣者，摩也"。然则"搣颊旁"者，谓"摩其颊旁"，养生家之一法，故《庄子》曰："静默可以补病，眥㨃可以休老。"眥㨃，即"挈搣"之假借字，一本作"揃搣"。考《急就篇》卷三即作"揃搣"，彼云："沐浴揃搣寡合同。"《说文·手部》说："揃，搣也，从手，前声。"段玉裁注："……揃搣者，道家修养之法，故《庄》云'可以休老'，史游与'沐浴''寡合同'类言。寡合同，即'啬精寡欲'之说也。"是"眥㨃""挈搣""揃搣"三者，字虽异而义则同，乃指"按摩法"。朱骏声《说文通训定声·乾部》引《庄子》此文亦谓"盖擎挈按摩之法，以休养理体者。"是按摩法，既可以用于治疗人体的内外疾患，又可以健身防老，故很早就得到了推广和普及。《孟子·梁惠王上》说："为长者折枝，语人曰：'我不能'。是不为也，非不能也。"赵岐注："折枝，案摩，折手节，解罢枝也。"李贤注《后汉书·张王种陈列传》"岂同折枝于长者，亦不为为难乎"之文引刘熙注《孟子》曰："折枝，若今之案摩也"。案摩，与"按摩"同。是按摩又可用于消除疲劳而健身也。

《黄帝内经》成书于战国末期，是一部集体著作，是各国医疗经验的总结，秦汉年间又续有一些补充。它包括今世流传的《素问》《灵枢》两书在内。其中许多篇章提到或论述了按摩法及其主治病证和其治疗某些病证的具体操作与作用。《灵枢·病传第四十二》说："或有导引、行气、乔摩……之一者。"《素问·异法方宜论篇第十二》说："中央者……其病多痿厥寒热，其治宜导引按跷。"《灵枢》"乔摩"、《血气形志篇》《灵枢·九针论第七十八》并说："形数惊恐，经络（《灵枢》作"筋脉"）不通，病生于不仁，治之以按摩醪药"，《素问·阴阳应象大论篇第五》说："其慓悍者，按而收之"，《素问·离合真邪论篇第二十七》说："方其来也，必按而止之"，《灵枢·官能第七十三》说："大热在上，推而下之；从下上者，引而去之……上气不足，推而扬之……寒气入中，推而行之"，《灵枢·刺节真邪第七十五》说："大热偏身，狂而妄见妄闻妄言……因其偃卧，居其头前，以两手四指挟按颈动脉，久持之，卷而切，推下至缺盆中，而复止如前，热去乃止，此所谓'推而散之'者也"。其"推""引"之字，与《素问·离合真邪论篇第二十七》所谓"推之则前，引之则止"之"推""引"二字同义，是按摩法的具体操作。在《黄帝内经》中，还有些内容，是按摩法配合针刺法以治病者，如《素问·调经论篇第六十二》中所说"按摩勿释，著针勿斥"以治疗"神之微病"等是其例。

《灵枢·官能第七十三》说："疾毒言语轻人者，可使唾痈咒病；爪苦手毒，为事善伤者，可使按积抑痹。……手毒者，可使试按龟，置龟于器下而按其上，五十日而死矣；手甘者，复生如故也。"拙著《略论"巫"的起源和〈黄帝内经〉的巫祝治病》一文，根据楚国、中原两地文化发展的不平衡，指出《灵枢》"疾毒言语轻人者，可使唾痈咒病"之文，为楚国文化，然其"爪苦手毒，为事善伤者，可使按积抑痹"等句，连上"疾毒言语轻人者，可使唾痈咒病"为文，且按器下龟为试而选其人，龟古为楚产，是其亦当为楚国之文化。

根据地下出土文物所见，楚地首先使用了铁制工具，标志着楚国当时的冶铁术和手工工艺已达到相当水平，因而有理由论定，楚国创制了医用"九针"，而其第二针"员针"就是一种按摩的工具。《灵枢·九针十二原第一》说："二曰员针，长一寸六分。……员针者，针如卵形，揩摩分间，不得伤肌肉以写分气"，《灵枢·九针论第七十八》说："二者地也，人之所以应令勿得伤肉分，伤则气得竭。……二曰员针，取法于絮针，筩其身而卵其锋，长一寸六分，主治分间气。"员针末为卵圆形，无尖锋，用之不破皮伤肉，只作人体上揩摩之用，显然是一种用于谿谷分间部位的"金属按摩器"。其虽冒有"针"名，而实无"刺"之用，为按摩工具。其小巧玲珑，备作专用。惟其揩摩面积小，按力亦难加大，不及手法按摩之用广而功宏。惜古代用于"揩摩分间"的按摩工具"员针"这一发明，囿于"九针"名分，未能得到改进以扩大其效用（清代有按摩工具"太平车"出，亦用之不广），故手法按摩则以其简便易行、用广效宏的特点流传至今而未衰，且代有所发展。

按摩法用于人体，可以导引阴阳，流畅气血，舒展筋骨，通利百节，和调藏府，改善体质，无痛苦，无危害，简易方便，既可祛邪治病，又能健身休老，是一种较好的医疗保健方法，应给以认真推广，加以提高。

楚医学初探

楚国，位于我国南方，地处亚热带，气候温和，雨量充足，土地肥沃，物产丰富，人民勤劳、智慧、勇敢，自姬周建国以来，就在这块土地上，披荆断棘，辛勤开拓，从而创造了灿烂的光照千秋万代的楚文化，丰富了中国文化的宝库，而楚医学则是这个楚文化的重要组成部分。它在保证我国民族蕃衍昌盛过程中，与中原医学交流、融合，组成了整个汉民族医学，促进了中医学的发展。现在试以辩证唯物论的观点来探讨中医学中楚医学的存在和形成及其对中医学的贡献。

一

根据辩证唯物论的认识论："人类的生产活动是最基本的实践活动，是决定其他一切活动的东西。"我国历史上的春秋时代，发现了铸铁，促进了古代冶炼技术的提高和农业、手工业的巨大发展，继而使一些古代自然科学如天文、气象、历法、数学、医学等也取得了相应的成就。随着我国考古事业的发展，在荆楚大地上，一次又一次地出土了铁制工具，长沙龙洞坡 52.826 号墓出铁削一件；六合程桥 1 号墓出铁块一件；六合程桥 2 号墓出铁条一件，长沙识字岭 314 号墓出铁锸一件；长沙一期楚墓出铁锸、铁削数件；常德德山 12 号墓出铁削一件等。黄展岳先生《关于中国开始冶铁和使用铁器的问题》一文认为："最早冶炼和使用铁器的地区很可能是在楚国。"然就事物一般规律论之，则铁器的最早冶炼和使用地区既然是在楚国，而铁器引起事物最早变革的地区也就自然而然地是在楚国了。

恩格斯曾经指出："铁……给手工业工人提供了一种其坚固和锋利非石头或当时所知道的其他金属所能抵当的工具。"铁制工具的坚固性和锋利程度，是石制或青铜工具所不可比拟的，这就大大提高了人类尸体解剖的效果，促进了人类尸体解剖活动的发展。《灵枢·经水第十二》说："若夫八尺之士，皮肉在此，外可切循度量而得之，其死可解剖而视之。"通过尸体解剖，使人们对人体组织结构得到了比较清晰的认识，《黄帝内经》论述的人体各部组织结构基本是符合实际的，是比较正确的，例如《灵枢·肠胃第三十一》所记载的人体食道和肠道的长度，计五丈八尺四寸，20世纪50年代一位西医专家对此曾经作过认真研究，其得出的结论是："《内经》所载消化道长度的测量是准确的。"古代如没有相当效果的解剖实践，是不可能达到这种认识的。然《灵枢·肠胃第三十一》中"回周叶积而下""左环叶脊（积）上下辟"之文，则正是楚人用楚地方言记述的，《方言》卷三说："扑、翕、叶，聚也……叶，楚通语也"，可证。并以这种解剖知识为基础，将长期生活观察和临床观察的经验紧密结合在一起，加以总结，加以提高，升华，产生了楚医学的生理和病理，促进了楚医学基础理论的创立。

二

梁代王僧孺答全元起之问谓："古人当以石为针，必不用铁，《说文》有此'砭'字，许慎云：'以石刺病也'，《东山经》：'高氏之山多针石'，郭璞注：'可以为砭针'，《春秋》：'美疢不如恶石'，服子慎注云：'石，砭石也'。季世无复佳石，故以铁代之。"这里王僧孺以为是因"季世无复佳石"，才无奈而"以铁代之"的说法虽为谬误，但它表明了我国古代砭石疗法发展到铁制小针疗法即九针疗法，则是正确的，符合历史事实，符合唯物史观的观点。恩格斯说："青铜可以制造有用的工具和武器，但是并不能排挤掉石器；这一点只有铁才能做到。"楚国正是由于最早发明了冶铁术，创制了坚固而又锋利的九针，九种不同形制的小针，以适用各种疾病的治疗，大大优于砭石的治病，从而在楚国淘汰了砭石疗法，普及了针刺治病，并将这种针刺疗法推广到中原，《素问·异法方宜论篇》所谓"故九针者，亦从南方来"，正说明了这一点。我国东方齐鲁地区则仍然处在砭石疗法的阶段。

由于针刺疗法临床实践经验的积累，使人们不仅认识了针刺治病的手法、反应和效果，而且还逐渐认识到人体由"点"到"线"即由俞穴到经络以至气血循行流注规律，产生了经络营卫学说，这就表明了楚国创制的九针疗法，为经络营卫学说的产生提供了基础。长沙马王堆汉墓出土的《足臂十一脉灸经》《阴阳十一脉灸经》，湖北江陵凤凰山汉墓出土的《脉书》显示了经络学说的形成与楚国的渊源关系。

三

老子，姓李，名耳，字聃，生而皓首，故又称"老聃""老子"，楚之苦县赖乡曲仁里人，为周守藏史，见周衰而西出函谷，为关令尹著写《道德》五千言，即《老子》八十一章，《史记》有其传。老子为道家始祖，他创立了道家思想，在我国有着深刻的影响。老子认为，任何事都是"其安易持，其未兆易谋"，故必须"为之于未有，治之于未乱"，而防患于未然。人要防止疾病，延长寿命，则平时就得调摄精神，进行摄生。他在《老子》一书中说："盖闻善摄生者，陆行不遇兕虎，入军不被甲兵，兕无所投其角，虎无所措其爪，兵无所容其刃"（见"第五十章"），"蜂虿虺蛇不螫，猛兽不据，攫鸟不搏"（见"第五十五章"），一切邪气都是无法伤害的。他吸收了中原的养生思想，特倡自然无为，恬淡寡欲，并在此基础上进行自我强身的"行气导引"活动，吐故纳新，运动肢体，以期达到"深根固柢长生久视"的目的。在《老子》一书里，这种思想有着充分的反映。其第二十五章说："人法地，地法天，天法道，道法自然"，第三十七章说："道常无为，而无不为"，第三章说："为无为，则无不治"，第三十一章说："恬淡为上"，第十九章说："见素抱朴，少私寡欲"，第三章说："虚其心，实其腹，弱其志，强其骨"，第八十章说："甘其食，美其服，安其居，乐其俗"，第四十四章说："知足不辱，知止不殆，可以长久"，第六章说："谷神不死，是谓玄牝，玄牝之门，是谓天地根，绵绵若存，用之不勤"等等。老子的这一养生思想和方法建立了楚医学的强身保健学说，长沙马王堆汉墓出土的《养生方》和《导引图》，湖北江陵汉墓出土的有关导引文字的简书，充实了楚医学的养生内容。

四

《素问·玉版论要篇》说："容色见上下左右，各在其要。其色见浅者，汤液主治，十日已；……其见大深者，醪酒主治，百日已。"醪酒，《汤液醪醴论篇》作"醪醴"。根据病色所见浅深程度，或治以汤液，或治以醪醴。《素问·汤液醪醴论篇》说："黄帝问曰：为五谷汤液及醪醴奈何？岐伯对曰：必以稻米，炊之稻薪。稻米者完，稻薪者坚。帝曰：何以然？岐伯曰：此得天地之和，高下之宜，故能至完；伐取得时，故能至坚也。"汤液，醪醴，亦可以黍米为之，然此则明确强调"必以稻米，炊之稻薪"而始可，因其"得天地之和"又"伐取得时"而"精足质优"，故《礼记·月令》说："仲冬之月……乃命大酋，秫稻必齐，曲蘖必时，湛炽必洁，水泉必香，陶器必良，火齐必得，兼用六物，大酋监之，毋有差贷。"郑玄注："大酋者，酒官之长也，于周则为酒人。秫稻必齐，谓孰成也。……古者获稻而渍米曲，至春而为酒，《诗》云：'十月获稻，为此春酒，以介眉寿'。"是古代为酒以稻米为优胜。稻米得天地之和而伐取得时，为汤液及醪醴，最适宜于人们养体和治病。然"稻"之为谷，《淮南子·地形训》说："江水肥仁而宜稻。"又说："南方，阳气之所积，暑湿居之……其地宜稻。"是稻宜江水之灌溉而生长于南方。南方者，即《素问·异法方宜论篇》"故九针者，亦从南方来"的"南方"，《吕氏春秋·有始览》说："南方为荆州，楚也。"《尔雅·释地》说："南方之美者，有梁山之犀象焉。"此"梁山"即"衡山"，在湘南，亦古之楚地。是《素问》中《汤液醪醴论篇》和《玉版论要篇》所载有关"汤液""醪醴"之文，当为楚医学内容，而《腹中论篇》所论"鼓胀病证"及其治以"鸡矢醴方"，亦当为楚医学的医疗经验。

五

麻疯一病，古称"疠风"或曰"大风"，又单称为"疠"，字亦作"厉"，亦作"癞"。以其为病颇难治愈，故古人目之为"恶疾"。其病在我国历史上记述较早。春秋时代，孔子的学生鲁人冉伯牛就患有此病,《论语·雍也》说:"伯牛有疾,子问之,自牖执其手,曰:亡之,命矣失,斯人也而有斯疾也,斯人也而有斯疾也。"何晏集解引包曰:"牛有恶疾,不欲见人,故孔子从牖执其手也。"《淮南子·精神训》说:"冉伯牛为厉",《论衡·刺孟篇》说:"伯牛为疠"。显然《论语》所记冉伯牛的"疾病",即是"疠风"。《庄子·天地篇》说:"厉之夜半生其子。"《战国策·楚策四》说:"疠人怜王。"《黄帝内经》详论了疠风的证候、病机和治法,《山海经》则记载了多种"食之已疠"的药物。从而表明我国古代的中原和荆楚都对疠风一病有了一定的认识。然认识到疠风病具有染易性质而对有罪的麻疯病人采取迁徙措施甚至处之以死者,则惟楚地有之。1975 年 12 月云梦睡虎地出土秦代竹简律文,说:"甲有完城旦罪,未断,今甲疠,问甲可(何)以论?当迁疠所处之,或曰当迁迁所定杀",又说:"城旦、鬼薪疠,可(何)论?当迁疠迁所"。所谓"疠所"或"疠"之"迁所",就是集中疠风病人的地方,楚国苦县之"赖乡"或是其一。这种用法律形式将麻疯病人进行集中而与健康人隔离,自是楚医学所始倡导的。

六

《孟子·滕文公下》说:"有楚大夫于此,欲其子之齐语也,则使齐人傅诸?使楚人傅诸?曰:使齐人傅之。曰:一齐人傅之,众楚人咻之,虽日挞而求其齐也,不可得矣;引而置之庄岳之间数年,虽日挞而求其楚,亦不可得矣。"《韩诗外传》卷四第二十六章说:"然则楚之狂者楚言,齐之狂者齐言,习使然也。"楚国地处南方,由于地域、气候、生产、生活、风俗、习惯等以及文化发展上的差异,形成了具有一定自己特征的楚地方言,并以这种方言表述着自己的医药经验。《黄帝内经》中就包含有很多具有楚地方言的医学内容,例如:

1. 《灵枢·九针十二原第一》说:"若行若按,如蚊虻止……毫针者,尖如蚊虻喙。"《灵枢·九针论第七十八》说:"故为之治针,令尖如蚊虻喙。"蚊,楚语。《说文·虫部》说:"䘌,秦晋谓之蚋,楚谓之蚊。"可证。

2. 《素问·五藏生成篇第十》说:"黑如乌羽者生。"《素问·平人气象论篇第十八》说："死脾脉来，锐坚如乌之喙。"乌，楚语。《说文·隹部》说："雅，楚乌也……秦谓之雅"，可证。

3. 《素问·脉要精微论篇第十七》说："白欲如鹅羽，不欲如盐。"鹅，楚语。《方言》卷八说："雁，自关而东谓之舸鹅，南楚之外谓之鹅。"可证。

4. 《素问·平人气象论篇第十八》说："安卧脉盛，谓之脱血。……溺黄赤、安卧者，黄疸。"《灵枢·海论第三十三》说："髓海不足……懈怠安卧。"《灵枢·论疾诊尺第七十四》说："……黄疸也，安卧，小便黄赤。"安卧，为"安𡝫"。𡝫，楚语。《说文·卧部》说："𡝫，楚谓小儿懒𡝫，从卧食。"可证。然《玉篇·卧部》说："𡝫，女厄切，楚人谓小懒曰𡝫"，是《说文》之"儿"字为衍文。

5. 《灵枢·肠胃第三十一》说："回肠当脐左环回周叶积而下回运环反十六曲……广肠傅脊，以受回肠，左环叶脊（积）上下辟……"叶，楚语。《方言》卷三说："扑，翕，叶，聚也。楚谓之扑，或谓之翕。叶，楚通语也。"可证。

6. 《素问·通评虚实论篇第二十八》说："跖跛，寒风湿之病也。"此文"跖""跛"，叠词同义，今谓之"相同连合词"。跖，楚语，《说文·足部》说："跖，楚人谓跳跃曰跖。"《方言》卷一说："踏，跳也……楚曰跖。"可证。

7. 《灵枢·口问第二十八》说："人之唏者……阴气盛而阳气绝，故为唏……唏者，阴与阳绝。"唏，楚语。《方言》卷一说："唏，痛也……哀而不泣曰唏。于方则楚言哀曰唏。"可证。

8. 《灵枢·本神第八》说："实则喘喝，胸盈仰息。"盈，是"凭"字之改，《素问·调经论篇第六十二》王冰引此文作"凭"，可证。凭，楚语。《楚辞·离骚》说："凭不厌乎求索。"王逸注："凭，满也。楚人名满曰凭。"可证。

9. 《灵枢·经脉第十》说："故旦占夕死，夕占旦死。"《灵枢·玉版第六十》说："窥门而刺之者，死于家中。"占、窥，楚语。《方言》卷十说："窥，占，伺，视也。凡相窃视南楚谓之窥……或谓之占……"

这些用楚地方言论述的医学内容，自当是属于楚医学的组成部分。

《说文·草部》说："药，治病草。"王冰注《素问·藏气法时论篇第二十二》说："药，谓金、玉、土、石、草、木、菜、果、虫、鱼、鸟、兽之类，皆可以祛邪养正者也。"药物，是医者治疗疾病、祛邪扶正的工具，是医学的重要组成部分。楚国地处南方，在水土、气候等诸方面自古就有优胜的条件，适宜于万物的生长，而楚人则勤劳、勇敢而富于开创，在长期的生产生活实践中，发现了不少的南方药物，如犀角、丹沙、橘柚、鸡头、紫菀、猪苓、桂、兰、术、干姜、黄芩、薇衔、麻黄、射干、鸢尾、杜仲、牡丹、檗木、败酱、山茱萸、干漆、梅实、防己、蜚虻、紫草、栀子、百合、蜀漆、恒山、雷丸、蓬蘽、巴戟天、水银、石硫黄、假苏、乌头、石斛、决明子、茅根、枲耳实、五加皮、虎掌、矾石、蛴螬、蛇蜕、白薇，等等，为楚医学治疗疾病的一个重要手段，促使楚医学向前发展。

结　语

楚为南国，地处江汉而邻于中原，楚人则长期与中原进行文化和科学技术的交流，且又自我创新。《孟子·滕文公上》说："有为神农之言者许行，自楚之滕……其徒数十人，皆衣褐捆屦织席以为食。陈良之徒陈相，与其弟辛，负耒耜而自宋之滕。"这是楚人到中原国家去传播农业技术；同篇又说："陈良，楚产也，悦周公仲尼之道，北学于中国。"这是楚人到中原国家留学，学习中原的文化知识，其实，在春秋时期，楚人老聃就对孔子传授过知识，而楚人开臂子弓、公孙龙、任不齐又向孔子执弟子之礼，师事孔子，而学孔子之"六艺"，从而体现了楚国和中原国家的文化知识和科学技术的交流。在医学领域里，亦当如此，从《论语·子路篇》记载"孔子曰：南人有言曰，人而无恒，不可以作巫医"之文和燕齐一带方士的"不死之药"思想波及到楚国，而"献不死之药于荆王"之事，就可看出这一点。楚医学和中原医学的交流、融合，进而冰雪交融，浑然一体，促进了医学的发展，形成了统一的汉民族医学，战国末期各国医学家集体总结医疗经验而撰写的

《黄帝内经》一书，则充分反映了这一历史事实。因而可知楚医学是中医学内容的一个重要组成部分，在丰富和发展中医学上，楚医学和中原医学一样作出过伟大的贡献！

我国古代对"脑"的认识

脑，或称"脑髓"，作为人身中的一个藏器，确有其极其重要的地位。我国在两千年前就对它的位置、形态和作用有了一定的认识，并随着我国社会实践的发展和认识的深化，在中华文化的影响下，脑获得了众多不同的名称。

脑，篆文作"𦜝"。《说文·匕部》说："𦜝，头髓也，从匕。匕，相比箸也，巛象发，囟象𦜝形。"（段玉裁注谓"头髓不可象"，依《韵会》改作"囟象囟形"）。《灵枢·海论第三十三》说："脑为髓之海，其输上在于其盖，下在风府。"《入药镜》说："贯尾闾，通泥丸。"傅金铨注："泥丸者，髓海也。"《嵩山太无先生气经》卷上引《行气诀》说："泥丸，脑宫也。"是脑之为物，上附于脑盖而养发，下至脑后风府之部而与脊髓相连接。

《金丹集成·金丹问答》说："头有九宫，中曰泥丸。"此所谓"头"者，乃指"脑"也。脑居于头骨腔内，头骨腔内舍脑，故俗称头为"脑壳"而"脑"亦可称为"头"，《金匮玉函经·证治总例》说："头者，身之元首，人神之所注。"可证。其中曰"泥丸"，亦可证其为"脑"无疑。脑有九宫者，古人将脑划分为九部，每部皆有神居之，故曰"九宫"。根据《云笈七签·三洞经教部·上清黄庭内景经·灵台章》梁丘子注引《大洞经》载："眉间却入一寸为明堂宫，却入二寸为洞房，却入三寸为丹田宫，亦曰泥丸宫，却入四寸为流珠宫，却入五寸为玉帝宫，明堂宫上一寸为天庭宫，洞房上一寸为极真宫，丹田宫亦曰泥丸宫上一寸为玄丹宫，流珠宫上一寸为太皇宫，是为脑部九宫。而此脑部九宫中，尤以丹田宫又称泥丸宫为最重要，最尊贵，以其居中独尊而总领诸神，《云笈七签·太上老君内观经》所谓"太一帝君在头，曰泥丸君，总众神也"。

《素问·金匮真言论篇第四》说："夫精者，身之本也。"《灵枢·本神第八》说："故生之来谓之精。"《灵枢·经脉第十》说："人始生，先成精，精成而脑髓生……"是精为构成人体的基本物质，满布于人体内外上下各部组织，尤以脑部聚精为最多。《管子·内业》说："精也者，气之精者也。"房玄龄注："气之尤精者为之精。"故《庄子·秋水》说："夫精，小之微也。"是精乃气之最精华部分。《淮南子·主术训》说："至精为神"，物至精粹自有神。人体各部组织，随着精气的聚布，则各部组织之神亦应之而生，《云笈七签·上清黄庭内景经·至道章》所谓"泥丸百节皆有神"是也。然脑中聚精最丰，故泥丸脑宫亦舍居人体最尊贵之神，《嵩山太无先生气经》卷下引《慎气法》说："上丹田，泥丸脑宫也，其神赤子，字元先，一名带卿。其神赤衣冠，治上元也。"《云笈七签·推诵黄庭内景经法》说："脑神精根字泥丸。"《道枢·平都篇》说："泥丸者，形之上神也。"是脑中有神居之也。所谓"神"，《论衡·知实篇》说："神者，渺茫恍惚无形之实。"《嵩山太无先生气经》卷上说："夫神者，无形之至灵。"《管子·内业》说："一物能化谓之神。"《周易·系辞上》说："知变化之道者，其知神之所为乎。"可见神乃恍惚无形而能促使事物变化发展者也。人体初生之神，则曰"元神"。所谓"元"者，乃起始而混然未分之谓也，《尔雅·释诂》说："元，始也。"元始之神，是曰"先天之神"，先天主生不主用。元神一经产生，即开始人体生命活动而发展变化，初无思维意识活动之用也。《道枢·神景篇》说："天谷者，泥丸之宫也……斯元神之府也，谷神真一之至灵者也。"《本草纲目·木之一·辛夷》条下李时珍谓"脑为元神之府"即本此曾慥之说而论之，非学自洋人意大利之利玛窦也。

《道枢·平都篇》说："夫脑者，一身之灵也，百神之命窟，津液之山也，魂精之玉室也。"《云笈七签·太上老君内观经》说："太一帝君在头，曰泥丸君，总众神也。照生识神，人之魂也。……照诸百节，生百神也，所以周身，神不空也。"由于脑中元神至真至灵，在后天条件作用下，遂化生识神，开始人之思维意识活动而为"后天之神"，并照诸百节，使人体各部组织化生后天之神以为用，而发挥其各部组织之正常功能活动。人体目之视、鼻之嗅、口之味、舌之言、前后二阴之溲便、肢体之运动、皮肤之感知等等，皆人体各部之神所运为，而人体各部之神，受人身脑神之统领和支配，《云笈七签·上清黄庭内景经·至道章》所谓"一面之神宗泥丸"和《云笈七签·太上老君内观经》所谓"照诸百节，生百神也"等文，说明了这一认识。然人身脑神又接受人身诸神之反应，这就是《道枢·观天篇》所谓"首者，天界首也，是为上元天谷泥丸之宫，万神之所聚焉，三万六千神之所经焉"者是也。此所谓"万神"，所谓"三万六千神"，乃言其众，言其总，非谓其神之实数如此。

脑"藏精气而不泻"，乃人身至灵之处，为元神之府，主宰人体全身各部组织之知觉和运动，是人体生命之所在。失常则诸神不守而发生病变，如《灵枢·口问第二十八》说："故上气不足，脑为之不满，耳为之苦鸣，头为之苦倾，目为之（苦）眩。"《灵枢·海论第三十三》说："髓海有余，则轻劲多力，自过其度，髓海不足，则脑转耳鸣，胫酸眩冒，目无所见，懈怠安卧"是其例。如脑为外邪所伤，则可危及生命，故《灵枢·厥病第二十四》说："真头痛，头痛甚，脑尽痛，手足寒至节，死不治"；《素问·刺禁论篇第五十二》说："刺头，中脑户，入脑，立死"，充分说明了脑宫为人体生命要害之处。

我国古代认为，脑在人体内居于至高之位，至真至灵，为全身之主宰，但脑神又受心气所支配，而脑体则有赖于肾精之滋养。

《素问·痿论篇第四十四》说："心主身之血脉。"《管子·内业》说："定心在中……可以为精舍。"房玄龄注："心者，精之所舍。"《难经·四十二难》说："心……盛精汁三合，主藏神。"《道枢·九真玉书篇》说："然则心者，其性命之主乎。"心主血脉，为精舍以盛精汁三合而藏神，成为人体生命活动之本，故《尸子·贵言》说："心者，身之君也。"《素问·灵兰秘典论篇第八》说："心者，君主之官，神明出焉。"是心之为藏，运行人身血液在经脉中循环流行不止，以濡养各部组织，使其在脑的统领下发挥各自的正常功能，且心气上入于脑，出神明使脑主宰人体生命活动，并产生思维意识及其支配的相应行为，1990年 11 月 9 日《武汉晚报》第八版刊载："在摩洛哥首都拉巴特，47 岁的职员里兰尼患了严重的心脏病，生命危在旦夕。由于找不到人的心脏进行移植，医生决定实行一项大胆的尝试，用猪心代替""手术后，那颗植入病人胸腔里的猪心正常跳动"，但他的"行为变得像猪""他在走路时，喜欢用双手和双膝触地而行，而且还嗜好到垃圾堆里乱爬乱拱，弄得全身肮脏不堪"。1998 年 1 月 2 日《长江日报》第四版刊载："56 岁的美国妇女克莱尔·塞尔维亚从小就有健康问题，心脏一直有杂音……随着年龄的增长，她的心肺功能日益恶化，常常要靠氧气维持生命，整天躺在病床上。1988 年 5 月 29 日，塞尔维亚接受医生建议成为新英格兰地区第一个心肺移植手术患者，经过 5 个半小时的手术治疗，塞尔维亚终于从死神的阴影中逃脱出来，获得了新生。然而，使人意想不到的是，这个手术不仅把她从多年的疾病中拯救过来，而且她的生活也由此发生了巨变。譬如：她以前是喜欢喝茶而厌恶啤酒，可当她手术后苏醒过来的第一件事就是想喝啤酒；原来她曾经憎恨的绿胡椒粉现在喜欢了；她还特别钟情于炸鸡，手术复原后她第一次开车就着魔似地到一家炸鸡店买了几块炸鸡。更奇怪的是她的行为举止也发生了变化，她变得具有过去从来没有过的攻击性，更加自信，敢做敢为，更具有男子气概，喜欢开快车……塞尔维亚……通过一份报道那场车祸的报纸找到了捐赠者的家，死于车祸的小伙子 18 岁，叫蒂姆·拉明德兰，小伙子生前最爱吃的食物就是炸鸡，就在车祸现场，他还抱着一盒刚刚买来的炸鸡块。同时，小伙子的家人还证实了许多发生在她身上的奇怪现象都是蒂姆生前的所作所为。据此，则证心气上入于脑，而脑果受心气之支配。

《事物原会·禀生受命》说："司命处心，纳生气也。"心具生生之气，为人身司命之藏，故人脑伤则死，而心伤亦死，《灵枢·厥病第二十四》所载"真心痛，手足青至节，心痛甚，旦发夕死，夕发旦死"之文，可证。

《说文·思部》说："思，睿也，从心，从囟。凡思之属皆从思"，而"思"字厕于"囟""心"二字之间，次于"囟"之后，而下接之以"心"字。是古人认为心气上于脑中则产生思维意识活动，《释名·释形体》说："心，纤也，所识纤微无物不贯也。"也是说明心的这种功能。上文说过，眉间却入二寸为洞房，是脑中九宫之一，而《云笈七签·诸家气法·谷神妙气诀》说"心为洞房宫"，是心气必上于脑宫也。此乃人身正气，而疾病亦可由心入于脑，1993 年 12 月 21 日《参考消息》第三版载："美国专家们对 40 名心律不齐患者进行了大脑扫描，发现三分之一的人患有一般由于血栓到达大脑引起的大脑疾病"。此乃邪循正气之出入而出入，循正气之上下而上下，循正气之留止而留止也。

《云笈七签·太清中黄真经·玄微章》说："一者上虫居脑宫。"中黄真人注引《洞神玄诀》说："上虫居上丹田脑心也。"是"脑"亦可称为"心"也。脑之主宰人体各部组织之功能活动，有赖于心气上入脑中以支配脑神。心气入脑，脑始发挥其正常功用；加之"囟"为"脑盖"，而"心""囟"声同，故"脑"亦称为"心"，犹"脑"亦称为"头"也。今人犹谓思考事物曰"操心"，称倡导精神意识为世界第一性的哲学派别为"唯心主义者"，故古书多以"心"字称"脑"也。

《管子·水地》说："肾生脑"。脑为髓之府，赖肾精以滋养。肾藏精，生髓，并经由脊里河车之路逆上于天谷而补脑，故肾精虚损，无以生髓养脑，则脑为之不满而发头目眩晕，所谓"下虚则高摇"者也。余于是证，每用左归饮、肾气丸等方加入五味子、车前仁治之而收效。

我国古代对"脑"的认识

从我国古代对妊娠正常胎位的认识谈到中医学的护养胎孕

　　我国的文字，是我国古代劳动人民在长期的社会实践中逐渐创造出来的。我国文字的结构，在一定程度上，表达了我国古代对客观世界一些事物的认识。在我国文字学里，有着丰富的有关我国古代科学技术发展史的资料。对这些资料加以清理，以充实我们对我国古代科学技术发展史的研究，为实现四个现代化服务，这对于我们今天继承发扬中医学，无疑将起到一定的促进作用。这里我就从"化""育""毓""㐗"等字的结构，来探讨我国古代对妊娠正常胎位的认识。

　　1. 化：化字古作"匕"。匕即"倒人"字，《说文·匕部》说："匕，变也，从到（即"倒"字）人"，《吕氏春秋·贵直论·过理》说："剖孕妇而观其化。"高诱注："化，育也，视其胞里。"倒人在胞里变化着为"匕"，所以《说文解字注笺》说："《书·尧典》传：'乳化曰孳'，正义曰：'胎孕为化'，此匕之本义。"这就充分说明，"匕"即表示胎儿在胞里头位向下的正常形态。

　　2. 育：《说文·㐫部》说："育，养子使作善也，从㐫，肉声。"这里"养子"即"养胎"，其"育"字从"㐫"可证。盖"㐫"即倒"子"字。《古代疾病名候疏义·说文病疏》引胡吉宣说："育，养子也，从倒'子'之'㐫'。"是。胡吉宣只说"育，养子也"而无"使作善"三字，说明许慎加入"使作善"三字使"养胎"之义变成了"教养孩子"之义，是不妥当的。"育"从倒"子"，倒子而可养，明谓胎儿在胞里头位向下的形态。

　　3. 毓：毓即"育"字，《说文·㐫部》说："育毓或从每（母）"。

"毓"字的结构似更表明了胎儿形象,是在母腹中头位向下而有点滴水液。《中国古代社会研究》第三篇第二章第一节引王国维说:"毓从每(即"母"字),从㐬(即"倒子")"。"㐬"的下半作"巛",巛即"水"字。倒子在水液上而受母养为"毓",说明胎儿在胞里被羊水濡润而头部向下。

4. 殰:《说文·歺部》说:"殰,胎败也。"殰字从"歺"从"卖",卖即"育"之假借字。"育歺"训"胎败",则"育"即可训为"胎"。育字之义已见上述,而"殰"字亦可为胎儿在胞里头位向下的佐证。

以上所引"化""育""毓""殰"等四字的构成,论述了我国古代对妊娠正常胎位的认识。古人的这个正确认识,并非出于猜测的偶合,而是有着解剖实践的观察作为基础的。谁都知道,我国古代是重视解剖的,并进行过很多的解剖实验,《灵枢·经水第十二》说:"若夫八尺之士,皮肉在此,外可切循度量而得之,其死可解剖而视之。"鲧的尸体,就曾在羽山"副之以吴刀"而进行过解剖。古人对胎儿在胞里的形态的认识,则自然是对妊娠的剖腹观察而得到的。这一点,在我国古代文献中是有不少记载的,如《越绝书·吴内传》说:"刳妊妇";《春秋繁露》卷四第六说:"剔孕妇见其化";《淮南子·本经训》说:"剔孕妇",许慎注:"……解剔观其胞里";《吕氏春秋·贵直论·过理》说:"剖孕妇而观其化",高诱注:"化,育也,视其胞里",等等。这里且不管其"剖孕妇"的用心为何,但它在客观上总是进行过对孕妇剖腹而观察了其胞里的胎儿化育。正因为古人观察过妊娠胞里的胎儿化育,才提出了胎儿在胞里头位向下的正确见解,才有"化""育""毓""殰"等字的创造。后来由于长期封建社会的影响,医学上放弃了解剖实验,使我国古代这个正确认识事物的方法没有得到应有的发展,反而被湮没无闻,以致出现了"胎儿在胞里头向上、出生前要转头"的幼稚看法,并产生了对"横生""倒生"原因的错误解释(见《诸病源候论·妇人难产病诸候》),清代《达生篇》一书还把这种错误认识,作为妊娠临产时"睡、忍痛、慢临盆"等所谓"六字真言"的理论基础，从而取消了对孕妇进行胎前检查和纠正不正常胎位的必要性，取消了孕妇胎前检查和纠正不正常胎位方法发明的可能，阻碍了我国古代胎孕学的发展，实是我国医学发展史上的一件憾事。——当然，在妊娠临产中"横生""倒生"出现的时候，古人还是创造了很多治法的，尽管它丢掉了防止"横生""倒生"发生的机会。——现在我们在党的中医政策指引下，通过临床上采用"艾灸至阴穴"的方法纠正不正常胎位，以消除"横生""倒生"发生的可能，已取得了十分可贵的成果。

话再说回来，在中医学的发展过程中，我国古代医学家在通过解剖实验观察胞里胎儿化育的基础上，结合总结长期妇产科临床医疗实践的经验，详细记述了胎儿在胞里十月的逐月变化，《淮南子·精神训》说："一月而膏，二月而胅，三月而胎，四月而肌，五月而筋，六月而骨，七月而成，八月而动，九月而躁，十月而坐，形体以成，五藏乃形……"《备急千金要方·妇人方上·养胎》说："妊娠一月始胚，二月始膏，三月始胞（此胞字，疑为"胎"字之误），四月形体成，五月能动，六月筋骨立，七月毛发生，八月藏府具，九月谷气入胃，十月诸神备，日满即产矣。"此二者记述虽小异，但其主旨则是一致的，而且都阐明了胎儿在胞里逐月变化。根据《金匮要略·妇人妊娠病脉证治》所载"怀身七月，太阴当养不养"之文，早在后汉时代就按照胎儿在胞里逐月变化的情况，提出了孕妇藏府经脉逐月养胎的理论，至北齐，徐之才创立了"逐月养胎方"，唐代，孙思邈又据之创立了妊娠各月伤胎的药治（详见《诸病源候论·妊娠病诸候上·妊娠候》和《备急千金要方·妇人方上·养胎》）。伟大的医学实践家张仲景总结了长期妇产科临床的实际经验，从妊娠疾病的各个具体情况出发，在胎孕学方面，创造性地发展和运用了辨证论治，提出了在妊娠期间因癥痼害胎而六月动在脐上、前阴下血者，治以桂枝茯苓丸；因冲任下陷而前阴下血者，治以胶艾汤；因藏开风入而脉弦发热、其胎愈胀、腹痛恶寒、少腹如扇者，治以附子汤；因血虚湿聚而腹中疼痛、小便短少者，治以当归芍药散；因血虚热郁而小便难、饮食如故者，治以当归贝母苦参丸；因水气内聚而身重、小便不利、洒淅恶寒、起即头眩者，治以葵子茯苓散；因中虚寒饮上逆而呕吐不止者，治以干姜人参半夏丸等，祛病以护胎，使病去而胎自养，并根据孕妇"瘦而有火"和"肥白有寒"的藏气阴阳之异，分别出以"当归散"和"白术散"之方以养其胎，令其"常服"，使之临产时"即易产"而"胎无疾苦"。《金匮要略·妇人妊娠病脉证治》所载的这些内容，为中医学胎孕学的发展奠定了基础，一千七百多年来，一直指导着中医胎孕学的临床实践，不仅是它的一些方剂为历代医学家在临床医疗中所乐用，而且它的医学理论和对胎孕疾病辨证施治的思想方法推动了中医胎孕学的不断发展，保障了妊娠母子的健康。历代医药学家在张仲景的这个胎孕学知识的基础上，通过自己妇产科临床的医疗实践，不断总结经验，从而丰富了中医胎孕学的内容，发展了中医胎孕学的理论，使中医胎孕学逐渐得到了充实和提高，形成了比较系统的"理法完整、方药全面"的胎孕学知识，为中医胎孕学的发展、为维护妊娠母子的健康、为我国民族的蕃衍昌盛做出了贡献。中医胎孕学的内容，也是琳琅满目，丰富多采，在这里是录不胜录的，现在只例举录出"保胎无忧散"（又叫"保产无忧方"）一方及其主治作为殿后，以为本文的结语。

保胎无忧散：妇人临产，先服三两剂，自然易生；或遇横生倒产，连日不生，服二三剂神效。

当归一钱五分酒洗，川芎一钱五分，生黄芪八分，荆芥穗八分，川贝母一钱去心净为末（不入煎，以药冲服），白芍药二钱酒炒（冬月用一钱），菟丝子一钱四分酒泡，厚朴七分姜汁炒，蕲艾叶七分醋炒，枳壳六分麸炒，川羌活五分，生甘草五分，老生姜三片。用清水二杯，煎至八分，空心温服。如虚极者，再加人参三五分。

论我国古代优生观

在我们中华民族长期发展上，我国古代，早已认识到优化人口对于千家万户的家庭幸福和整个国家盛衰有着密切的关系，而有过优化人口的思想观念。古人认为，优化人口，必须引起全社会注意、重视和实行，必须贯穿于人们的婚姻、求子、胎孕、产乳以及婴幼儿甚至少年的哺育和教养，是一项全社会的系统工程。

一、婚姻与优生关系

古人通过长期的生活实践发现，亲缘关系太近的男女成婚，是不会正常蓄育的，所结胎孕多不能正常发育，甚或十月胎满而出生，亦多奇病或早夭，是以提出了同一姓氏的男女不得婚娶的主张，《春秋·左僖二十三年传》指出："男女同姓，其生不蕃"，血缘关系亲近的男女结婚，其生必不蕃育。《春秋·左昭元年传》说："内官（嫔御）不及同姓"者，因"其生不殖"也。《国语·晋语四》也说："同姓不婚，恶不殖也。"因而，特别提出了"异姓为婚"的重要性，《国语·郑语》载："先王聘后于异姓"，就是以"先王"为榜样，强调"同姓不婚"的原则必当遵守。《白虎通·嫁娶》说："娶三国女何？广异类也，恐一国血脉相似俱无子也"。从人类的生理和遗传上说明了亲缘关系太近的男女为婚，因其"血脉相似"于生育是极为不利的。《国语·晋语四》并对男女"同姓婚娶"和"异姓婚娶"的后果及其道理作了如下阐述："异姓则异德，异德则异类，异类虽近，男女相及，以生民也。同姓则同德，同德则同心，同心则同志，同志虽远，男女不相及，畏黩敬也，黩则生怨，怨乱毓灾，灾毓灭姓。"是故娶妻避其同姓，畏乱灾也。故异德合姓，同德合义，义以导利，利以阜姓，姓利相更，成而不迁，乃能摄固，保其土房。"韦昭注："相及，嫁娶也。毓，生也。合姓，合二姓为婚姻。合义，以德义相亲。阜，厚也。更，续也。迁，离散也。摄，持也。保，守也。房，居也。"是异姓嫁娶，则生民相续，而同姓嫁娶，则灾毓灭姓。《白虎通·五行》说："不娶同姓何法？法五行异类乃相生也。"这就从古代哲学的角度论述了人口发展的自然规律是：同姓男女婚娶必不能正常蕃育，只有异姓才能相生。故我国古代男女婚姻的择配，十分注意亲缘关系的远近，《礼记·坊记》说："取妻不取同姓，以厚别也。故买妾不知其姓，则卜之。"郑玄注："厚，犹远别也。"人之不同姓者，其亲缘关系必远，即可婚娶。然古代卑贱凡庸者，多不知其姓，欲纳之为妾，则取占卜以决其吉凶。此法虽嫌荒唐，但其主导思想，仍然是为了避免近亲为婚。

迨至南北朝时，北周武帝亦禁止血缘亲近的异姓男女为婚，曾于建德六年下诏指出："同姓百世，婚姻不通，盖惟重别，周道然也，而娶妻买妾，有纳母氏之族，虽曰异宗，犹为混杂"，故从而规定："自今以后，悉不得娶母同姓以为妻妾。其已定未成者，即令改聘"也。

二、求子与优生关系

《周易·系辞下》说："男女媾精，万物化生。"《灵枢经·本神第八》说："故生之来谓之精，两精相搏谓之神。"《尔雅·释诂上》说："神，重也。"《诗·大雅·大明》郑玄笺："重，谓怀孕也。"是男女阴阳两精交媾化合始结而为胎孕，故在阴阳适时和合，男施女受之际，须思想专一，神情恬愉，气血和调，则精气充盈，结胎纯真而为优；如遇惊受恐，神魂失守，气血逆乱，则精气受伤，所结之胎多邪杂而失真。《吕氏春秋·仲春纪·仲春》说："先雷三日，奋铎以令于兆民曰：'雷且发声，有不戒其容止者，生子不备，必有凶灾'。"高诱注："有不戒慎容止者，以雷电合房室者（此"者"字为衍），生子必有瘖聋通精狂癫之疾。"《礼记·月令》《淮南子·时则训》并有相同记载。明代陆粲《唐己编·赵珙妻》更是提出了具体例证："长洲沙湖赵珙有嬖妾，正室甚妬，不令视寝，多以白昼乘间私通。后有妊，生子头有短肉角，面作蓝色，啼声如鬼，恶而杀之。凡三乳皆然。按《月令》：'二月雷乃发声，有不戒其容止者，生子不备"，解者谓："容止，房室之事。亵渎天威，故生子形体必有损缺。"正是反映了我国古代的这种认识和观点。

男女如果淫欲过度，频频交合，以致斗丧太过，精气大损；或久病劳伤，则自身已先亏，生子必不壮，甚至结成畸形之胎，或断绝孕育。

三、胎孕与优生关系

《素问·宝命全形论篇第二十五》说："人以天地之气生，四时之法成。"《灵枢·岁露论第七十九》说："人与天地相参也，与日月相应也。"古人根据"人与天地相参应"即通常所谓"天人合一"的观点，对人类所以怀胎十月而生的道理作了论述，《淮南子·地形训》说："天一，地二，人三，三三而九，九九八十一，一主日，日数十，日主人，人故十月而生。"胞胎在母腹，藉母气以养，不断地生长变化，经历着量变到质变的过程。古人以月为率，概述着胞胎的逐月发展过程，《淮南子·精神训》说："一月而膏，二月而胅，三月而胎，四月而肌，五月而筋，六月而骨，七月而成，八月而动，九月而躁，十月而生。"《广雅·释亲》《文子·十守》亦载此文，其说虽有小异，而大体则同。在这十月胞胎期中，对于优生优育至关重要，其妊妇目之视、耳之听、鼻之嗅、口之言语饮食、心之思念、形之起居，无不给胎儿以影响，以外有感而内必有应也。故古人特立有"胎教"之论，《古烈女传·周室三母》说："君子谓大任为能胎教。古者妇人妊子，寝不侧，坐不边，立不跸，不食邪味，割不正不食，席不正不坐，目不视于邪色，耳不听于淫声，夜则令瞽诵诗道正事"；《新书·胎教》说："周后妃妊成王于身，立而不跛，坐而不差，笑而不諠，独处不倨，虽怒不骂，胎教之谓也"；《博物志·杂说下》说："妇人妊身，不欲令见醜恶物、异类鸟兽，食当避其异常味，不欲食见熊罴虎豹及射鸟射雉。食牛肉、白犬肉、鲤鱼头。席不正不坐，割不正不食。听诵诗书讽咏语之音，不听淫声，不视邪色。以此产子，必贤明端正寿考，所谓父母胎教之法。故古者妇人妊娠，必慎所感，感于善则善，感于恶则恶矣。"从而表明妊娠妇人的言语视听和饮食居处，皆当遵守胎教之法，以调心神，和情性，节嗜欲，庶事清静，达到神全气和，胎气安宁。因而，妊娠切忌悲哭惊怒、饮酒嗜辛以及房事性交等，以免贻胎儿生出后以胎毒。这就从一个方面为优生优育创造了有利条件。

在我国南北朝时代，北齐徐之才发展了张仲景、王叔和的妊娠经脉逐月养胎理论，并创造了妊娠各个伤胎的方治。这就对妊娠和胞胎的保健增添了认识和新的药方。这种妊娠经脉逐月养胎的理论，《诸病源候论·妇人妊娠病诸候上·妊娠候》《备急千金要方》《外台秘要·妊娠随月数服药及将息法》等均有记载，兹录《备急千金要方》之文于此："妊娠一月，足厥阴脉养，不可针灸其经。足厥阴内属于肝，肝主筋及血，一月之时，血行否涩，不为力事，寝必安静，无令恐畏。""妊娠二月，足少阳脉养，不可针灸其经。足少阳内属于胆，主精，二月之时，儿精成于胞里，当慎护惊动也。""妊娠三月，手心主脉养，不可灸针其经。手心主内属于心，无悲哀思虑惊动。""妊娠四月，手少阳脉养，不可针灸其经。手少阳内输三焦，四月之时，儿六府顺成，当静形体，和心志，节饮食。""妊娠五月，足太阴脉养，不可针灸其经。足太阴内输于脾，五月之时，儿四肢皆成，无大饥，无甚饱，无食干燥，无自炙热，无劳倦。""妊娠六月，足阳明脉养，不可针灸其经。足阳明内属于胃，主其口目，六月之时，儿口目皆成，调五味，食甘美，无大饱。""妊娠七月，手太阴脉养，不可针灸其经。手太阴内属于肺，主皮毛，七月之时，儿皮毛已成，无大言，无号哭，无薄衣，无洗浴，无寒饮。""妊娠八月，手阳明脉养，不可针灸其经。手阳明内属于大肠，主九窍。八月之时，儿九窍皆成，无食燥物，无辄失食，无忍大起。""妊娠九月，足少阴脉养，不可针灸其经。足少阴内属于肾，肾主续缕。九月之时，儿脉续缕皆成，无处湿冷，无著炙衣。""妊娠十月，五藏皆备，六府齐通，纳天地气于丹田，故使关节人神皆备，但俟时而生。"在妊娠十月的整个过程中，又都有赖于手少阴心、手太阳小肠二者之主血脉以养胞胎，俱不可针灸其经可知。

徐之才逐月养胎方，是为妊娠各月伤胎之证而设，文繁不录。有未伤胎而养胎以利于优生优育者，《金匮要略·妇人妊娠病脉证并治第二十》有其方：

1. "妇人妊娠，宜常服当归散主之。当归散方：当归、黄芩、芍药、芎䓖各一斤，白术半斤。右五味，杵为散，酒饮服方寸匕，日再服。妊娠常服即易产，胎无疾苦。"此方用于妊妇体质不肥者。

2. "妊娠养胎，白术散主之。白术散方：白术、芎䓖、蜀椒去汗各三分，牡蛎一分。右四味，杵为散，酒服一钱匕，日三服，夜一服。"此方用于妊妇体质较肥者。

妊娠进入临产之月，古人则主张预服一些滑胎药，以利于月足分娩时胎儿顺利生出。《备急千金要方》卷二第三载："养胎，临月服，令滑易产，丹参膏方：丹参半斤，芎䓖、当归各三两，蜀椒五合，有热者以大麻人五合代。右四味，㕮咀，以清酒渍湿，停一宿，以成煎猪膏四升，微火煎，膏色赤如血，膏成，新布绞去滓，每日取如枣许，内酒中服之，不可逆服，至临月乃可服。旧用常验。"（按：《金匮要略》《备急千金要方》各方药量，为汉唐时斤两，今则折为十分之一的斤两用之）。

古人为了优生优育和母体康健，还产生了"疏胎""绝孕"和"堕胎"观念，并积累了一定的经验。

四、分娩与优生关系

《汉书·外戚传》说："妇人免乳大故。"颜师古注："免乳，谓产子也。大故，大事也。"妇人分娩的难易，关系着产妇和胎儿的生命安全以及出生后婴儿的生长，故古人十分重视而称其"分娩"为"大事"。我国早在文明时代以前，先民由于知识低下，没有"养胎"意识，遇难产又无转胎催生之法，据古文献记载，还发生了"剖腹生子"的现象。《史记·楚世家》说："陆终生子六人，坼剖而生焉。"陆终的六个儿子，皆为剖腹而生。一妇岂能六次剖腹而生子？其六子之母必非一妇，甚或可能妇人有六数。限于当时各方面的条件，剖腹生子，失败者多而成功者少，常给产妇带来灾害，故姜嫄顺利生出首子后稷，诗人为之庆幸，《诗·大雅·生民之什·生民》说："诞弥厥月，先生如达，不拆不副，无灾无害。"毛苌传："凡人在母，母则病，生则拆副，灾害其母，横逆人道。"郑玄笺："达，羊子也，大矣，后稷之在其母，终人道十月而生，生如达之生，言易也。"孔颖达疏："姜嫄之孕后稷，终其孕之月而生之，妇人之生首子，其产多难。此后稷虽是最先生者，其生之易，如达之生。然羊子以生之易，故比之也。其生之时，不拆割，不副裂其母，其母无灾殃，无患害，以此故可美大也。"然此诗"达"字当作"羍"，《说文·羊部》说："羍，小羊也，从羊，大声，读若'达'同。"表明古代妊妇产难，则剖腹生子常灾害其母，而姜嫄始生其子，却如羍之易，"不拆不副，无菑无害"，未剖其腹，母无灾害，故诗人美而大之，以示庆幸。

迨至春秋时代，我国就有了专业的产科医生，《国语·越语上》说："将免者以告，公医守之。"韦昭注："免，免乳也。医，乳医也。"是当时越国规定，国人凡有将要分娩者，必先预告之，国家即派产科医生去守护。西汉女医淳于衍，即宣帝宫中的产科医生。这时已有药物催生的记载，《史记·仓公传》说："菑川王美人怀子而不乳，来召臣意。臣意往，饮以莨蓎药一撮，以酒饮之，旋乳。"司马贞索隐："乳，生也。"酒服莨蓎药，是一个有效的催生药方，然久已不用，未知是被人遗忘，抑或是另有他故？不得而知。在数千年的产科实践中，我国传统医学发现和积累了不知凡几的催生药方，如槐子蒲黄酒方，酒服蛇蜕皮烧灰方，知母丸方，蟹爪汤方，半夏白蔹散，以及盐涂儿手足法，等等，等等，不胜其录。兹将近世常用的"保生无忧散"一方摘抄于此，以示其例。据《女科要旨》卷二载："神验保生无忧散：妇人临产服一二剂，自然易生，或遇横生、倒生，甚至连日不生，连服一二剂，应手取效，可救孕妇产难之灾，常保母子安全之吉。当归酒洗一钱五分，川贝母一钱，黄芪、荆芥穗各八分，厚朴姜汁炒、艾叶各七分，菟丝子一钱四分，川芎一钱五分，羌活五分，枳壳麸炒六分，甘草六分，白芍酒洗炒一钱二分（冬月用一钱）。水二盅，姜三片，煎至八分，空腹温服。"在针灸学里，艾灸足小指外侧至阴穴，催生甚效。此一方一灸二法，已为现代临床实践所证实，确有"矫正胎位"的功用。

《备急千金要方》卷二第五说："凡产妇第一不得忽忽忙怕，傍人极须稳审，皆不得预缓预急及忧悒，忧悒则难产。"《达生编》根据这一观点，早于前苏联费拉托夫发明"无痛分娩法"提出了产妇"睡，忍痛，慢临盆"的"六字真言"，以"瓜熟蒂落"为喻，说明分娩乃自然现象，要静以待之，以消除产妇的紧张情绪和恐畏心理，做到精神安定，气血和平，利于正常分娩，母子安全。

五、婴幼儿期与优育关系

我国古代对于优生优育，不仅重视其先天的精气纯厚，也重视其后天的哺养和抚育，《备急千金要方》卷五上第一说："夫生民之道，莫不以养小为大。若无于小，卒不成大。"非常注意出生后婴幼儿的卫生保健。婴儿一出生，即开始了清除其从母腹带来的可能导致疾病的因素，《备急千金要方》卷五上第二说："小儿初生，先以绵裹指，拭儿口中及舌上青泥恶血，此为之玉衡（一作御）。若不急拭，啼声一发，即入腹成百病矣。"古人对断脐则谆谆告诫要处理好，以防止脐肿、脐烂和脐风的发生，并论述了婴儿的衣着、居处、洗浴和哺乳的一般要求：

（一）衣着、居处

《诸病源候论·小儿杂病诸候一·养小儿候》说："小儿始生，肌肤未成，不可暖衣，暖衣则令筋骨缓弱。宜时见风日，若都不见风日，则令肌肤脆软，便易伤损。皆当以故絮着衣，莫用新绵也。天和暖无风之时，令母将儿抱日中嬉戏，数见风日，则血凝气刚，肌肉硬密，堪耐风寒，不致疾病。若常藏在帏帐之内，重衣温暖，譬如阴地之草木，不见风日，软脆不任风寒。又当薄衣，薄衣之法，当从秋习之，不可以春夏卒减其衣，则令中风寒。从秋习之，以渐稍寒，如此则必耐寒。冬月但当著两薄襦一复裳耳，非不忍见其寒，适当佳耳。爱而暖之，适所以害也。又当消息，无令汗出，汗出则致虚损，便受风寒。昼夜寤寐，皆当慎之。"

（二）洗浴

《备急千金要方》卷五上第二说："浴儿法，凡浴小儿汤，极须令冷热调和，冷热失所令儿惊，亦致五藏疾也。凡儿冬不可久浴，浴久则伤寒；夏不可久浴，浴久则伤热。数浴背冷则发痫，若不浴，又令儿毛落。新生浴儿者，以猪胆一枚，取汁投汤中，以浴儿，终身不患疮疥。勿以杂水浴之。儿生三日，宜用桃根汤浴：桃根、李根、梅根各二两，枝亦得，哎咀之，以水三斗，煮二十沸，去滓，浴儿，良。"

（三）乳哺

人赖饮食以生。婴儿出生后，其母乳为天然的最佳饮食物。然有分娩后少乳或无乳以养其儿者，当以药食催其乳汁，如催之不出，则又当以他人乳汁代之，古人为保婴儿成长之优，对选择乳母提出了明确而合理的标准，《备急千金要方》卷五上第一说："凡乳母者，其血气为乳汁也。五情善恶，悉是血气所生也。其乳儿者，皆宜慎于喜怒。夫乳母形色所宜，其候甚多，不可求备，但取不胡臭、瘿瘘、气嗽、瘑疥、痴、癃、白秃、疬疡、沈唇、耳聋、齇鼻、癫痫，无此等疾，便可饮儿也"。还论述乳哺婴儿的节度和姿势，《备急千金要方》卷五上第二说："凡乳儿不欲太饱，饱则呕吐。每候儿吐者，乳太饱也，以空乳乳之即消，日四。乳儿若脐未愈，乳儿太饱，令风中脐也……母有热以乳儿，令变黄不能食；母怒以饮儿，令喜惊、发气疝，又令上气癫狂；母新吐下以乳儿，令虚羸；母醉以乳儿，令身热腹满。凡新生小儿，一月内常饮猪乳，大佳。凡乳母乳儿，当先极挼，散其热气，勿令汁奔出，令儿噎，辄夺其乳，令得息。息已，复乳之。如是十返五返。视儿饥饱节度，知一日中几乳而足，以为常。又常捉去宿乳。儿若卧，乳母当以臂枕之，令乳与儿头平，乃乳之，令儿不噎。母欲寐，则夺其乳，恐填口鼻，又不知饥饱也。"并指出：儿"新生三日后，应开肠胃，助谷神，可研米作厚饮，如乳酪厚薄，以豆大与儿咽之，频咽三豆许止，日三与之，满七日可与哺也。儿生十日始哺如枣核，二十日倍之，五十日如弹丸，百日如枣。若乳汁少，不得从此法，当用意小增之。若三十日而哺者，令儿无疾。儿哺早者，儿不胜谷气，令生病，头面身体喜生疮，愈而复发，令儿尪弱难养。三十日后，虽哺勿多。若不嗜食，勿强与之，强与之不消，复生疾病。"是故婴儿乳哺必当有节度，有规律，勿饥勿饱，按时乳哺。

《备急千金要方》卷五上第一说："凡生后六十日瞳子成，能咳笑应和人；百日任脉成，能自反覆；百八十日尻骨成，能独坐；二百一十日掌骨成，能匍匐；三百日胫骨成，能独立；三百六十日膝骨成，能行。"婴儿在其能"应和人"以后，逐渐具有了对周围感知的能力，然其精气未充，藏府尚弱，神魂未旺，易受惊骇，故除应注意其饮食起居等外，要优化周围环境，使其常接触有益于身心健康的东西，勿看粗恶凶猛之象，勿听粗恶凶猛之声。多嬉戏说笑，保持和悦，勿打骂相加，防止惊吓。在整个婴幼儿期间，要随时随地注意以适当方式，自然而然地开导其思想，说之以正理，启发其智慧，为培养其较好的道德情操和聪明才智打下基础。故《新书·胎教》有"成王生，仁者养之，孝者褓之，四贤傍之"的记述。

考据学在中医古籍研究中的地位

在我国历史上的春秋战国时期，由于铸铁的发现，促进了我国古代农业、手工业的巨大发展，推动了社会生产的前进，从而产生了新的思维方式，促进了社会的变革。当时，诸子百家的学术自由争鸣，为总结各门学科的实践经验，创造和发展其理论知识，提供了良好条件，促进了我国古代各门自然科学的飞速进步。我国古代医学也在这一环境中获得了一个飞跃的进步。

众所周知，在春秋战国时期，我国古代冶炼技术已经提高到了一个相当程度的水平，制造出了锋利的金属刀具和治疗用针的多种型制，这不仅扩大了治疗手段，而且提高了治疗效果。此外，在医学领域里出现了尸体解剖，《灵枢·经水第十二》说："若夫八尺之士，皮肉在此，外可度量切循而得之，其死可解剖而视之。"用解剖手段对人体结构进行了直接的观察研究，并在此古代尸体解剖的基础上，采用当时先进的哲学思想"精气学说"和"阴阳五行学说"为指导思想，综合了古代多学科，即天文、地理、历法、气象、物候、数学、农业、生物、饮膳和心理、军事、语言、文学、社会等学科知识，并利用冶炼、烹调等技术的成就，将长期生活观察和临床观察所积累起来的实践经验，进行总结、提高、升华，创造了中医药学理论，形成了中医药学独特的、比较完整和比较系统的理论体系，阐释着人体解剖、生理、病理、病因、诊断、治疗、养生等医学世界的普遍规律。把人体各部组织和人体与自然环境、社会环境作为一个统一的整体，阐明了人体和人体疾病都是处在"变动不居"之中，治疗工作必须"病万变药亦万变"。这种具有高度统一观和变动观的理论体系，给临床医疗活动中具有高度原则性和灵活性的辨证论治，提供了思想基础和理论依据，显示了东方医学的特色，奠定了中医药学不断发展的基础。

我国古代医学的巨大成就——理论知识和实际经验，除口口相授外，一般都是"著之竹帛"写编为书，以"文献"方式加以保存、推广和使之流传下来的。随着我国古代社会实践的发展，我国古代医学亦代有发展，代有著述，致使我国的医学典籍也极为丰富起来，简直达到了"出则汗牛马，入则充栋宇"的境地。这"汗牛充栋"的大量医学文献，是我们民族的一份宝贵财富，我们必须把它加以认真的爱护和继承，并以现代的思想水平和科技手段加以整理研究和发扬光大。这样，将有助于我国人民的思想建设，提高民族自信心和树立民族自豪感，有助于我国人民的卫生保健事业和促进世界医学科学的发展。

近年来，全国医药界、学术界，从不同侧面，用不同方法，对中医药学古典著作，如《黄帝内经》《八十一难经》《伤寒论》《金匮要略》等书的形成时代、学术思想、理论知识、临床应用和语法字义等，都作了一些探讨和研究，取得了一定的成绩，并形成了对其全面系统研究的趋势。

为了更好地全面整理研究中医药学的这些古典著作，并较快地取得成果，毫无疑问，必须采取多学科知识和现代科技手段，切实认真地进行工作。必须指出，研究中医古籍的目的，主要是正确地继承和掌握运用古人的实际经验和理论知识，为当前的医疗实践服务，以指导解决临床医疗活动中的实际问题，并促进学术的发展。为此，在整理研究过程中，首先要揭露出研究内容的本来面貌，搞清其原意，才能做到准确无误地掌握和使用古人的经验，达到真正继承。没有正确的继承，就不可能有很好的发扬。事物的辩证法就是如此。

依据辩证唯物主义和历史唯物主义的观点，一定历史时期内的文学艺术（包括语言文字），有一定历史时期内的特点。人类社会是不断发展的，人类的语言文字也在不断地发生着变化，因而研究任何一部中医药学的古籍，都必须把它放在产生它的特定历史时期内去进行，并运用考据学方法，对其典籍的具体内容进行细致研究和准确的阐明，作为其它方法研究的基础。所谓"考据学方法"，包括，"校勘方法"和"训诂学知识"两个方面。

中医药学古典著作，和我国其它古代文献一样，在长期流传过程中，由于简错、虫蛀、抄误、刻坏以及污损破裂等等原因，致某些内容的字句出现谬误，是在所难免的。且某些文字的义训，古代和现代也并不相同，从而规定了各种方法的研究，都必须以考据学方法的研究作为必要的基础。一般说来，只有这样，才有可能对研究对象作出一个比较接近正确的结论，否则，研究就得不出正确的结论来，是不会有好结果的。如果具体的问题研究得不准确、不清楚，即使抽象题目的研究结论还算是对的，但又能解决医疗活动中的什么实际问题呢？因为真理总是具体的，医疗活动中要解决的实际问题也总是具体的。

请大家务必注意，中医药学的特色，是对于具体病证进行具体分析和具体处理的辨证施治。如果对病证名词尚未搞懂，或者搞错了，则根本无法进行准确的辨证；辨证既未准，也就不可能实行正确的施治。如此，何以能有效地继承和掌握运用古人的经验，以指导解决当前医疗活动中的实际问题呢？因此，考据学方法对中医古籍研究的基础性是不容忽视的。现在略举数则在中医古籍研究上排斥了考据学方法所导致的谬误注释的例子如下：

1. 《灵枢·五味论第六十三》说："黄帝曰：苦走骨，多食之令人变呕，何也？少俞曰：苦入于胃，五谷之气皆不能胜苦，苦入下脘，三焦之道皆闭而不通，故变呕。齿者，骨之所终也，故苦入而走骨，故入而复出，知其走骨也。"诸家均释此"变呕"之证为"呕吐"，呕吐为"胃气上逆"，其与"走骨"何与？如以校勘方法将此和《甲乙经》卷六第九所载之文相校，则知此"故入而复出"之"故"字为衍，其下脱"必齼疏"三字。而"呕"字则通"姫"，其义训为"色"。则所谓"变呕"者，乃"变色"也。其色变见于齿，则其证为牙齿变为色黑黄而理粗疏也。

2. 《伤寒论·辨太阳病脉证并治中第六》说："衄家，不可发汗，汗出必额上陷脉急紧，直视不能眴，不得眠。"此文"必额上陷脉急紧"句，诸注文及现在《伤寒论讲义》多以"陷"字断句，读为"必额上陷，脉急紧"。此读则衄家汗而额骨塌陷必矣。试问衄家一发汗出，果真就会额骨塌陷？事实上恐不必然。殊不知在我国古代文献里，额、角之义虽异而又可通，额可训角，角可训额。此文"必额上陷脉急紧"者，乃谓"两额陷中之脉急紧"也。所谓"两额陷中之脉"，即《素问·三部九候论篇第二十》所载"上部天，两额之动脉"则"头维二穴"是也。

3.《伤寒论·辨太阳病脉证并治中第六》说："太阳病，脉浮紧，无汗，发热，身疼痛，八九日不解，表证仍在，此当发其汗，服药已，微除，其人发烦目瞑，剧者必衄，衄乃解，所以然者，阳气重故也。麻黄汤主之。"此文"目瞑"一证，注家多释为"目合"或"目闭"，实属不当。经文明谓此"目瞑"发生的原因，乃是由于"阳气重故也"。《灵枢·寒热病第二十一》说："阳气盛则瞋目。"此"阳气重"何以能够使其病"目闭"？是此文"目瞑"非"目闭"而为"目视昏暗瞑眩"也。

4.《金匮要略·五藏风寒积聚病脉证并治第十一》："问曰：三焦竭部，上焦竭善噫，何谓也？师曰：上焦受中焦气未和，不能消谷，故能噫耳。下焦竭即遗溺失便，其气不和，不能自禁制，不须治，久自愈。"此文三"竭"字，注家均释其为"尽"，误。如三焦气竭尽而出现"遗溺失便"之证，则其人当死无疑，何以又谓其病"不须治"而"久自愈"？且原文明谓其"遗溺失便"之证，是由于"其气不和，不能自禁制"使然，非谓其气已尽也。是此文"竭"字当读为"遏"。竭、遏二字俱谐"曷"声，故可通。

5.《素问·玉机真藏论篇第十九》说："春脉……太过则令人善忘，忽忽眩冒而巅疾；其不及则令人胸痛引背，下则两胁胠满"。此文"善忘"一证，今有学者直释为"善怒"者，未是。在中医药学里，肝气有余，固然可以出现"善怒"之证，但亦可以出现"善忘"之证，且据此下"忽忽眩冒而巅疾"句，则此文只能是"善忘"。忘，同"慌"，亦作"怳"，今通作"恍"，读若"恍惚"之"恍"，《群绎音辨·辨彼此异音》所谓"意昏曰忘"者是也。

上述数例，已足以表明考据学方法在中医药学古典著作研究中的地位和作用。因而，我们在继承发扬中医药学，整理研究中医药学古籍过程中，必须对考据学方法给予应有的重视和必要的运用。

论我国文字文化基本规律和整理中医药学

在人类社会的长期发展中，人们为了共同生活的需要，继发明人类语言之后，又发明了文字。文字是人类无声的语言，是客观存在的反映。文字不是"圣人"想出来的，而是广大人民在长期社会实践中逐渐创造出来的，故其具有丰富的社会经验的内容。它可以将人类的思想、认识、经验、感情和行为，以至社会结构与政治、经济、文化、科学技术等传送到远方和后代。世界各民族的文字，都具有各自的发生发展过程和特点，体现了各民族自己的文字文化。我们中华民族的文字，体现了明显的世界东方文化的特征，是我们伟大中华民族一份宝贵的优秀文化遗产。它已具有数千年的历史，对我国社会的发展与进步，作出过巨大的贡献！

我国在殷商中期，就有了系统规律的甲骨文字，是殷商王朝统治者占卜用的"卜辞"，也记载了一些疾病，是当时人们思想中巫教神学占统治地位的反映。一定历史时期的语言文字，有一定历史时期的特点。随着我国社会的不断发展与进步，我国的文字文化也不断的发生了演变与发展。由于我国地域辽阔广大，方言习俗不一样，加之历史因素，使我国文字的形制、读音、义训也和其他事物及其名称一样发生变易而且复杂化起来。为使日益复杂的我国文字文化易于被人掌握和运用，以提高人们的智慧，推动我国政治经济和科学文化的发展，我国很早以前就出现了研究文字的专家和文字学研究专著。而在文字研究的长期过程中，总结了我国文字发生发展的六条基本规律，即所谓"六书"：一曰指事，如"二""二"（上、下）等字是；二曰象形，如"日""月"等字是；三曰形声，如"江""河"等字是；四曰会意，如"武""信"等字是；五曰转注，如"考""老"等字是；六曰假借，如

"令""长"等字是。然我国古代劳动人民在长期与疾病作斗争中创造出来的中医药学的丰富经验和理论知识，就是用这种复杂化的文字记录下来的。它充分体现在中医药学的古典著作中。

众所周知，中医药学是把医学世界看做一个统一的整体，而且是变动不居，在临床医疗活动中，以其基本理论为指导进行辨证论治，"病万变药亦万变"。这是中医药学的特色。它体现了唯物辩证法的"具体问题，具体分析"原则。要保持和发扬"辨证施治"这一特色，必须以中医药学理论体系为思想指导，这就有必要以现代思想水平和要求，对中医药古籍的基本理论和丰富经验进行系统的整理，从而发展中医药学理论体系和提高辨证施治水平。但研究中医药学古籍，整理中医药学基本理论，首先得掌握我们伟大中华民族的优秀文化——文字文化和中医药学文化的特点。只有懂得我国文字文化及其规律，才能更好的理解中医药学文化。如果只认得我国几个字，对它的读音和意思还了解得片面或不准确，是无法读通中医药学古籍的。近十多年来，出版的某些校点或校释的中医药学古籍，一些内容笑话百出，甚至弄得不可卒读。这除校点者或校释者的中医药学知识外，另一个原因正在于此。有人认为中医药学所说"心主神明"是错的，要把它改为"脑主神明"而又"无能为力"，正是不懂得我国文字文化中"心"字的含义，表现了他们对我国优秀文字文化的无知！《说文·匕部》说："匘，头髓也，从匕。匕，相比著也。巛象发，囟象匘形。"匘，今通写作"脑"。按照文字的"象形"规律，囟象匘形，即具有"匘"字的含义。然"心"字的意思，其本身是人身中间部位的心藏，然其音读"息林切"，与"囟"字的声同，根据文字的"假借"规律，心字可借为"囟"，故"心主神明"，犹"囟主神明"；囟主神明，犹"脑主神明"。如此，则可见"心主神明"之语是不错的。当然，"心""脑"二字也不能完全等同。"胡人见黂，不知其可以为布也；越人见毳，不知其可以为旃也。"缺乏我国文字文化基本规律知识的人，是不会懂得我国文字使用的变化的。

我们知道，在我国文字文化中，有"一字多义"，也有"一义多字"。用这种工具记录的中医药学理论知识和实际经验，也就存在着

"同名异物"和"同物异名"现象，就是说在中医药学古籍里，一个名词，每包含多个事物；一个事物，又每有几个名字。这是客观存在的事实。加之社会历史和语言文字的发展，使中医药古籍的文字变得古奥，文义变得深邃。这只有正确运用我国文字文化这一工具，才能准确无误地理解中医药古籍所论述的医学世界的事物，做到真正的整理。例如"天"字，除《素问·阴阳应象大论篇第五》所谓"天地者，万物之上下也"的"天"字为自然界"太虚"者外，作为人体部位名词者：

1. 《素问·上古天真论篇第一》说："而尽终其天年，度百岁乃去。"此"天年"的"天"字，当释为"身"字。《吕氏春秋·孟春纪·本生》说："以全其天也"，高诱注："天，身也"，故《素问》同一篇又说："身年虽寿能生子也"，正作"身年"，可证。

2. 《灵枢·阴阳系日月第四十一》说："腰以上为天，腰以下为地。"此"天"字为人体的"上半身"，从头以下至腰脐以上的部位，都叫做"天"。

3. 《灵枢经·经别第十一》说："手少阳之正，指天。"此"天"字当释为"头"。《说文·一部》说："天，颠也，至高无上"，段玉裁注："颠者，人之顶也"。"颠""顶"俱指人的"头"。《释名·释形体》说："头，独也，于体高而独也。"可证。《灵枢经·邪客》说："天圆地方，人头圆足方以应之。"其"天"字亦有"头"的意思。

4. 《灵枢经·五变第四十六》说："其地色殆然，不与其天同色。"此"地"字指"颐"，相书所谓"地角"；"天"字指"额"，相书所谓"天庭"。《周易·睽·六三》说："其人天且劓"，虞翻注："黥额为天"，《集韵·平声三·一先》说："天，他年切……一说刑名，剠凿其额曰天"。剠，即"黥"字。然"天"字无直接训"黥"的意思，当释为"额"，由"额"字引申"黥额"亦叫做"天"。可见人的前额部可以称为"天"。

总之，人体名词的"天"，指人的"全身"，指"身半以上"，指"头"，指"额"。这是所谓"一词多义"的一个例子。

人体前额部，既叫做"天"，又叫做"庭"，叫做"颜"，叫做"额"，叫做"颡"，叫做"题"，叫做"颞"，叫做"角"。这是所谓

"一义多词"的一个例子。

《礼记·内则》说:"男角女羁。"郑玄注:"夹囟曰角。"说明"角"字在人体部位上的本来意思,是在前额后、囟门下的头部两侧鬓发部位。然而鬓发所在"角"部,亦称谓"额",《素问·三部九候论篇第二十》说:"上部天,两额之动脉。"其曰"两额",自然是指鬓发部的"两角"部位无疑。《伤寒论·辨太阳病脉证并治中》说:"淋家,不可发汗,汗出,必额上陷脉紧急……"就是说的"两额"陷脉紧急,亦即"两角"鬓发部的陷中之脉紧急。今全国中医学院教材《伤寒论讲义》的作者们,不识其"额"字的含义,仍蹈袭从前注家的错误,将其读为"额上陷,脉紧急",以致成为"额上塌陷""寸口脉紧急"的意思。试问谁在临床上见过淋家患表证,只一发汗就发生"额骨塌陷"?决无此事。病证搞不清楚,临床上怎样进行正确的"辨证"?又怎样做到准确的"施治"?殊不知"额""角"二字在古代可以互为解释,在对立使用时意思各异,在分散使用时意思是相通的。

再如"瞑"字,作为人的生活或病证而表现于两目者:

1. 《灵枢经·寒热病第二十一》说:"阳气盛则瞋目,阴气盛则瞑目。"此"瞑目"与"瞋目"为对。瞋目是两目睁开张大的意思,瞑目就是两目闭合不睁。《说文·目部》说:"瞑,翕目也,从目冥,冥亦声。"翕,作"合"字解。可见此"瞑目"是说"合目"的意思。段玉裁谓此"瞑"字是一个"会意包形声"的字。

2. 《灵枢经·营卫生会第十八》说:"壮者之气血盛,其肌肉滑,气道通,营卫之行不失其常,故昼精而夜瞑。老者之气血衰,其肌肉枯,气道涩,五藏之气相搏,其营气衰少而卫气内伐,故昼不精,夜不瞑"。此"瞑"字当读为"眠",因为"瞑""眠"二字声转而意思可通。并且与上所说的"合目"意思相因而成义。目合虽不一定都睡眠,但目合进而就可以睡眠,而睡眠一般都必先合目。故《金匮要略·五藏风寒积聚病脉证并治篇》说:"合目欲眠,梦远行",即是说"睡眠做梦";《伤寒论·辨少阳病脉证并治篇》说:"但欲眠睡,目合则汗",这是"盗汗",只有在人睡眠时才会出。

3. 《伤寒论·辨太阳病脉证并治法中》说:"其人发烦目瞑,剧者必衄，衄乃解，所以然者，阳气重故也。"此"瞑"字当解作"目视昏暗"。瞑，得"冥"字声，二字可以通假，《说文·冥部》说："冥，幽也"，幽隐的地方就昏暗看不清，与"眩"字的意思相同，《仓颉篇》卷中说："眩，视不明也"，可证。古代"瞑""眩"二字又连用，如《尚书·说命上》载"若药弗瞑眩，厥疾弗瘳"就是一个例子，为单义复词，目视昏暗的意思。然现在的全国中医学院教材《伤寒论讲义》，竟不顾此证"阳气重"的病机，把此条"目瞑"解释为"闭目懒睁……"。上面引用的《灵枢经·寒热病》明明是说"阳气盛则瞋目"，两目睁开，而此证"阳气重"怎么会是"闭目"？这就将这里"目瞑"一词的"目视昏暗"意思弄成了"闭目懒睁"。理论混乱，证候谬误，造成了取消对其准确辨证施治的可能性，从而表明掌握运用我国文字文化这把钥匙，在打开继承发扬中医药学这个"伟大宝库"的门锁上，具有重要作用。

综上所述，我国文字文化，是我们伟大中华民族长期社会实践的产物，是客观世界的反映。它记录了包括文字文化本身在内的古代事物的发生、发展和变化过程，是一份宝贵的民族遗产。我国文字形态优美，结构谨严，具有强烈的民族特征和严格的规律性，以及规律性的使用灵活原则，出神入化，变化无穷，给人们思想以活跃，启发人们智慧，提高人们聪明才智，对人的情趣有较强的吸引作用。现在外国人也认识到，中国人有较高智慧，学习和使用汉字是其原因之一。正是我国的优秀文字文化，从一个方面保证了中华民族在长期发展过程中，具有强大的凝聚力量和创造能力。我国文字文化，不仅在研究我国古代历史上不可缺少，而且在推动和发展我国现代科学技术以及思想建设上仍具有优胜作用，不容忽视。现在电子计算机字盘上的汉字使用情况就是很好的说明。因而，在继承和发扬我国民族传统文化和科技兴国的今天，在学习有关外国语以便引进国外先进科学技术和传播中国文化给国外的同时，必须努力加强我国民族传统文化的学习，以推动我国"四个现代化"建设的前进，并学习一点我国文字文化的基本规律知识还是有益的。

《黄帝内经》研究

《黄帝内经》的成书时间较早，篇幅浩大，疑点、难点较多，历代《内经》学者的成就，通过其对《内经》之书的注释，给了我们学习研究《黄帝内经》以莫大的启悟和帮助。虽然如此，但《黄帝内经》中现仍有不少内容，为一些《内经》学者所未予注释或注释未当，给我们留下了许多疑难之点，这就需要我们用功夫重新去研究，去认识，去读通，去阐明。

一、《素问》考义四十七则

（一）天师

《素问·上古天真论篇第一》说："昔在黄帝，生而神灵，弱而能言，幼而徇齐，长而敦敏，成而登天，乃问于天师曰……"

按：此文"天师"一词，诸注多谓是黄帝对岐伯的"尊称"，然其尊称之义，或有未之明者，或有明之而未当者。兹特再加以阐明之。

《玉篇·帀部》说："师，所饥切，教人以道者之称也。"教人以道者谓之"师"，何以又于"师"上加一"天"字而为"天师"？考《说文·一部》说："天，颠也，至高无上。"其古文作"𠀠"，象人形。于人身至高无上者称"颠"。是"颠"乃人之"头首"也，故《说文·页部》说："颠，顶也，从页，真声"。又说："顶，颠也，从页，丁声。"其"颠""顶"二字互训俱从"页"，而《说文·页部》训"页"为"头"、训"头"为"首"，《广韵·上声·四十四有》又训"首"为"头"。从而表明"天"字之义为"头首"无疑。

《周易·乾·象文》说："天行健，君子以自强不息"，《周易·说卦》说："乾为天"，可证"天""乾"义通也。《周易·说卦》亦说："乾为首"，又证"天"字之有"首"义也。

《骈雅·释天》说："太虚，天也。"天为太虚，充满元气，故"天"有"元"义，而"元"亦可训为"首"，《礼记·士冠礼》说："令月吉辰，加尔元服。"郑玄注："元，首也。"《后汉书·孝和孝殇帝纪》说："皇帝加元服。"李贤注："元，首也。"《尔雅·释诂下》亦说："元，首也。"

《尔雅·释诂上》说："首，始也。"郝懿行义疏："首者，与鼻同意，《方言》云：'鼻，始也。兽之初生谓之鼻，人之初生谓之首'。是'首''鼻'其义同。特言此者，'首''鼻'居先也。"其"天"训"首"，而人之初生则"首"实"先"见，故"天"字可训为"先"也。

《后汉书·显宗孝明皇帝纪》说："为国元老。"李贤注："元，长也。"《广雅·释诂》卷四下说："元，长也。"《广韵·上平声·二十二元》说："元，长也。"《周易·乾·文言》说："元者，喜之长也。"长，读"长幼"之"长"，然则"长"字之为义奈何？《素问·玉机真藏论篇第十九》说："是故风者，百病之长也。"王冰注："言先百病而有之"；《素问·风论篇第四十二》说："故风者，百病之长也。"王冰注："长，先也，先百病而有也。"

天，义为"颠"，为"乾"，为"元"，而"颠""乾""元"俱训为"首"，"首"则为"先"矣；其"元"又训"长"，"长"亦训"先"。是"天"又可读为"先"矣。《礼记·缁衣》说："惟尹躬天见于西邑夏。"郑玄注："天当为先。"陆德明音义："天，依注作先。"《周易·乾·文言》说："先天而天弗达。"虞翻注："乾为天，为先……天象在先。"如此，"天"读为"先"，则此文"天师"者，是谓"先师"也。

"先师"一词，在我国古代文献里多有用之者，如《孟子·离娄上》说："今也小国师大国而耻受命焉，是犹弟子而耻受命于先师也"；《礼记·文王世子》说："凡学，春官释奠于其先师，秋冬亦如之"，

"凡始立学者，必释奠于先圣先师"；《庄子·徐无鬼》说："……黄帝再拜稽首，称天师而退"；《贞观政要·崇儒学》说："贞观二年……以仲尼为先圣，颜子为先师"等等，可证。惟其"先师"之义，有谓先世之祖师者，有谓今之传人以道者。

此文"天师"之义，则指"先师"，即是今之传人以道者之称，乃黄帝尊称岐伯为"先师"也。《灵枢·百病始生第六十六》说："黄帝曰：余固不能数，故问先师，愿卒闻其道。岐伯曰：风雨寒热，不得虚，邪不能独伤人……"；《素问·五运行大论篇第六十七》说："黄帝坐明堂，始正天纲，临观八极，考建五常，请天师而问之曰：《论》言'天地之动静，神明为之纪……'。岐伯曰：是明道也。此天地之阴阳也。"彼正是黄帝称岐伯为"先师"，益证此文"天师"之为"先师"也。至若《素问·六节藏象论篇第九》中"岐伯曰：此上帝所秘，先师传之也"和《素问·移精变气论篇第十三》中"岐伯曰：色脉者，上帝之所贵也，先师之所传也"等文所谓"先师"，盖指先世传道之师祖也，王冰之注已明。

先师，其义与"先生"同。《黄帝内经》一百六十二篇中未见"先生"一词，然《孟子》《礼记》等书均已载之。何谓"先生"？《礼记·曲礼上》说："从于先生，不越路而与人言。"郑玄注："先生，老人教学者。"所谓"教学"者，即传授知识"教人以道"也。任此者，一般皆年长，故于"教学"字上冠以"老人"二字，其必不指年老而不教人以道者。因"先生"词义，乃谓"先醒"，非谓"先于他人之生"也。

醒，字得"星"声，而"星"得"生"声，"醒""生"声同，例得通假。是故"先生"者，则"先醒"也。《贾谊新书·先醒》说："怀王问于贾君曰：人之谓知道者先生，何也？贾君对曰：此博号也，大者在人主，中者在卿大夫，下者在布衣之士，乃其正名，非为先生也，为先醒也。"

（二）岐伯

《素问·上古天真论篇第一》说："歧伯对曰：上古之人，其知道者，法于阴阳，和于术数，食欲有节，起居有常，不妄作劳，故能形与神俱，而尽终其天年，度百岁乃去。"

按：歧伯，为古代人称，相传为黄帝臣，乃古代医学家僦贷季之传人，而有功于我国古代医学者。此文"歧伯"之"歧"，字从"止"旁作"歧"，《素问》《灵枢经》二书凡称"歧伯"者皆然，而《针灸甲乙经》和《黄帝内经太素》二书，则均从"山"旁以作"岐"字。然《云笈七签·轩辕本纪》载："……时有仙伯，出岐山下，号'岐伯'，善说草木之药性味，为大医，帝请主方药。"是岐伯之称，乃因岐山之名而得也。"岐山"之为山，在我国古代文献中，早就有所记载，或止称"岐"，或称曰"岐山"。《尚书·禹贡》说："荆、岐既旅"，"导汧及岐"以及《诗·大雅·绵》说："率西水浒，至于岐下"等，皆止以"岐"述"岐山"也。《孟子·梁惠王下》说："去之岐山之下居焉"，《释名·释州国》说："地在岐山之南"，则又以"岐山"为文矣。岐既为山名，其字自当从"山"作"岐"为正，而此作"歧"者，则为借字。有谓"歧"亦"岐山"之"岐"本字，乃状"岐山"之山体有歧，吾实未之敢信其说也。

《说文·邑部》说："郂，周文王所封，在右扶风美阳中水乡，从邑，支声。岐，郂或从山，支声，因岐山以名之也。𨙷，古文郂，从枝，从山。"《玉篇·邑部》说："郂，渠离切，右扶风美阳县西有郂山，亦作岐，占作岐山。"《玉篇·山部》说："𨙷，巨支切，山名，古郂字。岐，同上。"是"岐"又作"郂"，古作"𨙷"。岐、𨙷、郂三者形异而字同，或从"山"，或从"邑"，而从"止"之"歧"字不与焉，是"岐山""岐伯"之"岐"作"歧"者为借字，殆无疑义矣。

又按：《广韵·上平声·五支》说："岐……又姓，黄帝时有岐伯"。是岐伯姓"岐"，乃因山得姓，亦尤炎、黄二帝因水得姓也，《国语·晋语四》说："昔少典娶于有蟜氏，生黄帝、炎帝。黄帝以姬水成，炎帝以姜水成。成而异德，故黄帝为姬，炎帝为姜。"《说文·女部》亦谓"黄帝居姬水以为姓"。岐伯乃以岐山为姓则勿庸置疑矣，《云笈七签·纪·轩辕本纪》明谓"……时有仙伯，出岐山下，号'岐伯'，善说草木之药性味，为大医，帝请主方药。帝乃修神农所尝百草性味以理疾者，作《内外经》。"这两书《广韵》和《云笈七签》虽不是先秦史料，但其记述，当亦有所据。从而进一步证明我的这一观点：《黄帝内经》是各国医疗经验在秦国集体总结成书的。

（三）天癸

所谓"天癸"一词，首见于甲骨文，作"𦰩"，二字连体。其义为何？未见其释。至于医学领域中之"天癸"，则首见于《黄帝内经》。《素问·上古天真论篇第一》说："女子七岁肾气盛，齿更发长；二七肾气实，天癸至，任脉通，太冲脉盛，月事以时下，故有子……七七则天癸竭。""男子八岁肾气实，发长齿更；二八肾气盛，天癸至，精气溢写，阴阳和，故能有子……八八则天癸竭。"是"天癸"与人体生殖机能密切相关。然则何为"天癸"？考：癸，甲骨文、篆文皆作"癸"，许慎谓其"象水从四方流入地中之形"，亦有谓其乃"两水相交，中有一点微阳"者。据此，则"癸"即"水"也，故《针灸甲乙经》卷六第十二载此文作"天水"。水，阴也，阴体中存有微阳，则为活水矣。此"水"之所以言"天"者，此"天"字，甲骨文作"大"，为人体"正面形"，而《说文·身部》载篆文"身"字作身，为人体"侧身形"。二者虽"正面""侧身"有异，其皆为"人身之形"则同，故"天"之义与"身"通。《吕氏春秋·孟春纪·本生》说："故圣人之制万物也，以全其天也。"高诱注："天，身也"；《淮南子·原道训》说："故圣人不以人滑天。"许慎注："天，身者（也），不以人事滑乱其身也"；《汉书·西南夷传》说："从东南身毒国……"颜师古注："即天竺也"；《后汉书·西域传》说："天竺国，一名身毒，在月氏之东南数千里。"可证。"天"训"身"而"癸"为"活水"，是"天癸"乃人生"与身俱来"之"真水"也。真，即此篇标题中"天真"之"真"，《说文·匕部》说："匕，变也，从到人，凡匕之属皆从匕。"又说："真，仙人变形而登天也，从匕，从目，从乚，八，所乘载也。"是"真"字从"匕"，为"匕之属"，而"匕"则从"到人"。到，读若"倒"。倒人，则为胞中之"胎儿"也。其"匕"字，经典通作

"化"，以"化"用为"匕"字之借。《吕氏春秋·贵直论·过理》说：
"剖孕妇而观其化。"高诱注："化，育也，视其胞里。"是所谓"以观
其化"者，即"以观其胞里胎儿之化育"也。《素问·天元纪大论篇第
六十六》说："物生谓之化。"《素问·六微旨大论篇第六十八》说：
"夫物之生从于化。"《礼记·乐记》说："和，故百物皆化。"郑玄注：
"化，犹生也。"同篇又说："而百化兴焉。"郑玄注："百化，百物化生
也。"是"化"字之义与"生"通"，故古人每以"生""化"二字连
用而为"生化"之词，《素问·六微旨大论篇第六十八》说："制则生
化"，又说："故器者，生化之宇"，《素问·天元纪大论篇第六十六》
说："生生化化，品物咸章"等皆是也。然"真"字从"匕"，固为
"仙人变形"之"变"义，其亦具"生"义无疑，即《周易·系辞下》
中"天地之大德曰生之"生"字义也。据此，则"真水"乃"与身俱
来"而为人体"具有生机"之津液，是气血中最精华部分，得后天水
谷精微不断滋养而逐渐隆盛，从藏府经络下入肾中，许慎所谓"象水从
四方流入地中形"也，是曰"天癸"，通于冲、任、督脉，构成女子经
血、男子精液之基础，《素问·上古天真论篇第一》说："肾者主水，
受五藏六府之精而藏之，故五藏盛乃能写。"在男女媾精中，以发挥人
类生殖之用也。

（四）女子七七　男子八八

《素问·上古天真论第一》说："女子七岁肾气盛，齿更发长；二
七而天癸至，任脉通，太冲脉盛，月事以时下，故有子；三七肾气平
均，故真牙生而长极；四七筋骨坚，发长极，身体盛壮；五七阳明脉
衰，面始焦，发始堕；六七三阳脉衰于上，面皆焦，发始白，七七任脉
虚，太冲脉衰少，天癸竭，地道不通，故形坏而无子也。丈夫八岁肾气
实，发长齿更；二八肾气盛，天癸至，精气溢写，阴阳和，故能有子；
三八肾气平均，筋骨劲强，故真牙生而长极；四八筋骨隆盛，肌肉满
壮；五八肾气衰，发堕齿槁；六八阳气衰竭于上，面焦，发鬓颁白；七
八肝气衰，筋不能动，天癸竭，精少，肾藏衰，形体皆极；八八则齿
发去。"

勘误："天癸竭，精少，肾藏衰，形体皆极"等句，当在"齿发去"之下。

按：本节论述人体生长发育和衰老的一般规律。所论人的生长发育，女子以"七"为准，男子以"八"为准，而论人的天癸绝竭，女子则以"七七"为期，男子则以"八八"为期。历代《素问》家于此，或置而未释，或释而未当，唯王冰注谓："老阳之数极于九，少阳之数次于七，女子为少阴之气，故以少阳数偶之"；"老阴之数极于十，少阴之数次于八，男子为少阳之气，故以少阴数合之"，其见解颇为精辟。然谓"老阴之数极于十"以"十"为"老阴"则欠妥，且对"女子七七""男子八八"之义亦遗而未释。这里本《素问》之义于王冰之注而进一步阐释之。

《灵枢·根结第五》说："阴道偶，阳道奇"。所谓"偶"，即"双数"，二、四、六、八、十是也；所谓"奇"，即"单数"，一、三、五、七、九是也。一、三、五、七、九等数为"奇"，属阳；二、四、六、八、十等数为"偶"，属阴。阴阳奇偶之数的"一、二、三、四、五、六、七、八、九、十"，为一切数字变化的基础，是计算世界万物的根本。

在这十个根本数字里，一、二、三、四、五等前五数为生数，六、七、八、九、十等后五数为成数，故男女阴阳多少之数不用前五数而用后五数。其数虽有"十"，然"天地之至数"则是"始于一终于九"（见《素问·三部九候论篇第二十》），盖"十"已转化为大"一"也。

根据"阳数进，阴数退"的规律，"七"为少阳之数，"九"为老阳之数，"八"为少阴之数，"六"为老阴之数。女子属阴，其幼年为少阴之气，故以少阳数偶之，而以"七"为准；男子属阳，其幼年为少阳之气，故以少阴数合之，而以"八"为准，此阴阳气和乃能生成其形体也。

然人的天癸绝竭，女子何乃以"七七"为期、男子何乃以"八八"为期？《周易·系辞下》说："天数五，地数五，五位相得而各有合。天数二十有五，地数三十，凡天地之数，五十有五，此所以成变化而行鬼神也。"天数五的一、三、五、七、九等数加起来，为二十五个；地数五的二、四、六、八、十等数加起来，为三十个。天数二十五，地数三十，二者加起来共为五十五。女子属阴，其衰年为老阴之气，当合老阴之数，阴数退，故于天地之数"五十有五"中减去"六"，而得"四十九岁"的"七七"之数；男子属阳，其衰年为老阳之气，当合老阳之数，阳数进，故于天地之数"五十有五"中增加"九"，而得"六十四岁"的"八八"之数，此生气告绝阴阳气不合而形体衰毁也。

（五）因于气 四维相代

《素问·生气通天论篇第三》说："……是故阳因而上，卫外者也，欲如运枢。起居如惊，神气乃浮。因于暑，汗，烦则喘喝，静则多言；因于寒（此句原在"欲如运枢"句上，误，今据《格致余论·生气通天论病因章句辩》改），体若燔炭，汗出而散；因于湿，首如裹，湿热不攘，大筋緛短，小筋弛长，緛短为拘，弛长为痿；因于气，为肿。四维相代，阳气乃竭。"

按：此文"四维相代"一句，诸注皆误以属上"因于气，为肿"读，且误释其义，如王冰注说："素有气疾，湿热加之，气湿热争，故为肿也。然邪气渐盛，正气浸微，筋骨血肉，互相代负，故云'四维相代'也"；张介宾注说："因于气者，凡卫气，营气，藏府之气，皆气也。一有不调，均能致疾。四维，四支也。相代，更迭为病也。因气为肿，气道不行也"；高世栻注说："气，犹风也，《阴阳应象大论篇第五》云：'阳之气，以天地之疾风名之'，故不言'风'而言'气'。因于气为肿者，风淫末疾，四肢肿也。四维相代者，四肢行动不能彼此借力而相代也。"其王冰谓"素有气疾，湿热加之"为肿，以致"筋骨血肉，互相代负"，张介宾谓"正气不调，气道不行"为肿，以致"四肢更迭为病"，高世栻谓"风淫末疾，四肢为肿"，以致"四肢行动不能彼此借力而相代"，三者之注均不当。试问"因于气为肿"的病证，筋骨血肉怎样"互相代负"？或其四肢怎样"更迭为病"？本节原文明谓"四维相代"，何谓"不能彼此借力而相代"？惟"因于气"的"气"字，高世栻释为"风邪"是对的。

为了弄清楚"四维相代"之义，必须进一步阐明"因于气"的

"气"字。气是"风邪",高世栻早已指出,这里再补充一些论据。

气,在古代是可以作为"风"字讲的。本书《阴阳应象大论篇第五》说:"阳之气,以天地之疾风名之。"《庄子·齐物论》说:"夫大块噫气,其名为风。"《山海经·海外北经》说:"息为风。"郭璞注说:"息,气息也。"是"气"可训为"风";然"风"亦可训为"气",如《广雅·释言》说:"风,气也",《论衡·感虚篇》说:"夫风者,气也"是其例。杨上善注《太素·诸风数类》说:"风,气,一也。徐缓为气,急疾为风",故"风"可训"气","气"亦可训"风"。

《管子·度地》说:"大寒,大暑,大风,大雨,其至不时者,此谓四刑,或遇以死,或遇以生(读"眚")",《灵枢·口问第二十八》说:"夫百病之始生也,皆生于风雨寒暑……",《灵枢·五变第四十六》说:"余闻百病之始期也,必生于风雨寒暑",《灵枢·百病始生第六十六》说:"风雨寒热,不得虚,邪不能独伤人"。这就充分说明了古人认为风雨寒暑,是使人发生疾病的四种外邪。雨,乃"湿邪",风雨寒暑者,即"风、寒、湿、热"也。根据文例,上文"因于暑""因于寒""因于湿",此"因于气"即为"因于风",也是合乎道理的。

因"风"而病"肿",在《黄帝内经》中还有明文,如本书《平人气象论篇第十八》所谓"面肿曰风"是也。在临床上,亦常见有突然发生头面四肢肿,甚至肿及全身而瘙痒不已者,每用荆、防、羌、独等疏风药物而获效。

现在再来讨论"四维相代"之义。这里"四维"二字,不是一个词,和本书《气交变大论篇第六十九》中"其眚四维"的"四维"一词不同。所谓"四",是指上文所说的"风""寒""暑""湿"等四种邪气;维,即"维系"。所谓"四维相代",是说"风""寒""暑""湿"等四种邪气维系不离而相互更代伤人。正因为如此,所以人体的阳气就乃告竭尽。

据上所述,本节"四维相代,阳气乃竭"二句,是遥承前"阳因而上,卫外者也,欲如运枢。起居如惊,神气乃浮"之文而为本节全文所作的结语。因而,只把它属于"因于气,为肿"读,是不对的。

（六）精则养神，柔则养筋

《素问·生气通天论篇第三》说："阳气者，精则养神，柔则养筋。开阖不得，寒气从之，乃生大偻；陷脉为瘘，留连肉腠；俞气化薄，传为善畏，乃为惊骇；营气不从，逆于肉理，乃生痈肿；魄汗未尽，形弱而气烁，穴俞以闭，发为风疟……"

按：此"阳气者，精则养神，柔则养筋"之文，王冰注谓"然阳气者，内化精微养于神气，外为柔奜以固于筋"，吴崑、马莳之注文稍异而义略同，均变"精""柔"二字之词性以释，恐未当；张介宾注谓"神之灵通变化，阳气之精明也，筋之运动便利，阳气之柔和也，故精则养神，柔则养筋"。其望文生训，释"精"为"精明"，释"柔"为"柔和"，然"阳气"怎样"精明"？怎样"柔和"？实难体认，故其释未确而不足为训；张志聪注谓"阳气者，水谷之精也，故先养于五藏之神。柔者，少阳初生之气也，初出之微阳，而荣养于筋，是以少阳之主筋也。"将"阳气"定为"五谷之精"、将"柔"释为"少阳初生之气"，从而使此"阳气"和"柔"分之为二物，于文则不顺，于理则不通矣；高世栻注谓"精，精粹也。柔，柔和也。上文烦劳精绝，至目盲耳闭而神气散乱，故曰'阳气者，精则养神'，所以申明上文阳气不精而神无所养也。上文大怒气绝，至血菀而伤筋，故曰'阳气者，柔则养筋'，所以申明上文阳气不柔而筋无所养也。"然"阳气"何谓"精粹"？何谓"柔和"？其与张介宾同，望文生训，不足取也，且将此"阳气者，精则养神，柔则养筋"之文用为上段内容之释以作其殿，亦未为是。

上文"阳气者，烦劳则张，精绝，辟积于夏，使人煎厥，目盲不可以视，耳闭不可以听，溃溃乎若坏都，汩汩乎不可止""阳气者，大怒则形气绝，而血菀于上，使人薄厥"两条，是说明躁扰则阳气失常而神、形为病；此文"阳气者，精则养神，柔则养筋"，是说明安静则阳气正常而神、形皆治。此文"精则养神""柔则养筋"两句为对文，乃说明阳气的特性和作用，而"精""柔"两字于此为变文。这里"精"字，乃"靖"之假借。"精""靖"俱偕"青"声，故例得通假，所谓

"同声假借"也。《广雅·释诂》说:"靖,安也。"《国语·晋语八》说:"故食谷者,昼选男德以象谷明,宵静女德以伏蛊慝。"韦照注:"静,安也。"是"靖"训"安。""静"亦训"安",二字义同,故可知《说文通训定声·鼎部》所谓"靖,假借为静"也。据此,则"精"为"靖"字之假借,而"靖"与"静"字义同而又可假借为"静",故《白虎通·情性》说:"精者,静也。"关于"柔"字,《尔雅·释诂下》说:"柔,安也",《广韵·下平声·十八尤》说:"柔,安也",《尚书·尧典》"柔远能迩"句,孔安国传亦谓"柔,安也"。上言"精"字读为"静"而其义训为"安",此言"柔"字之义亦训"安",是"精""柔"训"安"义同也。然"安"字之义又训"静",《方言》卷十说:"安,静也",《仓颉篇》卷中说:"安,静也",可证。是"静""安"二字可互训,其义则相通也。从而表明了此文"精则养神"者,乃言"静则养神"也;此文"柔则养筋"者,乃言"静则养筋"也。一句话,安静则阳气养神又养筋也。然其一言"精"、一言"柔"者,是变文耳,与《素问·逆调论篇第三十四》之上文言"常"、下文言"衣"同例也。惟此"安静"之义,乃谓其不躁动烦劳,与下文"阳密"或"阳秘"之义正同,非谓其静止不动也。

此文"阳气者,精则养神,柔则养筋"之"养"字,似非"补养"之"养",当训"治"。《周礼·天官冢宰·疾医》说:"以五味五谷五药养其病",郑玄注:"养,犹治也"。是"养"可训"治",则此"阳气者,精则养神,柔则养筋"之义,即为"安静则阳气正常而治神治筋",或者其"养神""养筋"为"神养""筋养"之倒装,即为"安静则阳气正常而神治筋治"也。

(七)精乃亡,邪伤肝也

《素问·生气通天论篇第三》说:"风客淫气,精乃亡,邪伤肝也。"

按:《素问·阴阳应象大论篇第五》说:"风气通于肝",肝属木而主疏泄,与肾并居下焦,风气淫胜,客寄于肝,《素问·阴阳应象大论篇第五》说:"风伤肝",肝伤于邪则其疏泄功能太过,以致肾失藏精之用，而精亡失于外，成为临床上之所谓"失精"病证，治当祛风邪而兼涩精，《金匮要略·血痹虚劳病脉证并治第六》所载"脉芤动微紧，男子失精，女子梦交，桂枝加龙骨牡蛎汤主之"，正是其例。《伤寒论·辨太阳病脉证并治第六》说："欲救邪风者，宜桂枝汤。"桂枝加龙骨牡蛎汤方，以桂枝汤祛风邪，加龙骨、牡蛎以固涩敛精。

（八）阳密乃固

《素问·生气通天论篇第三》说："凡阴阳之要，阳密乃固。两者不和，若春无秋，若冬无夏，因而和之，是谓圣度。故阳强不能密，阴气乃绝……"

按：此文"阳密乃固"句之"密"字，王冰、吴崑、张介宾释之为"闭密"，马莳释之为"秘密"，张志聪释之为"固密"。细析诸注之前后文，其所谓"闭密""秘密""固密"，文虽有异，然均似谓"坚固关闭"之义。如此，则与本段文字内容之义稍嫌左。根据《素问》所载阴阳学说的基本思想和本段文字的精神，此"密"字训为"闭固"之义，不如训为"安静"之义为长，惟高世栻释为"藏密"略近之。然其释下文"秘"字又曰"秘密"，则又与诸注义同而有误矣。

在古代文献里，训"密"为"静"义是颇不乏其例的，如《尚书·尧典》说："四海遏密八音"，孔安国传："密，静也"；《尔雅·释诂下》《群经音辨·山部》亦皆谓"密，静也"，均是其例。然"密"又训"宁"。《国语·周语下》说："密，宁也"；《孔子家语·论礼》说："夙夜基命，宥密无声之乐也"，王肃注亦谓"密，宁也'，；而"宁"之义亦训"静"，故《尔雅·释诂上》说："密，宁，静也"。是所谓"阳密"者，乃言"阳气宁静"也。惟其"阳气宁静"，则阴阳和调"乃固"也。此文"阳密乃固"之"固"，与上文"阳者，卫外而为固也"的"固"字训"坚固"之义有别，当与《素问·阴阳应象大论篇第五》中"喜怒不节，寒暑过度，生乃不固"的"固"字义同而训为"长久"。《小尔雅·广诂》说："固，久也"。是"固"可训"久"无疑。如斯，则阴阳和调之枢要，在于阳气宁静始乃久长也。众所周知，其阴阳运动的特性，阴为静而阳为动。然所谓"阳为动"者，只是对"阴为静"而言；其所谓"阳气宁静"者，又只是对"阳气烦劳"而言，故此可以总之曰"阳性动而忌烦劳喜宁静"也。

阳性动而忌烦劳喜宁静，阴性静其忌？喜亦如是也，故《素问·痹论篇第四十三》有"阴气者，静则神藏，躁则消亡"之记述。然"阴性静"亦是对"阳性动"而言。阴阳作为一个整体言之，则是不断运动的。《素问·阴阳应象大论篇第五》说，"阴在内，阳之守也；阳在外，阴之使也"，本篇《素问·生气通天论篇第三》说："阴者，藏精而起亟也；阳者，卫外而为固也"。是阴阳二气相互依赖、相互促进而以运动为常。但是阴阳之运动，必须在宁静状态下进行才是有益的，《素问·至真要大论篇第七十四》说："夫阴阳之气，清静则生化治，动则苛疾起"，说明了这一点。

阴阳学说的基本思想是在"运动"中保持"宁静"，故此文论"阴阳之要"的"阳密乃固"句，当释为"阳静乃久"之义为优。阳气安谧宁静，则阴阳和调而乃久长。

《礼记·乡饮酒义》说："产万物者圣也"，郑玄注："圣之言生也"；《广韵·去声·四十五劲》说："圣，式正切，生也"。是"圣"可训"生"也。生，当读如《素问·六节藏象论篇》"生之本，本于阴阳"。《素问·阴阳应象大论篇》"生乃不固"之"生"，指"生气"；《说文·又部》说："度，法制也"，《群经音辨·又部》说："度，法制也"，犹今之所谓"规律"之义。"因而和之，是谓圣度"者，谓"阴阳和调是生气的正常规律"，和之乃可以久长也。如阳气躁动烦扰，阴阳"两者不和"，则为孤阴独阳，"若春无秋，若冬无夏"，而无以生长矣，是以下文有曰："故阳强不能密，阴气乃绝。"

（九）阴平阳秘

《素问·生气通天论篇第三》说："阴平阳秘，精神乃治；阴阳离决，精气乃绝。"

按：此文乃论述阴阳的静躁对精气的影响作用，从而决定生命的存亡，为上文之结语。然其"阴平阳秘，精神乃治"之义，诸家多注而未明，如马莳注说："必彼之阴气得其和平，而此之阳气知所秘密，则精神乃治"；张介宾注说："平，即静也。秘，即固也。人生所赖，惟精与神，精以阴生，神从阳化，故阴平阳秘，则精神治矣"；张志聪注说："调养精气神者，当先平秘其阴阳"，等等。这里马莳注"平"为"和平"，既欠确切，而注"秘"为"秘密"，则使人亦嫌不甚明了其所说矣；张介宾注"平"为"静"，颇有见地，而注"秘"为"固"，则又不然矣，且说"人生所赖，惟精与神，精以阴生，神从阳化"，把此文"精神"一词分而释之，则更嫌其未究此段文字之文法及文义也；至于张志聪之注，则不胜"囫囵吞枣"之甚，而不必于此加议矣。观此文"阴平阳秘，精神乃治"二句，与下二句"阴阳离决，精气乃绝"为对文，则此"平""阳"二字为误倒，当乙转，作"阴阳平秘"之句为是。只有"平秘"，始与下文"离决"为对。《鬼谷子·摩篇》说："平者，静也"，上文已引张介宾注亦说："平，即静也"，是"平"为"静"义；《列子·力命》说："自然者，默之成之，平之宁之"，张湛注："平宁无所施为"，无所施为，亦谧静之义。秘者，《广雅·释言》说："秘，密也"，《广韵·去声·六至》说："秘，兵媚切，密也……俗作秘"，然《尔雅·释诂下》说："密，静也"，《尚书·尧典》说："四海遏密八音"，孔安国传："密，静也"。"秘"训"密"，而"密"则训"静"，是"秘"亦"静"也。此文"平"训"静"，"秘"亦训"静"，二字叠词同义，与下"离决"之词同。从理论上讲，阴阳之性，对言之则阴静而阳动（然阴无极静而阳无极动），合言之则阴阳俱喜宁静而忌躁动也。《素问·痹论篇第四十三》说："阴气者，静则神藏，躁则消亡"，是言阴气静则安而躁则害也；本篇即《素问·生气通天论篇第三》说："阳气者，精则养神，柔则养筋"而"烦劳则张，精绝"，是言阳气静则安而躁则害也；《素问·至真要大论篇第七十四》说："夫阴阳之气，清静则生化治，动则苛疾起"，是总言阴阳之气静则安而躁则害也。阴阳之气以静为安而能生化，故此文说"阴阳平秘，精神乃治"也。此所谓"精神乃治"者，殆即"精气乃治"也。精气，古可写作"精神"，《礼记·聘义》说："精神见于山川"，郑玄注："精神，亦谓精气也"；《素问·五藏别论篇第十一》说："藏精气而不写也"，林亿新校正谓"全元起本及《甲乙经》《太素》'精气'作'精神'。"可证。"精气乃治",与下"精气乃绝"为对文。

据上所述,此文"阴平阳秘",乃"阴阳平秘"之误,而"阴阳平秘"之义,本为"阴阳清静宁谧"。然今人颇有望文生义而将此文"阴平阳秘"释为"阴阳平衡",且恐人误会其阴阳平衡之义而添字作释以成为"阴阳相对平衡"者。这与中医学阴阳学说虽无乖,然非此文本义,故为研究整理《黄帝内经》之文者所不敢取也。

（十）鼽衄

《素问·金匮真言论篇第四》说:"故春善病鼽衄……故冬不按跷,春不鼽衄。"

按:此文"鼽衄"之义,有些注语随文敷衍,未予阐释;有些注语将其析之为二证,如王冰注说:"鼽,谓鼻中水出;衄,谓鼻中血出",吴崑注说:"鼻出水谓之鼽,鼻出血谓之衄",张琦注说:"邪客于肺,气道不利,则鼻塞而鼽;血升于上,肺气不降,则出于鼻而为衄"。这里王冰释"鼽"为"鼻中水出",不知何所据而吴崑因之,张琦释"鼽"为"鼻塞",乃本于《说文》。《说文·鼻部》说:"鼽,病寒鼻窒也,从鼻,九声","鼻窒"即"鼻塞"也。《素问·气交变大论篇第六十九》"欬而鼽"的"鼽"字即是其"鼻塞"之义。然"鼽""衄"二字连用为"鼽衄",屡见于《黄帝内经》中,恐不宜析为二证,当为一病证名词。《素问·水热穴论篇第六十一》说:"故曰冬取井荥,春不鼽衄",《素问·五常政大论篇第七十》说:"从革之纪……鼽衄""少阳司天……鼽衄、鼻窒""少阴司天……鼽衄、鼻窒",《素问·六元正纪大论篇第七十一》说:"凡此阳明司天之政……鼽衄""凡此少阳司天之政……鼽衄""凡此少阴司天之政……鼽衄""热至则……鼽衄",《素问·至真要大论篇第七十四》说:"少阴司天……鼽衄""少阳司天……甚则鼽衄""太阳司天……鼽衄",《灵枢·经脉第十》说:"大肠手阳明之脉……鼽衄""胃足阳明之脉……鼽衄""膀胱足太阳之脉……鼽衄""足太阳之别……实则鼽窒,头背痛,虚则鼽衄",等等。如果"鼽衄"为二证,"鼽"是指"鼻塞","衄"是指"鼻出血",试问"鼻塞"和"鼻出血"这二者之间有什么不可分割的必然联系而致

《黄帝内经》屡屡连言？且上面所引《素问·五常政大论篇第七十》中论述"少阳司天"和"少阴司天"的病证时，"衄衄"与"鼻窒"并提，如"衄衄"为二证而"衄"训为"鼻塞"，则其下文之所谓"鼻窒"岂不为多余？由此可见，此文"衄衄"只能是一个病证名词，而不应该把它分释为二证。

何谓"衄衄"？《说文·血部》说："衄，鼻出血也，从血，丑声"，《诸病源候论·伤寒病诸候下·伤寒衄血候》说："衄者，鼻出血也"，《内经》诸注亦均以"鼻出血"释此"衄"字，是此文之"衄"为"鼻孔出血"已殆无疑义。然则"衄"字之义为何？王冰注《素问·刺禁论篇第五十二》说："任脉自鼻衄两傍上行至目瞳子下"。所谓"目瞳子下"，为任脉之终左右四白穴。王冰以"鼻""衄"二字连用，而为任脉循行于面的左右相夹部位，显然是人体的一部位名词。《太素》卷八首篇说："大肠手阳明之脉……衄衄"，杨上善注："鼻形为衄也"，《太素》同篇又说："胃足阳明之脉……衄衄"，杨上善注："衄，鼻形也"。是"衄"为"鼻形"。鼻形，正是任脉循行于面而左右相夹之部位。《素问·六元正纪大论篇第七十二》说："阳明所至为衄、尻、阴、股、膝、髀（此字当在"股"上，讹误于此）、腨（此字为衍文）、胻、足病"。其"阳明所至"为"衄病"者，正以胃足阳明经脉"起于鼻"也。是"衄"即为"鼻"。衄，训"鼻"，训"鼻形"，则此文"衄衄"即为"鼻内出血"之病证矣，故张志聪注此即直接称之曰"鼻衄"。《诸病源候论》所载"鼻衄候"，亦即《黄帝内经》中所谓"衄衄"之病证也。

（十一）此平人脉法也

《素问·金匮真言论篇第四》说："夫精者，身之本也。故（冬）藏于精者，春不病温；夏暑汗不出者，秋成风疟。此平人脉法也。"。

按：本文"此平人脉法也"句中"平人""脉法"之文，古注多歧义，有谓"平人"为"不病之人"者，如张介宾、张志聪、高世栻等；有释"平人"曰"平病人"者，如王冰、马莳等；有囫囵吞枣而其义不明者，如杨上善之注。关于"脉法"之义，杨上善、马莳释之为

"切脉"，张介宾、张志聪则以"经脉"释之，而王冰、高世栻又顺文以过，无以睹其义也。另外，林亿等谓"此平人脉法也"全句之义"与上文不相接"，疑为他处之文而错续于此也。张琦亦谓此句乃"他经脱文"。其实，诸注皆未确，盖以其皆不明训诂而未识文字之古义也。

此文"平人"二字，和《素问·平人气象论篇第十八》中所谓"平人者，不病也"的"平人"一词是指"健康人"者不同，和《金匮要略·血痹虚劳病脉证并治第六》中所谓"夫男子平人，脉大为劳，极虚亦为劳"的"平人"一词是指"脉病形不病"者亦不同。因为它不是一个"词"。此"平"字，当作"辨别"解。《说文·亏部》说："平，语平舒也。从亏，从八。八，分也"，《说文·八部》说："八，别也，象分别相背之形。凡八之属皆从八"，又说："分，别也。从八，从刀，刀以分别物也"。是"平"之为字"从八"而有"分别"义也。又"平"之为义可通"辨"，《脉经》卷八第九载"平……疟脉证"，《外台秘要·疗疟方》引张仲景《伤寒论》谓"辨疟脉"，可证；《伤寒论·伤寒杂病论集》所谓"并平脉辨证"者，亦即谓"并辨脉辨证"也。辨，古作"丂""釆"。"辨"亦"别"也，《说文·釆部》说："釆，辨别也，象兽指爪分别也。凡釆之属皆从釆，读若辨。丂，古文釆。"总之，"平"字之义可训为"辨别"也。如此，则本文所谓"此平人……"者，即谓"此辨别人……"也。

关于此文"脉法"之"脉"字，则义当训"诊"。脉，篆文字作"𧖴"，又作"脈"，籀文字作"𧖴"。脉、脈、𧖴、𧖴，形异而字同。《说文·辰部》说："𧖴，血理分衺行体者。从辰，从血。脈、𧖴或从肉。𧖴，籀文。"是"脉"为人体的"经脉"，其在人体具有运行血气以养全身的作用。经脉的变动，即为人体的疾病。人体有病，可参合在人体脉动部以手循按审察经脉的变动情况而诊断之。这种以手循按而审察经脉的变动，叫做"切脉"。切脉，又叫"切诊"，又叫"脉诊"，又叫"切脉诊"，是中医学的重要诊法之一。因为"切脉"是一种"诊法"，故"脉"字之义可引伸而为"诊"。在古代文献里，"脉"读"诊"义是屡见不鲜的，如《汉书·艺文志·方技略》说："原诊以知政"，《隋书·经籍志·医方》则谓"原脉以知政"，是"脉"字之义同"诊"也；《史记·扁鹊仓公列传》所言"至今天下言脉者，由扁鹊也"，即谓"至今天下言诊者，由扁鹊也"；《素问·金匮真言论篇第四》所言"故善为脉者，谨察五藏六府，一逆一丛……"者，即谓"故善为诊者，谨察五藏六府，一逆一从……"也；《素问·示从容论篇第七十六》所言"臣请诵《脉经》上下篇，甚众多矣"者，即谓"臣请诵《诊经》上下篇，甚众多矣"也；《素问·疏五过论篇第七十七》所言"善为脉者，必以比类奇恒从容知之"者，即谓"善为诊者，必以比类奇恒从容知之"也，等等。

据上所述，"脉"字古可训"诊"义，当无庸置疑。此文"脉法"之"脉"字，只有训作"诊"字之义，其句始能与其前文相贯而理通。吴崑于此文注说："脉法，犹言诊法也"，这是很有见地的。考本段"夫精者，身之本也。故（冬）藏于精者，春不病温；夏暑汗不出者，秋成风疟"等文，根本未及于经脉和脉象，如将其下文"此平人脉法也"一句之"脉"字，释为"经脉"或"切脉诊"，岂不是南其辕而北其辙，后之语而不符前之言哉?! 无怪乎林亿等人谓"此平人脉法也"之文"与上文不相接"也。

现在本文"此平人脉法也"句中"平人""脉法"之义已阐释清楚，这就可以明白地看出：本段文字中"夫精者，身之本也"两句，是"故（冬）藏于精者，春不病温，夏暑汗不出者，秋成风疟"等文的起句，说明精气是人身的根本，精气的藏泄，决定着人体的发病与否；"此平人脉法也"一句，是"故（冬）藏于精者，春不病温，夏暑汗不出者，秋成风疟"等文的结语，说明其文是辨别人体病与不病的诊法。

（十二）十二藏　十二官

《素问·灵兰秘典论篇第八》说："黄帝问曰：愿闻十二藏之相使贵贱何如？岐伯对曰：悉乎哉问也，请遂言之。心者，君主之官也，神明出焉；肺者，相傅之官，治节出焉；肝者，将军之官，谋虑出焉；胆者，中正之官，决断出焉；膻中者，臣使之官，喜乐出焉；脾胃者，仓廪之官，五味出焉；大肠者，传导之官，变化出焉；小肠者，受盛之官，化物出焉；肾者，作强之官，伎巧出焉；三焦者，决渎之官，水道出焉；膀胱者，州都之官，津液藏焉，气化则能出矣。凡此十二官者，不得相失也……"

按：此文对"心""肺""肝""胆""膻中""脾""胃""大肠""小肠""肾""三焦""膀胱"等，在前面"问"辞中称为"十二藏"，而在后面的"答"词中则称之为"十二官"。历代注家于此只谓"藏者，藏也"，"犹库藏之藏"，而"六藏六府"皆谓之"藏"。然均未释"十二藏"何以又称"十二官"，而"胆""胃""大肠""小肠""三焦""膀胱"等六府何以亦可称之为"藏"也。现在特就"藏""府""官"三字之义加以探讨，从而阐明此文"十二藏"之所以又称为"十二官"也。

考《灵枢·终始第九》说："阴者主藏，阳者主府……五藏为阴，六府为阳"，《素问·金匮真言论篇第四》说："言人身之藏府中阴阳，则藏者为阴，府者为阳，肝、心、脾、肺、肾五藏皆为阴，胆、胃、大肠、小肠、膀胱、三焦六府皆为阳。"是"藏"乃为人身中之"肝""心""脾""肺""肾"等，其性属"阴"；而"府"乃为人身中之"胆""胃""大肠""小肠""膀胱""三焦"等，其性属"阳"。《灵枢·卫气第五十二》说："五藏者，所以藏精神魂魄者也；六府者，所以受水谷而行化物者也"，《灵枢·本藏第四十七》说："五藏者，所以藏精神血气魂魄者也；六府者，所以化水谷而行津液者也"，《素问·五藏别论篇第十一》说："所谓五藏者，藏精气而不写也，故满而不能实；六府者，传化物而不藏，故实而不能满也。"是"藏"的功能为"藏精气而不写"，而"府"的功能则是"化水谷""行津液""传而不藏"也。《金匮要略·藏府经络先后病脉证第一》说："问曰：寸脉沉大而滑，沉则为实，滑则为气，实气相搏，血气入藏即死，入府即愈，此谓卒厥，何谓也？师曰：唇口青，身冷，为入藏即死，如身和，汗自出，为入府即愈。"是"藏""府"为病在证候上各有不同而预后亦异也。上述"藏""府"的内容及其阴阳属性，功能活动和其为病的证候、预后，均表明了二字之义有别而不能相混。然《群经音辨·艸部》

说:"藏,入也",而物入则为聚也;《广雅·释诂下》说:"府,聚也",而物聚则有入也。二字之义近。且《群经音辨·艸部》说:"藏,藏物之府也。"是"藏"可训为"府";《说文·广部》说:"府,文书藏也。"是"府"又可训为"藏"。此足证"藏""府"二字古可互训也。是以在医学典籍里,每有以"藏"字概诸"府"者,如本篇所谓"十二藏之相使"和《素问·六节藏象论篇第九》中所谓"凡十一藏,取决于胆也"等文之"藏"字均概有"府"在内;亦每有以"府"字概诸"藏"者,如《素问·离合真邪论篇第二十七》所谓"调之中府,以定三部"和马王堆医书《养生方》第一卷所谓"故能发闭通塞,中府受输而盈"等文之"府"字均概有"藏"在内。正因为"藏""府"二字古义可通,故有二字连用而为叠词同义之"藏府"一词者,如《素问·玉机真藏论篇第十九》中所谓"著之玉版,藏之藏府"者是也。从而表明"藏""府"二字之义,在古代文献里,是对文则有异,散文则可通也。

《风俗通义·佚文·七》载:"藏府……财货之所聚也。"此"藏""府"二字均有"聚"义之又一证也。至于"官"字,《说文·宀部》谓其"从宀,从𠂤。𠂤,犹众也,此与'师'同意。"《周易·师卦》象文亦说:"师,众也。"其"众"在"宀"下,非"聚"而何?是"官"有"聚"义,故其与"藏""府"之字可通也。此文前言"十二藏",后言"十二官",其义一也。所谓"十二藏"者,是指"心""肺""肝""脾""肾""膻中""胆""胃""大肠""小肠""膀胱""三焦"等"六藏六府"也;所谓"十二官"者,亦是指上述"六藏六府"也。是"藏"字之义可概"府","官"字之义亦可概"府",而"藏""官"二字之义可通也。

《广雅·释宫》说:"馆,府,舍也。"其"馆"字乃后出,古止作"官"。"官"训"舍","府"亦训"舍",二字义同,故《广雅·释宫》又说:"府,官也",而此文于"胆""胃""大肠""小肠""膀胱""三焦"等则均称为"官",《灵枢·本输第二》则均称为"府",是"官""府"之义相通无疑,因而二字古常连用,如《周礼·天官冢宰·大宰》说:"以治官府,以纪万民",《墨子·尚贤中》说:"收敛关市山林泽梁之利以实官府，是以官府实而财不散"等是其例。

然"官""府"二字之义训亦有不可相通者，如《孟子·万章下》说："心之官则思"，赵岐注："官，精神所在也，谓人有五官六府"。所谓"五官六府"者，乃指人身"心""肺""肝""脾""肾"等属"阴"之"五藏"和"胆""胃""大肠""小肠""膀胱""三焦"等属"阳"之"六府"。《脉经》卷一第七亦说："左主司官，右主司府""阴病治官，阳病治府"。此"官""府"二字对举，当亦指上述"五藏"与"六府"也。是"官""府"二字，亦散文则通，对文则异也。

（十三）中正之官

《素问·灵兰秘典论篇第八》说："胆者，中正之官，决断出焉。"

按：近些年有人根据此"中正之官"之文，断定此《灵兰秘典论篇》为我国六朝时作品，理由是"中正"这一官职是在六朝时才有之设制。从而将此文"中正之官"之"官"字，义训为"官宦""宦僚""长官"之"官"，殊误。考"中正"之职官虽为六朝时才设制，但"中正"之词在我国古代文献中却经常使用，屡见不鲜，如《尚书·吕刑》说："克敬折狱，明启刑书胥占，咸庶中正"，《管子·五辅》说："中正比宜，以行礼节"，《春秋·宣公十五年公羊传》说："什一者，天下之中正也"，《楚辞·离骚》说："跪敷衽以陈辞兮，耿吾既得此中正"，《鬼谷子·谋篇》说："非独忠信仁义也，中正而已矣"，《孔丛子·杭志》说："中正弼非，则君疏之"，《礼记·儒行》说："言必先信，行必中正"，《史记·孔子世家》说："处虽辟，行中正"，《荀子·勤学篇》说："所以防邪僻而近中正也"，《中庸》第三十一章说："齐庄中正，足以有敬也"，《周易·乾卦·文言》说："大哉乾乎，刚健中正，纯粹精也"，《史记·乐书》曰："中正无邪，礼之质也"，《管子·宙合》说："中正者，治之本也"，等等皆是。字又作"衷正"，《国语·周语上》说："国之将兴，其君齐明衷正……"同书《楚语下》说："民之精爽不携贰者，而又能齐肃衷正"是其例。可见"中正"一词，在古文献中被广泛运用。由于"中正"为"礼之质"，为"治之本"，可以"防邪僻"，故用以况"胆"之性能。惟胆之性"中正无邪"，故

"勇"而"出决断"也。然则此文"官"字之义若何？《说文·𦥑部》说："官，吏事君也，从宀𤦂。𤦂，猶'众'也。此与'师'同意"。《说文·币部》说："师，二千五百人为师，从币，从𤦂。𤦂，四币众意也"。《周易·序卦传》说："师者，众也"。《尔雅·释诂上》说："师，众也"。《尔雅·释言》说："师，人也"。郭璞注："谓人众"，郝懿行义疏："人者，统词也……是师为人众之称"。众人聚舍于"宀"下，是为就"官"，故《广雅·释诂》卷四下说："师，官也"。

《史记·苏秦列传》说："苏秦恐得罪归，而燕王不复官也"，《战国策·燕策一·人有恶苏秦于燕王者》说："武安君从齐来，而燕王不复馆也"。是"官"与"馆"通，"官"即古之"馆"字也。《诗·国风·郑风·缁衣》说："适子之馆兮"，毛苌传："馆，舍"；《春秋·左隐十一年传》说："馆于写氏"，杜预注："馆，舍也"；《广雅·释言》亦说："馆，舍也"，《广韵·去声·二十九换》说："馆，馆舍也"，而《释名·释宫室》说："舍，于中舍息也"。是"馆舍"乃"众人休息宿止"之处。休息宿止，则入就于"馆舍"，而"馆舍"即有"入藏"之义矣。"馆"与"藏"通，故此《灵兰秘典论篇》前者曰"十二藏"，后者曰"十二官"也。其前言"藏"、后言"官"者，变文耳，非别义也，故此文所谓"中正之官"者，即言"中正之藏"也，非谓中正之职官也。如果硬要谓此文"中正之官"为六朝时所设制之中正职官名称，试问此篇所谓"仓廪之官""传道之官""受盛之官""作强之官""决渎之官""州都之官"等又是我国何朝所设制之行政职官称谓？显然，将无以为答也。

至于此《灵兰秘典论篇》，新校正谓"全元起本名《十二藏相使》，在第三卷"。然《针灸甲乙经》和《黄帝内经太素》二书均未载此篇内容，故此《灵兰秘典论篇》，似非《黄帝内经素问》一书之原有篇章，疑其为全元起为《素问》作训解时采之以补入者。其是否为六朝时作品，因无确据，现尚不得而知。但仅据此文"中正之官"一句，曲解其义，以断定其为六朝时作品，殊为无当之至！

（十四）罢极之本

《素问·六节藏象论篇第九》："肝者，罢极之本，魂之居也，其华在爪，其充在筋，以生血气，其味酸，其色苍，此为阳（当作"阴"）中之少阳，通于春气。"

按：此文"罢极之本"句之"罢极"一词，诸注似均不妥，马莳注说："肝主筋，故劳倦罢极，以肝为本"；张志聪注说："动作劳甚谓之罢，肝主筋，人之运动皆由乎筋力，故为罢极为本"；丹波元坚注引或者说："罢极，当作'四极'。四极，见《汤液醪醴论》，即言'四支'，肝其充在筋，故云'四极之本'也"；高世栻注说："肝者，将军之官，如熊罴之任劳，故为罢极之本。"然而，其"罢极"之词，如据马莳、张志聪注为"疲累劳困"，固于字义可通，但于本节上下文例不合，如上文言"心者，生之本""肺者，气之本""肾者，封藏之本"（"封"字上原衍"主蛰"二字，今删），下文言"脾（此下原误有一"胃"字，今移于下段）者，仓廪之本"，俱为生理，独于此段言"肝"为"罢极之本"，是一病证，似不合文理，且谓肝为人体疲累劳困之本，则肝就成为对人体有害的东西了；丹波元坚注为"四肢"，考四肢为脾之所司而不为肝所主，如此，则与中医学理论不合；高世栻改"罢"为"罴"，注为"如熊罴之任劳"，尤属臆想之释，不足为训。

罢，原作"罷"。本节"罢极之本"的"罢"字，疑当为"能"字，而"能"字则当读为"耐"。

杨树达《词诠》说："能，外动词，与耐同"。在我国古代文献里，"能"字每有读为"耐"、而"耐"字多有作"能"者，如《汉书·食货志》说："能风与旱"，颜师古注："能，读曰耐也"；《汉书·赵充国辛庆忌列传》说："汉马不能冬"，颜师古注："能读曰耐，其下'能暑'亦同"；《荀子·正名篇》说："能有所合谓之能"，杨惊注："能当为耐"；本书《阴阳应象大论篇第五》说："能冬不能夏""能夏不能冬"，《甲乙经》卷六第七则作"耐冬不耐夏，耐夏不耐冬"；《灵枢·阴阳二十五人第六十四》说："能春夏，不能秋冬""能秋冬，不能春夏"，《甲乙经》卷一第十六则作"奈春夏，不奈秋冬""奈秋冬，不奈春夏"（奈即"耐"之借字），等等。

本节"罷极"的"罷"当为"能"字而读为"耐"，其"极"字则训为"疲困"。所谓"能极"，就是"耐受疲劳"。人之运动，在于筋力，肝主筋，而司人体运动，故肝为"能极之本"。后人不识"能"读为"耐"和"能极"之义，徒见古有"罷极"之词，遂于"能"上妄加"罒"头而成"罷"（罷），今应改正。

又按：此文"罷极"二字，马莳释之为"劳倦罷极"，张志聪注说："动作劳甚谓之罷"，是读此文"罷"字为"疲"也。这在此文之字面上讲，实未可为非，但将其放在其上下文之间而以全章之文义讲，则未可为是。先师蒋笠庵先生指出其释为"疲极"之义为病理，与上下文之论藏府生理之义者例不相合，余则因之提出当为"能极"即"耐极"之看法。学术问题，本可讨论而明之。然今有杨琳、王俊华二人连名在《福建中医药》1995年第六期上撰文，仍割裂其上下文而孤独的释"肝者，罷极之本"句以袭马、张之误。这是一种"只见树木，不见森林"即"只见局部，不见整体"的读书方法；且诬余有"众人皆醉我独醒，众人不识我独识"之意，实属荒谬！再说，其对"罷"字上半部之"罒"字头，竟误读为"一、二、三、四"之"四"。由此即可见其一斑矣。《淮南子·齐俗训》说："夫胡人见麛，不知其可以为布也；越人见毳，不知其可以为旃也。不通于物者，难与言化。"

数年前，又有释此文"罷极"二字为"缓急"之义者。缓急，仍为病候，故亦未当。是亦"只见树木，不见森林"之读书方法使然也。

（十五）凡十一藏取决于胆也

《素问·六节藏象论篇第九》说："……凡十一藏，取决于胆也。"

按：此文"凡十一藏，取决于胆也"之"十""一"二字，近年有人提出乃"土"字之裂而分之然也，遂读之为"凡土藏，取决于胆也"，实只想当然耳。其于文献为无据，而于文义亦未通也。

《说文·二部》说："凡，最括也"，《玉篇·二部》说："凡，扶严切……非一也"，《广韵·下平声·二十九凡》亦说："凡，非一也"，然《方言》卷十三说："枚，凡也"，钱绎笺疏："凡之言泛也，包举汜滥一切之称也"。是"凡"字之义为"最括",而"最括"即"撮括"。既言"撮括",其撮括之内容必非一物,乃"包举汜滥一切"也。如此文"十""一"二字果为一"土"字之裂而分者,此文"十一藏"果为"土藏"之讹而成者,则"土藏"之为藏数独"一"无二耳。如斯,其"土藏"字上何有"凡"字之用为?殊不知此文正是承接上文而结之曰:"凡十一藏,取决于胆也",而此凡字则是撮括上述"心""肺""肾""肝""脾""胃""大肠""小肠""三焦""膀胱"以至"胆"本身,共十一藏也,故王冰注:"上从心藏,下至于胆,为十一也"。此文"凡十一藏"句,正与上篇《灵兰秘典论篇第八》中所谓"凡此十二官者"句同一文例,且彼篇说:"胆者,中正之官,决断出焉"。胆出"决断",正与此文"凡十一藏,取决于胆"之义合,而《诸病源候论·五藏六府病诸候·胆病候》明谓"诸府藏皆取决断于胆",据《素问·奇病论篇第四十七》新校正注,林亿等所见《甲乙经》本,亦有"五藏取决于胆"之文,是此所谓"凡十一藏,取决于胆也"之文何讹之有?

府为藏用。胆为六府之一,何以能决断五藏六府?考《灵枢经·本输第二》说:"胆者,中精之府"。胆"藏精气而不写",为"奇恒之府",具有五藏相同之用,中藏神志,故在古代文献中,每将"胆"与"心""肝""脾""肺""肾"等"五藏"并列论述,如《素问·刺禁论篇第五十二》说:"刺中心,一日死,其动为噫;刺中肝,五日死,其动为语;刺中肾,六日死,其动为嚏;刺中肺,三日死,其动为欬;刺中脾,十日死,其动为吞;刺中胆,一日半死,其动为呕",《淮南子·精神训》说:"故胆为云,肺为气,肝为风,肾为雨,脾为雷,以与天地相参也而心为之主",《云笈七签·上清黄庭内景经·心神章》说:"心神丹元字守灵,肺神皓华字虚成,肝神龙烟字含明(此下原有"翳郁导烟主浊清"一句,据原注谓"别本无此一句",删),肾神玄冥字育婴,脾神常在字魂停,胆神龙曜字威明"等等,皆以"胆"与"心""肝""脾""肺""肾"等并列而为之"六",《庄子·齐物论》载"百骸九窍六藏,赅而存焉",《列子·周穆王》载"百骸六藏,悸而不凝,意迷精丧",《列子·仲尼》载"心腹六藏之所知,其自知而已矣"等之所谓"六藏",当指此。

《难经·四十二难》说:"心重十二两,中有七孔三毛,盛精汁三合,主藏神"。又说:"胆在肝之短叶间,重三两三铢,盛精汁三合"。是胆"盛精汁三合",与心"盛精汁三合"同,故胆气通于心,而有"小心"之称,《素问·刺禁论篇第五十二》所谓"十(原作"七",误,今改)节之傍,中有小心"者是也。心为君主之官,出神明,故主宰十二官也;胆乃小心,为中正之官,出决断,故决断十一藏也。所谓"十二官"者,所谓"十一藏"者,义同,皆谓人身之"五藏六府"也。

此文"凡十一藏,取决于胆也",文通理顺,本无疑义,前人已多作释,何必无端多疑、自我困惑而自扰以标新!

(十六)《五藏生成篇》

《素问·五藏生成篇第十》这一篇题名称,新校正解释说:"此篇云'五藏生成篇'而不云'论'者,盖此篇直记五藏生成之事,而无问答议论之辞,故不云'论'。后不云'论'者,义皆仿此。"以后注家多宗其说。其实,未必然也。《四气调神大论篇第二》中内容无"问答论议"之辞却云"论",《大奇论篇第四十八》中内容无"问答论议"之辞也云"论",《生气通天论篇第三》中虽有"黄帝曰"一、"岐伯曰"一,然非"问答论议"之义,正如新校正于"岐伯曰"句下之注所说"详篇首云'帝曰'、此'岐伯曰',非相对问也",其篇题亦是云"论",而《阳明脉解篇第三十》《针解篇第五十四》两篇中内容有"问答论议"之辞其篇题又只云"篇"而未云"论"。是《素问》一书各篇题之"云论"与否,必不以其篇中内容有无"问答论议之辞"为准也。殊不知此"论篇"之"论",非"论议"之"论",与《玉版论要篇第十五》之"论"义不同。如果此"论篇"之"论"读为"论议"之"论",则《通评虚实论篇第二十八》《评热病论篇第三十三》等篇题之为文亦拙而无当矣,盖"评"字之义即为"议"也,《广雅·释诂》说:"评,平也",王念孙疏证:"读评议之评",可证。

《说文·言部》说:"论,议也,从言,仑声。"是"论"得"仑"

声，故"论""仑"二字例可通假。此"论篇"之"论"即为"仑"字之假借，《说文·人部》说："仑，……从亼，从册。"亼，即"集"字；册，乃"简札"成"编"。表明此"论篇"之"论"，义为"集册"。所谓"集册"者，"简札相集"也，与"篇"字之义近。《说文·竹部》说："篇，书也……从竹，扁声"。是"篇"义训"书"而字得"扁"声，其"扁"字亦从"简札成编"之"册"，故亦有"集"义。"论""篇"二字连用，叠词同义，亦见于《著至教论篇第七十五》之内容中，所谓"医道论篇，可传后世，可以为宝"者是也。论篇，义同"论集"，赵岐《孟子注疏题辞解》说："于是退而论集所与高第弟子公孙丑、万章之徒难疑答问"，《孔丛子·序》注："论集先君仲尼、子思、子上、子高、子顺之言及己之事"等均用"论集"之词，张仲景之医学巨著《伤寒杂病论集》，则是书籍用"论集"为名也。

"论""篇"二字连用，为"单义复词"；分用，则为"单词"，然义无二别。故《素问》各篇题名称，或云"篇"，或云'论篇'，其义一也，未尝以"云论"与否而有异，不得以有无"问答论议之辞"为说而画蛇添足也。

（十七）祝由

《素问·移精变气论篇第十三》说："黄帝问曰：余闻古之治病，惟其移精变气，可祝由而已，今世治病，毒药治其内，针石治其外，或愈或不愈，何也？岐伯对曰：往古人居禽兽之间，动作以避寒，阴居以避暑，内无眷慕之累，外无伸官之形，此恬憺之世，邪不能深入也，故毒药不能治其内，针石不能治其外，故可移精祝由而已。"

按：此文"祝由"二字，全元起注谓"祝由，南方神"，误。南方神曰"祝融"，非此文"祝由"也。王冰注谓"祝说病由"，吴崑、张介宾、高世栻、张琦等氏俱宗之，实望文生训，而随文敷衍也。马莳注谓"祝由，以祝禁拔除邪魅之为厉者"，而遗"由"字之未释也。今人郭霭春氏，在其近著《新医林改错》中，据《五藏别论篇第十一》所载"拘于鬼神者，不可与言至德"之文，并引清人陈葵生之语，谓此文"祝由"之义，非言"祝病"，而是"断绝致病之由"。其说似亦可商。在《黄帝内经》中，除此文论及"祝由治病"外，《灵枢经·贼风第五十八》说："先巫者，因知百病之胜，先知其病之所从生者，可祝而已也"，且同书《官能第七十三》还规定祝由治病之人选，必是"疾毒言语轻人者"，才"可使唾痈呪病"。呪、祝字通。如此文"祝"义训"断"，则"断由"为不词矣，必加字以足义，殊非训解古书之善法也。

《一切经音义》卷六十七说："祝，《说文》作'詶'，今作'呪'，同，之授反"，《说文·言部》说："詶，诅也，从言，州声"。《诗·大雅·荡之什·荡》说："侯作侯祝"，毛苌传："作，祝，诅也"。是"祝""詶""呪"三者形虽异而字同，义训为"诅"。然《周礼·春官宗伯上》官目说："诅祝，下士二人……"郑玄注："诅，谓祝之使诅败也"，《说文·言部》亦说："诅，詶也，从言，且声"。是"诅"字之义又训为"祝"也。'祝''诅'二字互训，叠词同义，故每连用，《尚书·无逸》说："否则厥口诅祝"，《汉书·元后传》说："乃诸娣妾良人更祝诅杀我"，是其例。《释名·释言语》说："祝，属也，以善恶之词相属著也。诅，阻也，使之行事，阻限于言也"。若斯，则"祝"之为义，乃以"善恶之词"而"呪诅"也。至于此文"由"者，《说文·言部》说："油，詶也，从言，由声"，《玉篇·言部》说："油，丈又切，祝也"。是"油"得"由"声，故"由""油"二字例得通假。此文"由"为"油"之借。字又作"祒"，作"禂"，《玉篇·示部》说："祒，耻雷切，古文禂，《集韵·平声四·十八尤》说："祒，禂，祝也，或从留"，其义训为"祝"。祝由，叠韵字。《玉篇·示部》说："禂，除雷切，祝禂也"，《说文·示部》说："禂，祝禂也，从示，畱声"，段玉裁注引惠氏士奇曰："《素问》：'黄帝曰：古之治病，可祝由而已'。祝由，即'祝禂'也。"禂，即"禂"字。是此文"祝由"即"祝禂"，为具有"疾毒言语轻人"专长者以"善恶之词"之"呪诅"方法为人治病，即《灵枢经·官能第七十三》所谓"唾痈呪病"也。

（十八）五藏阳以竭也

《素问·汤液醪醴论篇第十四》说："其有不从毫毛而生，五藏阳以竭也，津液充郭，其魄独居，孤精于内，气耗于外，形不可与衣相保，此四极急而动中。是气拒于内而形施于外……"

按：此文乃论述肿病发生的机制及临床证候。然其所谓"五藏阳以竭也"句，诸注均释之为"阳气竭尽"，如马莳注说："帝言病有不从毫毛而生，非由于外而生于内，五藏阳气皆已竭尽，津液充溢皮肤发为肿胀"；张介宾注说："不从毫毛生，病生于内也。五藏阳已竭，有阴无阳也"；吴崑注说："五藏列于三焦，五藏阳已竭，是三焦无阳也"，等等。如此文"五藏阳已竭"之义，果为"阳气竭尽"，则下文所论治法"开鬼门""洁净府"以汗之泄之则不可理解矣，以汗、泄则阳更伤也。以，在古代诚可与"已"通，然亦可读若"为"，《经传释词》卷一引《玉篇》说："以，为也"，可证。此文"以"字正读若"为"。是"五藏阳以竭"者，乃"五藏阳为竭"也。而此文"竭"字，亦非"竭尽"之义，乃"阻塞"之义当读若"遏"。竭、遏二字俱偕"曷"声，例得通假。《墨子·修身》说："藏于心者无以竭爱"，于鬯《香草续校书》于此文注说："竭当读为遏，《诗·文王篇》：'无遏尔躬'，陆释云：'遏或作竭'，明'遏''竭'二字通用。《书·汤誓》云：'率遏众力'，彼'遏'当读为'竭'，说见前校。'竭'之读为'遏'，犹'遏'之读为'竭'矣……。下文云'动于身者无以竭恭，出于口者无以竭驯'，两'竭'字并当一例读'遏'。"是"竭"字古可通"遏"无疑。这就表明此文"五藏阳以竭也"，可读为"五藏阳为遏也"。《春秋·左昭二十年传》说："式遏寇虐"，杜预注："遏，止也"；《说文·辵部》说："遏，微止也，从辵，曷声"。是"遏"之为义，乃"阻止闭塞"，其"竭"读为"遏"，故"竭"亦为"止塞"之义。《素问·缪刺论篇第六十三》说："五络俱竭"，王冰注："阳气乱则五络闭结而不通"，即本此义。其实，在古典医学著作里，"竭"字读为"遏"而训"阻塞"之义并不是少见的，如《素问·举痛论篇第三十九》所谓"阴气竭，阳气未入"者，即是言"阴气遏，阳气未入"也；《金匮要略·五藏风寒积聚病脉证并治第十一》所谓"三焦竭部，上焦竭善噫……下焦竭即遗溺失便"者，即是言"三焦遏部，上焦遏善噫……下焦遏即遗溺失便"也。此文"五藏阳以竭"，其阳气阻遏于内而不用，水气泛滥于皮肤，"津液充郭"而为病肿也。

（十九）去宛陈莝

《素问·汤液醪醴论篇第十四》："平治于权衡，去宛陈莝，微动四极，温衣，缪刺其处，以复其形，开鬼门，洁净府……"

按：此文是论述"津液充郭，其魄独居"的"水肿病"治疗方法的。它首先提出了"平治于权衡"的治疗原则，接着指出了各种具体治疗方法。其中"去宛陈莝"之义，历代注释，颇有谬误，如王冰注说："去宛陈莝，谓去积久之水物犹如草莝之不可久留于身中也"；丹波元坚说："按《鸡峰普济方》引初和甫曰：'去宛陈莝，谓涤肠胃中腐败也'。"（宛，原误为"远"，今改）前者只谓"去积久之水物犹如草莝之不可久留于身中也"，未说明"去"水的具体方法，其意似谓连上句"平治于权衡"读，为治疗"水肿病"的一般原则；后者谓为"涤肠胃中腐败也"，似指从大便以攻去体内之积水，如《金匮要略·水气病脉证并治》所谓"病水，腹大，小便不利，其脉沈绝者，有水，可下之"之例，但均非本文原意。考"去宛陈莝"的"莝"字，《太素·知汤药》作"茎"，观王冰注文"犹如草茎……"句，似《素问》原文本亦作"茎"而被误为"莝"的。茎，古常写作"莖"而易误为"莝"，《医心方》卷八第八载："唐犀角汤"方中"紫苏茎"的"茎"就误为"莝"，可证。茎，杨上善注《太素·知汤药》不连"去宛陈"三字读而连下句，然亦不可卒读，笔者疑"茎"为另一句之字，其句因脱落太甚而只留下一"茎"字，故不可再为句。据此，则"去宛陈"三字本为一句。"去宛陈"者，谓除去其宛陈之物也，《灵枢·九针十二原》所谓"宛陈则除之"是也。宛，一作菀，又作郁，亦作蕴；陈，指久旧。宛陈，指体内郁积陈旧之浊物，殆无疑义。然本节"去宛陈"之句，则非泛指一切疗法以排出体内浊物，而是指的一种具体治疗方法。根据马克思主义的观点，一定历史时期的文化艺术（包括语言文字），有一定历史时期的特点。《内经》的文字，还是用《内经》的内容去帮助理解才较为接近正确。《灵枢·小针解第三》说："宛陈则除之者，去血脉也"，什么叫做"去血脉"？《素问·针解篇第五十四》说得较清楚，它说："菀陈则出之者，去恶血也"，王冰注说："菀，积也。陈，久也。除，去也。言络脉之中血积而久者，针刺而除去之也"。杨上善注《太素·知汤药》也说："宛陈，恶血聚也。有恶血聚，刺去也"。这就充分表明本节所谓的"去宛陈"，是一种针刺络脉的放血疗法。针刺络脉放血治疗水肿病，这在《内经》里是有具体体现的，如《灵枢·水胀第五十七》说："黄帝曰：肤胀鼓胀可刺邪？岐伯曰：先写（同"泻"字）去胀之血络，后调其经，刺去其血络也"，《灵枢·四时气第十九》说："风㾦肤胀，为五十七痏，取皮肤之血者，尽取之"。本节"去宛陈"疗法，自被误解为药物攻水之法后，则针刺络脉放血治疗水肿病之法即被湮没无闻。在继承发扬中医学的今天，发掘出"去宛陈"这一针刺络脉放血治疗水肿病的方法，亦诚属水肿病者的一件幸事！

（二十）夫五藏者，身之强也

《素问·脉要精微论篇第十七》说："夫五藏者，身之强也。头者，精明之府，头倾视深，精神将夺矣；背者，胸中之府，背曲肩随，府将坏矣；腰者，肾之府，转摇不能，肾将惫矣；膝者，筋之府，屈伸不能，行则偻附，筋将惫矣；骨者，髓之府，不能久立，行则振掉，骨将惫矣。得强则生，失强则死。"

按：此文"夫五藏者，身之强也"之"五藏"二字，诸注多释为"心""肝""脾""肺""肾"的"五神藏"，如王冰注说："藏安则神守，神守则身强，故曰'身之强也'。……强谓中气强固以镇守也"；张介宾注说："此下言形气之失守，而内应乎五藏也。藏气充则形体强，故'五藏'为'身之强'。……藏强则气强故生，失强则气竭故死"；张志聪注说："此言四体百骸髓精筋骨亦皆由藏府之所资也……"等等，这都是望文生义，不足以为训也。考此段文字，实与上文"五藏者，中之守也。中盛气（《太素·杂诊》此句无"气"字）满，气胜伤恐者（《太素·杂诊》载此句止作"气伤恐"三字），声如从室中言，是中气之湿也；言而微，终日（此"日"字疑衍）乃复言者，此夺气也；衣被不敛，言语善恶不避亲疏者，此神明之乱也；仓廪不藏者，是门户不要也；水泉不止者，是膀胱不藏也。得守者生，失守者死"等为对文，上文言"中之守"，此文言"身之强"，上文言"中"，此文言"身"，"身"指"身形"，对"中"而言，则为"外"也，何得而扯上"五神藏"？观此段末文"得强则生，失强则死"之句，则此"身之强"的所谓"五藏"，明指此段文中所谓的"精明之府""胸中之府""肾之府""筋之府""髓之府"的"头""背""腰""膝""骨"也，换言之，此文"身之强"的所谓"五藏"，即指"头""背""腰""膝""骨"的"精明之府""胸中之府""肾之府""筋之府""髓之府"等五府也。其"五神藏"的"心""肝""脾""肺""肾"等不与焉。

细玩此段全文之义，首二句"夫五藏者，身之强也"，说明"头""背""腰""膝""骨"等五府为身形之"强"；从"头者，精明之府"至"骨将惫矣"等文，说明五府的位置、意义及其病变后的临床表现；末二句"得强则生，失强则死"为结语，说明"头""背""腰""膝""骨"等身形五府"强"的重要性。是此文之所谓"五藏"，乃指"精明之府""胸中之府""肾之府""筋之府""髓之府"等五府殆无疑义，故吴崑改此"五藏"之文为"五府"也。然则"藏"字之义古可训"府"，是改字则又不必矣！

《群经音辨·艸部》说："藏，藏物之府也"。此乃"藏"可训"府"之明证也。"藏"义训"府"而言"府"即可用"藏"字，故"胃""肠""膀胱"等"传化之府"在古文献上每有称之为"藏"者；《甲乙经》卷七第一上所载"三阳皆受病而未入于府者，故可汗而已"，《太素·热病决》所载"三经皆受病而未入通于府也，故可汗而已"之文，《素问·热论篇第三十一》则作"三阳经络皆受其病而未入于藏者，故可汗而已。"是《甲乙经》《太素》所载"而未入于府"之"府"，《素问》称其为"藏"也；《周礼·天官·冢宰·医师》说："参之以九藏之动"，郑玄注："正藏五，又有胃、膀胱、大肠、小肠"。贾公彦疏："云……'正藏五'者，谓五藏肺、心、肝、脾、肾，并气之所藏，故得'正藏'之称，不数之者，上已有注云。'又有胃、膀胱、大肠、小肠'者，此乃六府中取此四者以益五藏为'九藏'也……"是《周礼·天官·冢宰·医师》以"胃""膀胱""大肠""小肠"并"肺""心""肝""脾""肾"均称之为"藏"也；《素问·灵兰秘典论篇第八》载黄帝问"愿闻十二藏之相使贵贱何如"，其下岐伯答以"心""肺""肝""胆""膻中""脾""胃""大肠""小肠""肾""三焦""膀胱"等十二藏府的功能及其相互关系，是《素问·灵兰秘典论篇第八》以"胆""胃""大肠""小肠""三焦""膀胱"并"心""肺""肝""膻中""脾""肾"均称之为"藏"也；《素问·六节藏象论篇第九》载黄帝问"藏象何如"，其下岐伯答以"心""肺""肾""肝""脾""胃""大肠""小肠""三焦""膀胱"的功能及其相通的时令后，结之曰"凡十一藏取决于胆也。"是《素问·六节藏象论篇第九》亦以"胃""大肠""小肠""三焦""膀胱""胆"并"心""肺""肾""肝""脾"均称之为"藏"也。

胆、胃、大肠、小肠、三焦、膀胱等六府，皆居于形体之内，故《灵枢·邪气藏府病形第四》称其为"内府"。然则其"府"居于身形之间者，似可称为"外府"矣！所谓"内府"可称作"藏"，已如上述，其居于身形之间的"头角""耳目""口齿""胸中"等亦可称为"藏"也，《素问·六节藏象论篇第九》说："故形藏四，神藏五，合为九藏以应之也"、《素问·三部九候论篇第二十》说："故神藏五，形藏四，合为九藏"，王冰注并云："'形藏四'者，一'头角'，二'耳目'，三'口齿'，四'胸中'也。"可证。居于身形之间的"头角""耳目""口齿""胸中"等既可称之为"藏"，则其居于身形之间的"头""背""腰""膝""骨"等外之"五府"，此文称之为"五藏"亦宜矣。此文"身之强"的所谓"五藏"，实指其下"精明之府""胸中之府""肾之府""筋之府""髓之府"等"五府"，而绝对不是指所谓"五神藏"的"心""肝""脾""肺""肾"也。

另外，附带说几句。根据训诂学知识，在古文献上，"藏""府"二字是可以互训的，"藏"可训为"府"，"府"亦可训为"藏"，故合言"心""肝""脾""肺""肾""胆""胃""大肠""小肠""三焦"

"膀胱"时，既可概称其为"藏"，似乎亦可概称其为"府"。然对言"心""肝""肺""脾""肾"和"胆""胃""大肠""小肠""三焦""膀胱"时，则以其不同的阴阳属性和功能特点，分之为"五藏"和"六府"，其"藏""府"二者之义又是不容稍相淆乱矣。

（二十一）面肿曰风

《素问·平人气象论篇第十八》说："面肿曰风"。

按：此文"面肿"不曰"水"但曰"风"，与上文"目裹（裹）微肿如卧蚕起之状曰水"，下文"足胫肿曰水"之"水肿"病异，《黄帝内经素问注证发微》《黄帝内经素问集注》《素问释义》《黄帝内经素问校释》《素问注释汇粹》等于其病"风邪"之外又加"水邪"而释之曰"风水"，皆误；王冰连上文"已食如饥者，胃疸"句读，注谓"加之面肿，则胃风之诊也"，亦未当，《素问·风论篇第四十二》载"胃风"无"面肿"之证也。且证之临床，"面肿曰风"者，亦不必善消水谷而"已食如饥"也。风邪激水上行而面肿谓之风水，此风邪壅遏于上而面肿，未激于水，则于风水无涉矣，是则所谓"风肿"之病也。然"风肿"者，多骤然起病，始肿于面，次及四肢，亦可延及全身为肿，皮肤虽肿而无水病之鲜泽，唯瘙痒不已，脉多浮，饮食如常。《诸病源候论·肿病诸候·卒风肿候》所谓"人卒有肿，不痛不赤，移无常处而兼痒，偶腠理虚而逢风所作也"是其病，当以疏风为治，余每用"荆防败毒散"治之而收效。某男，约40岁，农民，住湖北省来凤县三河区。1967年5月，发病3天，始则头面肿，继之肿及全身，皮色不变，全身痒，搔之则留红痕，顷之又消退无余，饮食正常，小便黄，苔白，脉浮，施以"荆防败毒散"一剂而愈。此文"面肿曰风"之病，乃因"风"而"肿"，水邪不得与焉。是"面肿曰风"，与《素问·生气通天论篇第三》所载"因于气，为肿"句，文虽异而病则同也。

（二十二）太过则令人善忘

《素问·玉机真藏论篇第十九》说："帝曰：春脉太过与不及，其病皆何如？岐伯曰：太过则令人善忘，忽忽眩冒而巅疾；其不及则令人胸痛引背，下则两胁胠满。”

按：此文“太过则令人善忘”之“忘”字，诸注多疑其为“怒”字之误，如王冰注说：“忘当为怒，字之误也”，林亿新校正并引《素问·气交变大论篇第六十九》“岁木太过”下“甚则忽忽善怒，眩冒巅疾”之文，以证此“忘”字确当作“怒”。于是，马莳、张介宾、吴崑、李念莪、张琦、姚止庵等等均以“怒”字为释，甚至有将“忘”字迳直改作了“怒”字者，这确乎是有欠周详考虑的。虽然《灵枢·本神第八》说：“肝气虚则恐，实则怒”，此“春脉太过”之义即为“肝气实”，其证可见“怒”而不可见“恐”，然“忘”字之义实不同于“恐”字也。根据中医学的理论，“春脉太过”即“肝气实”之病，证固可以见“怒”，其又何为不可以见“忘”？既然“肝气实”之病，证可见“怒”可见“忘”，又何为定要改此“忘”以为“怒”？即如《素问·气交变大论篇第六十九》“甚则忽忽善怒，眩冒巅疾”之文，其“善怒”一证夹杂于“忽忽”“眩冒巅疾”等文之间而上连“忽忽”为句，窃谓其不若此文作“善忘”义长，以“忽忽”二字正是形容“善忘”之证。《说文·心部》说：“忽，忘也，从心，勿声”；《广韵·入声·十一没》：“忽，忘也”；《广雅·释诂》：“忽，忘也”；《文选·张平子东京赋》说：“好殚物以穷宠，忽下叛而生忧也”，薛综注：“忽，忘也”。是“忽”字之义训为“忘”，足证“忽忽”可形容“善忘”之证也。

《群经音辨·辨彼此异音》说：“意昏曰忘”。是“忘”字之义训“意昏”。所谓“意昏”也者，乃谓“意识昏蒙而不慧憭”也。

忘，一作“詄”。“忘”谐“亡”声，“詄”谐“亢”声，而“亢”谐“亡”声，故二字例得通假。《广雅·释言》说：“詄，忽也”，上文所引《说文》《广雅》《广韵》《文选》薛综注等均说：“忽，忘也”。是“忽”“忘”二字古可互训，其合言之则为“忽忘”。《广雅·释诂》王念孙疏证说：忽怳，犹‘忽忘’耳”，就是“忽”“忘”二字连用之例，且说明“忽忘”尚可写作“忽怳”也。在古代文献上，忽忘，亦作“忽荒”，如《文选·贾谊鵩鸟赋》“寥廓忽荒兮，与道翱翔"是其例；亦作"忽悦"，如《文选·潘安仁寡妇赋》"意忽悦以迁越兮，神一夕而九升"，《淮南子·原道训》"忽兮悦兮，不可为象兮"是其例；亦作"惚恍"，如《文选·潘安仁西征赋》"寥廓惚恍，化一气而甄三才"，《老子》第十四章"是谓无状之状，无物之象，是谓惚恍"是其例。然"忽荒"一词，倒言之则曰"荒忽"或"慌忽"，《辅行诀藏府用药法要》"调神补心汤，治心劳脉亟，心中烦，神识荒忽"，《楚辞·九歌·湘君》"荒忽兮远望，观流水兮潺湲"，《国语·周语上》韦昭注"荒忽无常之言也"，《尚书·吕刑》孔安国传"耄乱荒忽"，《礼记·祭仪》"君子致其济济漆漆，夫何慌惚之有乎？"与"于是论其志意，以其慌惚，以与神明交，庶或飨之"等文，均作"荒忽"或"慌惚"也；其"忽悦"倒言之则曰"悦忽"，《文选·宋玉神女赋序》"晡夕之后，精神悦忽"，《淮南子·原道训》"骛悦忽"及"悦兮忽兮，用不屈兮"等文，均作"悦忽"也；其"惚恍"倒言之则曰"恍惚"，《脉经》卷二第四"其人皆苦恍惚狂痴"，《老子》第十四章张松如校读"谓道若存若亡，恍惚不定也"，《素问·灵兰秘典论》篇第八"恍惚之数，生于毫厘"，《灵枢·外揣第四十五》"恍惚无穷，流溢无极"等文，均作"恍惚"也。

《荀子·解蔽篇》说："凡人之有鬼也，必以其感忽之间，疑玄之时正之"，杨倞注："感忽，犹'慌惚'也"；《荀子·议兵篇》说："善用兵者，感忽悠闇，莫知其所从出"，杨倞注："感忽，恍忽也"。是"慌惚"亦可作"恍忽"，《荀子》则作"感忽"也。

据上所述，则忽忘、忽怳、忽荒、忽悦、惚恍、荒忽、慌忽、悦忽、恍惚、恍忽、感忽等，字皆可通，惟因其所见之处不同即因其文字环境不同而其义有异，或谓其客体混沦不分而为恍惚，或谓其目视昏糊不清而为恍惚，或谓其意识蒙惑不慧而为恍惚也。此文乃论"春脉太过"所为之病证，下接"忽忽眩冒而巅疾"为句，自当读为"意昏曰忘"之"忘"，即"意识蒙惑不慧"而"恍惚"之"恍"无疑。人有心识恍惚，每致头目昏暗瞀眩而发生颠仆者，殆即此文之义也。

在中医学古典著作里，"恍惚"之"恍"每有写作"忘"字者，如

《灵枢·本神第八》"肝悲哀动中则伤魂，魂伤则狂忘不精"，《伤寒论·辨阳明病脉证并治第八》"阳明病，其人喜忘者，必有蓄血"等是其例。

《说文·心部》说："忘，不识也，从心，从亡，亡亦声。"识，读"志"字，"志记"之"志"。所谓"不识"者，乃谓"不能记忆往事"或"记忆不起往事"也，即已往之事被遗忘，故《群经音辨·辨彼此异音》说："意遗曰忘"，今俗语谓之曰"忘记"也。是其"忘"字为另一义，与此文之"忘"字义别也。然则，在人之生活过程中，人之意识恍惚，则必遗忘往事而对已往之事无法记忆起来；而人对往事之遗忘，则又当是人对往事之情貌在意识中恍惚而然。据此，则两"忘"字之义又相因也，故《骈雅·释训》有"忽怳，忘也"之训。

（二十三）病名曰疝瘕　一名曰蛊

《素问·玉机真藏论篇第十九》说："脾传之肾，病名曰疝瘕，……一名曰蛊。"

按：此文论述"脾传之肾"的"疝瘕"病，何以又名之曰"蛊"？兹特为文考释之。《说文·疒部》说："疝，腹痛也，从疒，山声"；又说："瘕，女病也，从疒，叚声"，其"女"字为衍文，段玉裁注已早指出，盖"瘕疾"不必专病女子也。《玉篇·疒部》说："瘕，久病也，腹中病也"，《急就篇》卷四说："疝瘕癫疾狂失响"，颜师古注："瘕，癥也"，《玉篇·疒部》说："癥，知凌切，腹结病也"。腹内病气结久而虽已有形可徵，然其病不必皆痛，以"瘕"字本身无"痛"义也。若以其"瘕"字之上冠以"疝"字而作"疝瘕"之词者，则知其腹内结久之"瘕疾"必有"疼痛"之苦矣，故此下文说"少腹宛热而痛"，上篇《平人气象论篇第十八》亦有"脉急者，曰疝瘕少腹痛"之文。据此，则疝瘕之痛，必在脐下小腹内也。然则其何以又名之曰"蛊"？乃因其"瘕""蛊"二字古时可通假也。《诗·大雅·文王之什·思齐》说："烈假不瑕"，郑玄笺："厉，假，皆病也"，孔颖达疏："郑读'烈''假'为'厉''瘕'，故云'皆病也'。《说文》云：'厉，恶疾也'，或作癞。'瘕，病也'。是'厉''瘕'皆为病之义也"。从而可知《诗》借"假"以作"瘕"。"假""瘕"二字俱谐"叚"声，故例可假借为用也。

《尔雅·释诂下》"蛊，疑也"下郝懿行义疏说："蛊……通作假，《诗》：'烈假不瑕'，《唐公房碑》作'厉蛊不瑕'。蛊、假音同，古读'假'如'蛊'也"。假，通"瘕"，古读"假"如"蛊"，则自当读"瘕"亦如"蛊"。"瘕""蛊"同声，则通用也，故此文"疝瘕"一名曰"蛊"也。"蛊"即"瘕"，"瘕"即"蛊"，二者在此无别义，其字形虽异而其声其义则皆同，亦犹《神农本草经》卷一之"细辛"一名"小辛"而《春秋·左昭二十七年传》之"阳虎"，《论语·阳货篇》作"阳货"也。

此文"少腹冤热而痛"之句，《针灸甲乙经》卷八第一上作"少腹烦冤而痛"。《说文·页部》说："烦，热头痛也，从页火，一曰焚省声也"。是"烦"有"热"义，故"烦冤""冤热"之义同。惟其"冤"之为字，非"冤枉"之"冤"，而与《灵枢·癫狂第二十二》中"烦悗"之"悗"同，读若"闷"，《灵枢·本神第八》说："意伤则悗乱"，史崧释音："悗，音闷"。悗，从心，免声。闷，从心，门声。是二字俱从"心"，而"门""免"声转可通，形虽异而字则同，其"悗"当为"闷"之异体字，故"烦悗"亦作"烦闷"，《灵枢·经脉第十》所谓"其病气逆则烦闷"是其例。"烦冤""烦悗""烦闷"，皆与此文之"冤热"义同。此文"疝瘕"之病，乃"脾传之肾"使然，土湿下加于水寒，寒湿阻遏，正阳不运，血气凝滞，结为疝瘕。其阳郁而生热，则"少腹冤热而痛"；寒湿化浊，则随小便而溲出白液，是乃所谓"出白"者也。然此文之"出白"，与上文之"出黄"同一文例，而《针灸甲乙经》卷八第一上载之作"汗出"二字，恐彼文为误也。

（二十四）少腹冤热而痛

《素问·玉机真藏论篇第十九》："脾传之肾，病名曰疝瘕，少腹冤热而痛，出白。"

按：此文"少腹冤热而痛"一句，《甲乙经》卷八第一上作"少腹烦冤而痛"，是。其"烦冤"之词，《素问》一书屡有见用，如《阴阳应象大论篇第五》说："齿乾以烦宛腹满死"，《疟论篇第三十五》说："阴气先绝，阳气独发，则少气烦宛"，《气交变大论第六十九》说："岁木太过……体重烦宛""岁土太过……体重烦宛""岁金太过……则体重烦宛""岁水不及……烦宛"，《示从容论篇第七十六》说："肝虚、肾虚、脾虚，皆令人体重烦宛""咳嗽烦宛者，是肾气之逆也"等等。然此"烦宛"之"宛"字，《内经》注家多读为"冤枉"之"冤"，误。考《说文·兔部》说："冤，屈也，从兔，从冖，兔在冖下不得走，益屈折也。"其"冤"乃"冤"之正体，而"冤"即"冤"之俗写。"宛""冤"形近，而字书又未收"宛"字，故"宛"即被误读作"冤"。然此"宛"字虽不见载于字书，只要根据古文字学的知识，按照古文字规律，考察一下其文字的组织结构，仍可得其可靠的声训。"宛"字"从宀"而"免声"，为"悗"之异体字，以"悗"字"从心"而亦"免声"也。《素问·阴阳应象大论篇第五》所载"齿乾以烦宛腹满死"之文，《太素》卷三首篇则作"齿乾以烦悗腹满死"；《素问·示从容论篇第七十六》所载："咳嗽烦宛者，是肾气之逆也"之文，《太素·脉论》则作"咳嗽烦悗，是肾气之逆"等等，亦为"宛""悗"二字古时可通之证。正由于"宛""悗"二字古时同声通用，故"烦宛"之词，在《灵枢经》一书中多作"烦悗"，如其《四时气第十九》中所谓"来（束）缓则烦悗"，其《癫狂第二十二》中所谓"汗出烦悗"，其《胀论第三十五》中所谓"四肢烦悗"等等，均是其例。

"悗"之为字，"从心"而"免声"。《礼记·檀弓上》说："檀弓免焉"，《礼记·檀弓下》说："袒免哭踊"，郑玄注并云："免，音问"，而《说文·口部》说："问，讯也，从口，门声"。是"免"与"门"声近。如此，则"悗"字通"闷"，以"悗""闷"二字俱"从心"而声又近也。《灵枢·寒热病第二十一》说："舌纵涎下，烦悗，取足少阴"，《灵枢·血络论第三十九》说："发针而面色不变而烦悗者何也？"史崧释音并云："悗，音闷"；《癫狂第二十二》说："骨癫疾者，顑齿诸腧分肉皆满而骨居，汗出烦悗"，《甲乙经》卷十一第二载之作"骨癫疾者，颔俞分肉皆满而骨倨强直，汗出烦闷"；《灵枢·热病第二十三》说:"热病先身涩,倚而热,烦悗",《甲乙经》卷七第一中载之作"热病先身涩,烦而热,烦闷",等等,均是"悗"与"闷"古通之证。是"烦悗"即"烦闷"也。《黄帝内经》中亦有写作"烦闷"者,《素问·刺热论篇第三十二》说:"心热病者,先不乐,数日乃热,热争则卒心痛,烦闷……",《灵枢·经脉第十》说:"足少阴之别……其病气逆则烦闷"是也。

冤,同"悗"。"烦冤"即"烦悗",亦即"烦闷"。故上所引《素问·阴阳应象大论篇第五》中"齿乾以烦冤腹满死"之文,《甲乙经》卷六第七即作"齿乾以烦闷腹满死"。其实,"烦冤"之词,在我国古典文学著作里,亦每见有用之者,如《楚辞·九章·抽思》说:"烦冤瞀容,实沛徂兮",《楚辞·九章·思美人》说:"蹇蹇之烦冤兮,陷滞而不发"等。

冤,悗,字或作"鞔"。《吕氏春秋·孟春纪·重已》说:"胃充则中大鞔",高诱注:"鞔读曰懑"。《急就篇》卷四说:"消渴呕逆咳懑让",释音:"懑与闷同"。故"烦冤""烦悗"或"烦闷",又可写作"烦懑",如《史记·扁鹊仓公列传》说:"蹶上为重,头痛身热,使人烦懑",即是其例。

烦冤,即"烦懑"。《说文·心部》说:"懑,烦也,从心,从满";《汉书·司马迁传》说:"是仆终已不得舒愤懑以晓左右",颜师古注:"懑,烦闷也。懑,音满。"故"烦冤"又可写作"烦满"。《金匮要略·疟病脉证并治第四》中"阴气孤绝,阳气独发,则热而少气烦冤"之文,《备急千金要方》卷十第六载之即作"阴气孤绝,阳气独发而脉微,其候必少气烦满"。《素问》中亦每有写作"烦满"者,其《热论篇第三十一》说:"故烦满而囊缩""则头痛口乾而烦满",其《评热病论篇第三十三》说:"有病身热汗出烦满,烦满不为汗解",其《逆调论篇第三十四》说:"为之热而烦满者",其《痹论篇第四十三》说:"肺痹者,烦满,喘而呕"等等是也。

综上所述,则"烦冤""烦悗""烦懑""烦满""烦闷"同,其义皆为烦乱闷满之证候也。

（二十五）尻阴股膝髀腨胻足皆痛

《素问·藏气法时论篇第二十二》说："肺病者，喘欬逆气，肩背痛，汗出，尻、阴、股、膝、髀、腨、胻、足皆痛。"

按：此文"尻"字，诸注本《素问》及今本《针灸甲乙经》皆改作"凥"，非，惟人民卫生出版社之影印和横排本《素问》则仍作"尻"，极是。尻，音读"苦刀切"，《吕氏春秋·恃君览·观表》说："许鄙相脽"，高诱注："脽，后窍也"。脽，乃"尻"之俗体字。故《释名·释形体》说："尻，廖也，尻所在廖牢深也"。《说文·尸部》又说："尻，脽也，从尸，九声"，段玉裁注："尻，今俗云沟子是也。脽，今俗云屁股是也。析言是二，统言是一，故许云'尻，脽也'。"是"尻"之为义，大之则为人之臀部，小之则为人之后阴也。然"凥"者，音读"九鱼切"，1957年安徽寿县城郊邱家花园出土《鄂君启金节》，其舟节铭文说："王凥于茂（栽）"，《说文·几部》说："凥，处也，从尸几，尸得几而止也。《孝经》曰：'仲尼凥'。凥，谓闲凥如此"。所引《孝经》文，见《开宗明义章》，而1980年中华书局出版之《十三经注疏》本《孝经》则作"居"，《玉篇·几部》亦谓"凥，举鱼切，处也，与居同"。是"尻"与"凥"异字。凥，乃"居"之本字而今通作"居"，"居"行而"凥"废矣。然则此文之"尻"究为人身之何部？《素问·刺腰痛篇第四十一》说："腰痛引少腹控䏚，不可以仰，刺腰尻交者……"王冰注："腰尻交者，谓髁下尻骨两傍四骨空左右八穴，俗呼此骨为八髎骨也。此腰痛，取腰髁下第四髎，即下髎穴也。足太阴、厥阴、少阳三脉左右交结于中，故曰'腰尻交'者也"；《素问·缪刺论篇第六十三》说："刺腰尻之解"，王冰注："腰尻骨间曰解"。可见"尻"乃人身之一骨名，紧接腰骨，其骨上有上髎、次髎、中髎、下髎左右凡八穴，是谓"八髎"，故俗称其骨曰"八髎骨"，是即"尻骨"也。其"尻骨"一词，见于《素问·骨空论篇第六十》中，其文曰："脊骨下空在尻骨下空"而"尻骨空在髀骨之后相去四寸"，王冰注："是谓尻骨八髎穴也"。从而可知人身之"尻"部，在腰髁之下、尾骶之上，殆无疑义矣。

此文"尻、阴、股、膝、髀、腨、胻、足皆痛"者，乃肺之病而波及于肾足少阴经脉，所谓"母病及子"也。据《素问·刺腰痛篇第四十一》《骨空论篇第六十》《缪刺论篇第六十三》《至真要大论篇第七十四》和《灵枢·经脉第十》等皆"腰""尻"连用之例，则此文"尻"上似脱"腰"字，而《灵枢·经脉第十》所载："肾足少阴之脉，起于小指之下，斜走足心，出于然谷之下，循内踝之后，别入跟中，以上踹（腨）内，出腘内廉，上股内后廉，贯脊"，其脉乃循下肢内侧后廉而上，不行胻、髀之部，故疑此文"髀""胻"二字为衍文。

（二十六）木敷者其叶发

《素问·宝命全形论篇第二十五》说："夫盐之味咸者，其气令器津泄。弦绝者其音嘶败，木敷者其叶发，病深者其声哕。人有此三者，是谓坏府。

按：此文"木敷者其叶发"之句，张志聪注谓"如木气敷散，其叶蚤发生"，乃随文为释，其义为误；而王冰、马莳、张介宾、高世栻等注虽有合此文之义，然于此文"敷""发"两个关键性字，或释而无当，或混而不释，亦属未妥；惟张琦注谓"敷当作陈，发当作落"，主张改"敷"为"陈"而改"发"为"落"，这是本于杨上善《太素》之文，然而此"敷""发"二字均未误，改文则又不必矣。

考《太素·知针石》载此文作："木陈者，其叶发落"。敷，在古代义可训"陈"，《尚书·舜典》说："敷奏以言"，孔安国传："敷，陈（也）"，可证。《素问》此文"敷"即训"陈"。是"木敷者"即谓"木陈者"。惟此所训之"陈"，非"陈设"之"陈"，乃"陈久"之"陈"也。《素问·针解篇第四十五》说："菀陈则除之者，出恶者也"，王冰注："陈，久也"；《素问·奇病论篇第四十七》说："治之以兰，除陈气也"，王冰注："陈，谓久也"；《尔雅·释诂上》说："矢，陈也"，郝懿行义疏："古者'陈''田'声同，其字通用。……《说文》云：'田，陈也'。盖'田'有行列，又以陈久为良，故'畋'字从田从久，是'陈'又为'久'矣"。都说明'陈'有"久旧"之义。木陈旧则枯朽而其叶不著矣，故下文曰"其叶发"。所谓"其叶发"者，即"其叶废"也。"发""废"二字古同声而通用，如《墨子·非命上》说："废以为刑政"，《墨子·非命中》则作"发而为刑"；《荀子·礼论篇》说："夫昏之未发齐也"，杨倞注引《史记》则作"夫昏之未废齐也"；《素问·大奇论篇第四十八》说："男子发左，女子发右"，《外台秘要·风偏枯方二首》中则引作"男子则废左，女子则废右"，等等，均是"废""发"二字通用之例。《尔雅·释诂下》说："废，舍也"，郝懿行义疏："废与发通，《方言》云：'发税舍车也'，以'舍车'为'发'，'发'即'废'也。《庄子·列御寇篇》云：'曾不发药乎'，《列子·黄帝篇》作'曾不废药乎'。是"废""发"古字通。"发"之与"废"，义若相反，而实相成。"王念孙《广雅·释诂》"废，置也"条下疏证也说："发与废声近而义同"。是此文"其叶发"读为"其叶废"无疑。废，《尔雅·释诂下》训为"舍也"，《广雅·释诂》训为"置也"。"舍"同"捨"，捨置，犹"委弃"也，故《太素·知针石》所载此文"发"下有"落"字而作"其叶发落"。其叶发落，即"其叶废落"。其叶废落，始与上"其音嘶败"之句同一文例；然再据此两句之文例之，则下文"其声哕"之句下，当据《素问·三部九候论篇第二十》中"若有七诊之病，其脉候亦败者死矣，必发哕噫"之文补一"噫"字而作"其声哕噫"之句，则义通而文句齐矣。

（二十七）乳子

《素问·通评虚实论篇第二十八》说："帝曰：乳子而病热，脉悬小者何如？岐伯曰：手足温则生，寒则死。帝曰：乳子中风，热，喘鸣肩息者，脉何如？岐伯曰：喘鸣肩息者，脉实大也，缓则生，急则死。"

按：此两节文中"乳子"之义，杨上善、王冰、马莳等均未释；吴崑、张介宾、黄坤载、高世栻等释之为"婴儿"，如吴崑注说："乳子，乳下婴孩也"，张介宾注说："乳子，婴儿也"，黄坤载注说："病、脉相反，此非婴儿所宜"，高世栻注说："乳子秉质未充，借后天乳食以生"等等，然据《释名·释长幼》所谓"人始生曰婴儿。胸前曰婴，抱之婴前乳养之也"之文，则婴儿为人之始生者，最大亦不过数月而已，何有切脉之诊？更不用说以脉象论生死了；张志聪亦知"乳子"释为"婴儿"未妥，遂笼统注谓"乳子天癸未至……"。既然年龄放大到"天癸至"以前，则其必与"乳"字不相涉矣，又何能称其为"乳子"？姚止庵注说："乳子，谓妇人生子而哺乳者"，《素问汇粹》则倒其文而言之，说"乳子，故当指哺乳之妇人为是"，其释"乳子"之义为"妇人生子"近是，而定其必为"哺乳者"或"哺乳之妇人"则又不必然矣，难道妇人生子后因某些缘故而未能哺乳者不能在其内？张琦、丹波元坚等释"乳子"为"产后"甚确，然未能述明其义，这里特再进一步阐发之。

《说文·乙部》说："乳……从孚，从乙。乙者，玄鸟也。"乙，或"从鸟"作"鳦"。郑玄注《礼记·月令》说："玄鸟，燕也"。是"乳"之为字，与"燕"这个"玄鸟"相关。然则"乳"字从"孚"者，《说文·爪部》说："孚，卵孚也，从爪，从子。"其"子"即"卵"也。徐锴注说："鸟袌恒以爪反覆其卵也"，段玉裁注引《通俗文》说："卵化曰孚"，徐颢笺："鸟之伏卵，以气相感而成形"。这就表明"乳"字之为义，乃鸟类伏袌常以爪反覆其卵而使之孵化出小鸟也。鸟类孵化小鸟叫"乳"，故《酉阳杂俎·广动植物之一》说："鸟养子曰乳"。其义引伸之则人生子亦曰"乳"，《说文·乙部》说："人及鸟生子曰乳，兽曰产。"是"乳"犹"产"也，故古人多有训"乳"为"产"者，如《吕氏春秋·季夏纪·音初》说："主人方乳"，高诱注："乳，产（也）"；《汉书·外戚传下》说："宫乳掖庭牛官令舍"，《汉书刑法志》说："年八十以上，八岁以下，及孕者未乳……"，颜师古注并说："乳，产也"；《后汉书·酷吏列传》说："宁见乳虎穴，不入冀府寺"，《后汉书·杜栾刘李刘谢列传》说："豺狼乳于春圃"，李贤注并说："乳，产也"；《汉书·外戚传下》说："元延二年襄子，其十一月乳"，颜师古注："乳，谓产子也"；《汉书·霍光金日磾传》说："私使乳医淳于衍行毒药杀许后"，颜师古注："乳医，视产乳之疾者"等等，均释"乳"义为"产"也。然"产"之义又同"生"，《说文·生部》说："产，生也"，《国语·晋语九》说："其产将害大，盍姑无战乎！"韦昭注："产，生也"，可证。故"乳"又或训为"生"，如《广雅·释诂》说："乳，生也"；《史记·扁鹊仓公列传》说："菑川王美人怀子而不乳"，司马贞索隐："乳，生也"；《群经音辨·辨字音清浊》说："乳，生子也"等均是。《说文·子部》说："孿，一乳两子也"，亦谓"一次生出两个孩子"也。其"乳"字训"产"或训"生"，皆谓今之"分娩"，故古人又有"娩""乳"二字连用而成"娩乳"之词者，如《国语·越语上》说："将免者以告，公令医守之"，韦昭注："免，免乳也"；《汉书·外戚传上》说："妇人免乳大故，十死一生"，颜师古注："免乳，谓产子也"等即是其例，盖古时"免""娩"二字通也。

综上所述，此文所谓"乳子"者，乃谓"产妇"也，殆无疑义矣！

（二十八）壅害于言

《素问·评热病论篇第三十三》说："有病肾风者，面胕痝然，壅害于言，可刺不？"

按：此文"壅害于言"句，注家有以"壅"字连上句，读作"面胕痝然壅"者，非是。胕，《山海经·西山经》说："可以已胕"，郭璞注："治胕肿也"。面胕，面肿也，《素问·至真要大论篇第七十四》所谓"客至则首面胕肿"，是也。痝，大也，《国语·周语上》说："敦痝纯因于是手成"，韦昭注："痝，大也"，是其证。痝然，乃形容面目胕肿之象。则此文"面胕痝然"者，即谓"面目肿大"也，与《素问·风论篇第四十二》中"面痝然浮肿"义同，如句末连一"壅"字，则于文为赘矣。此"壅"字必断于下而冒于"害于言"之上作"壅害于言"才是。此"害"字，则读为"曷"，《汉书·翟方进传》说："乌乎！害其可不旅力同心戒之哉"，颜师古注："害，读曰曷"；《尔雅·释言》说："曷，盍也"，郝懿行义疏："……《菀柳》及《长发》传并云：'曷，害也'，《经》《典》多以'害'为'曷'，故《书》'时日曷丧'，《孟子》作'时日害丧'，《书·大诰》凡言'曷'，《汉书·翟方进传》并作'害'，《葛覃》释文：'害与曷同'。《广雅》云：'害，曷，盍，何也'。害，曷，盍，俱一声之转"；《尔雅·释诂下》

说："曷，止也"，郝懿行义疏："《经》《典》'害''曷'二字假借通用"；《广雅·释诂》卷三上说："害，曷，何也"，王念孙疏证；"害，曷，一字也"。是此文"害"字可以读"曷"无疑。《广韵·入声·十五辖》说："瞎，一目盲，一作暍"，《集韵·入声·十五鎋》说："髻，鬝，《博雅》：'秃也'，或作鬝"，亦可为"害"与"曷"通之佐证也。

《说文·曰部》说："曷，止也"，《说文·辵部》说："遏，微止也，从辵，曷声"。是"曷"训"止"，而"遏"训"微止"，其"遏"又得"曷"声，二字例得通假也。《尔雅·释诂下》说："曷，遏，止也"，郝懿行义疏："曷、遏字通"。此文"害"字读"曷"，即是读"遏"。则此文之所谓"壅害"者，乃言"壅遏"也；其所谓"壅害于言"者，乃言"壅遏于言"也。其"壅遏"一词，在我国古代文献里，是屡见不鲜的，如《灵枢·决气第三十》说："壅遏营气"，《灵枢·痈疽第八十一》说："壅遏而不得行"，《淮南子·主术训》说："雍遏而不进"，"雍遏"即"壅遏"，皆是。然则此文"壅遏于言"之义若何？诸注或随文敷衍，不予评释，如吴崑、高士宗等；或释曰"害于言语"，为不能说话，如王冰、张介宾等；或释曰其"言无声"，为声音嘶嗄，如杨上善；或疑其文为衍，不予作释，如张琦。但证诸临床，则未见肾风病人不能说话而为瘖症者，亦未见肾风病人声音不出而言语嘶嗄者，惟见有肾风病人初起声音变常而表现为"鼻音"者。考：篆文"言"作"䇂"，而"音"作"䇂"，《说文·音部》说："音，声也，生于心，有节于外，谓之音……从言含一"。其所含之"一"，乃指事。是"言"与"音"通，故《甲骨文字释林·释言》说："甲骨文之'言其㞢疒（掇三三五），㞢疒言（后下一·三），二'言'字应读作'音'。……"此文"壅遏于言"者，即"壅遏于音"也。风水壅遏于上，肺金不清，说话则音声不能轻扬，以致"声如从室中言"而为今之所谓"鼻音"。如此，则于文为顺而理亦通矣。其实，在古代典籍里，多有以"言"作"音"者，《墨子·非乐上》所谓"黄言孔章"者，即言"簧音孔章"也；《吕氏春秋·慎大览·顺说》所谓"而言之与响"者，即言"如音之与响"也；《灵枢·忧恚无言第六十九》篇题所谓"忧恚无言"者，即言"忧恚无音"也，等等皆是。从而表明此文"言"字可读为"音"而"壅害于言"读为"壅遏于音"，是勿庸置疑矣。

本文"可刺不"之"不"，问词，读为"否"，与《灵枢·痈疽第八十一》中"不则死矣"之"不"同。《吕氏春秋·开春论·爱类》说；"公取之代乎？其不与？"于鬯《香草续校书》注："不之言否也"。《说文·不部》说："否，不也，从口，从不，不亦声"。是"不""否"二字可通也。

（二十九）人身非常温也，非常热也

《素问·逆调论篇第三十四》说："黄帝问曰：人身非常温也，非常热也，为之热而烦满者何也？岐伯对曰：阴气少而阳气胜，故热而烦满也。"

按：《甲乙经》卷七第一上载此文，无"为之热"三字，非，观下文"故热而烦满也"句的答辞中有"热"字，可证。此文"人身非常温也，非常热也"之句，诸注多略而未释，惟王冰注谓"异于常候，故曰非常"。他把这里"常"字释为"非常"之"常"，把这里"非""常"二字释为"异乎寻常"的"非常"一词，这就使此文"非常温也，非常热也"之义，成为"特别的温，特别的热"了。既然"人身"是"特别的温，特别的热"，其病情"热而烦满"证候就是自然的了，何必来一个"何也"的问辞？又何必来一个"阴气少而阳气胜，故热而烦满也"的答辞？根据此段文字的语句文法，参以医学之理，此文的"常"字不是"非常"之"常"，其"非""常"二字也不能连用成为一个词。考：常，即"裳"字，为"衣裳"之"裳"，故《灵枢·刺节真邪第七十五》说："常不得蔽"，《甲乙经》卷九第十一作"裳不可蔽"；《素问·风论篇第四十二》说："衣常濡"，王冰注作"衣裳濡"；《墨子·经说上》说："库区穴若斯貌常"，于鬯《香草续校书·墨子二》谓其"常即裳字"。是"常"即为"衣裳"的"裳"字无疑。《说文·巾部》说："常，下帬也，从巾，尚声。裳，常或从衣。"又说：

"帬，下裳也，从巾，君声。裙，帬或从衣。"《说文》"常""帬"二字互训，故颜师古注《急就篇》卷二"袍襦表里曲领帬"句说："帬即裳也"。《说文》于"常"字训"下帬"，于"帬"字训"下裳"，是"裳"乃人体所穿之"下服"即"身半以下之服装"也。《春秋·左桓十二年传》说："得其甲裳"，杜预注："下曰裳"；《春秋·左宣二年传》说："带裳幅舄"，杜预注："衣下曰裳"等，亦可证其"裳"为人体所穿之"下服"。然"衣下"曰"裳"，则"裳上"即为"衣"矣，故《骈字分笺》卷上引《诗·绿衣》传文说："上曰衣，下曰裳"。

据上所述，《素问》此文"人身非常温也，非常热也"的"常"字，亦即"衣裳"的"裳"字，观其下文"人身非衣寒也"的"衣"字亦可证。上文"上身非常温也"句作"常"，下文"人身非衣寒也"句作"衣"，二字为相对为文，正与《太玄经·戾》中"颠衣倒裳"，《西京杂记》卷上"金为衣兮菊为裳"同例。

人之所穿衣裳，分言之，则上曰"衣"，下曰"裳"；合言之，则统称之曰"衣裳"，且"裳"亦可概"衣"，"衣"亦可概"裳"。此文"人身非常温也，非常热也"的"常"字，非专指人之"下服"，而实概有"衣"；下文"人身非衣寒也"的"衣"字，亦非专指人之"上服"，而实概有"裳"，故于鬯《香草续校书·素问》于此谓"此言裳，下文言衣，变文耳"。

此文"常"字为"衣裳"之"裳"，作"穿的衣裳"讲。其"人身非常温也，非常热也"之文，是说"人身不是穿的衣裳温"，亦"不是穿的衣裳热"。正因为"人身不是穿的衣裳热"却又有"热而烦满"之象，所以此文才有"为之热而烦满者何也"的发问，否则，其所问则无谓矣！

（三十）柔 痓

《素问·气厥论篇第三十七》说："肺移热于肾，传为柔痓。"

按：此文"柔痓"一词，王冰注说："柔，谓筋柔而无力，痓，谓骨痓而不随。气骨皆热，髓不内充，故骨痓强而不举，筋柔缓而无力也。"其曰"骨痓而不随"，曰"骨痓强而不举"，正是"痓"字之义，

《说文·疒部》说："痓，彊急也"，可证。表明王注时，此文尚作"痓"，而此文"痓"字误为"痓"，则在王注之后也。至明代，张介宾注说："柔，筋软无力也；痓，骨强直也。肺主气，肾主骨，肺肾皆热，则真阴日消，故传为柔痓。……痓音翅"，吴崑注说："痓，音炽。柔，多汗也；痓，强劲也。气骨皆热，则阴日消，故令多汗强劲，谓之柔痓也"。张氏训"痓"为"骨强直"，吴氏训"痓"为"强劲"，是皆"痓"字之义，而张、吴又读"痓"为"翅"或"炽"音，不言其误，是其已不知"痓""痓"二字之义不同矣。清代张志聪注谓"肾藏燥热，则髓精不生，是以筋骨痿弱，而为柔痓"，谬误尤甚，竟变"强急"全为"痿弱"也。至若高世栻之注，随文敷衍，囫囵吞枣，未见其义，不足论也。

考《说文》无"痓"字，故一般说来，《黄帝内经》中除所谓"运气七篇"者外，凡作"痓"字者，皆为"痓"之伪也。

《说文·疒部》说："痓，彊急也，从疒，巠声"，《玉篇·疒部》说："痓，渠井切，风强病也"，《广韵·上声·四十静》说："痓，风强病也，巨郢切"。是"痓"字以"强急"为义，故在中医药学中"痓"之"为病"，是以"筋脉强急"所致之"项背强直""腰脊反张"和"口噤难开"为临床特征。《金匮玉函经·辨痓湿暍第一》说："脊强者，五痓之总名。其证卒口噤，背反张而瘛疭"，《五十二病方·婴儿索痓》说："索痓者……其育（背）直而口钳（唫），筋挛（挛）难以信（伸）"，《诸病源候论·小儿杂病诸候·中风痓候》说："小儿风痓之病，状如痫，而背脊项颈强直"，又《腕伤诸病候·腕折中风痓候》说："痓者，背脊强直，口噤不能言也"，《备急千金要方》卷八第一说："痓者，口噤不开，背彊而直，如发痫之状，摇头，马鸣，腰反折，须臾十发，气息如绝，汗出如雨……"等等，阐明了痓病之主要证候。

后世"痓"字古代行书写作"痓"，与"痓"字形近易伪，故中医药学古代典籍内"痓"字多有伪为"痓"字者，如《灵枢·经筋第十三》中"主痫瘛及痓"之文，《甲乙经》卷二第六载之即伪为"主痫瘛及痓"；《灵枢·热病第二十三》中"热而痓者死"和"风痓，身反折"之文，《甲乙经》卷七第四、《太素·热病说》载之皆即伪为"热而痓者死"和"风痓，身反折"也；《太素·经筋》所载"主痫瘛及痓"之文，杨上善注谓"痓，擎井反，身强急也"，则为"痉"字之音义，是其误乃在杨注之后也；此文"传为柔痓"之"痓"，《太素·寒热相移》载之即作"痉"；《素问·厥论篇第四十五》载"手阳明少阳厥逆，发喉痹，嗌肿，痓"之"痓"，新校正谓全元起本即作"痉"；《金匮要略·痓湿暍病脉证第二》载"名曰刚痓"，林亿等注："一作痉，余同"。彼原文或注文必有一"痓"作"痉"，其"痉"字伪为"痓"又在林亿之后矣；《脉经》卷八第二载："《平痓湿暍脉证第二》"，林亿等注："痓，一作痉"，等等，此已足可证明在中医药学古典著作内，"痉"字多被伪为"痓"，而"痓"字多为"痉"之伪也。然今人不识，竟误以为"痓""痉"二字无别也，岂不哀哉！

　　《伤寒论》卷二第四说："伤寒所致，太阳痓湿暍三种，宜应别论，以为与伤寒相似，故此见之"，成无己注："痓当作痉，传写之误也。痓者，恶也，非强也。《内经》曰：'肺移热于肾，传为柔痉（痓）。柔为筋柔而无力，痉为骨痉而不随'。痉者，强也，《千金》以强直为痉，《经》曰：'颈项强急，口噤，背反张者，痉。即是观之，痓为痉字明矣。"

　　成无己谓"痓"与"痉"异，其训之为"恶"，甚是。考"痓"字，在字书中，首见于《广雅》。《广雅·释诂》卷三下说："痓，恶也"。《玉篇·疒部》说："痓，充至切，恶也"，《广韵·去声·六至》说："痓，恶也，充自切"，《龙龛手镜·疒部·去声》说："痓，《玉篇》音炽，恶病也。"诸书皆训"痓"为"恶"，无二义，且其字从"疒"而为"恶病"，《备急千金要方》卷五上第三说："夫痫，小儿之恶病也"。其证常时发时止，发作间歇，故名之曰"痫"。《备急千金要方》卷五上第三说："少小……其一月、四十日已上至朞岁而痫者，亦由乳养失理，血气不和，风邪所中也。病先身热，擎疭，惊啼，叫唤而后发痫，脉浮者，为阳痫，病在六府，外在肌肤，犹易治也；病先身冷，不惊擎，不啼呼，而病发时脉沈者，为阴痫，病在五藏，内在骨髓，极难治也。"瘈疭，即"瘛疭"。

《急就篇》卷四说："痈疽瘛疭痿痹㾦"，颜师古注："瘛疭，小儿之疾，即今痫病也"。据此，则"瘛疭"乃"痫病"之证候，故《伤寒论》卷二第五说："剧则如惊痫，时瘛疭"。其"瘛"与"瘛"同。瘛疭，亦单曰："瘛"，《说文·疒部》说："瘛，小儿瘛疭病也"，《素问·玉机真藏论篇第十九》说："病筋脉相引而急，病名曰瘛"；又曰"痫瘛"，《素问·大奇论篇第四十八》说："心脉满大，痫瘛筋挛；肝脉小急，痫瘛筋挛"。然《甲乙经》卷四第一下载此文，则作"心脉满大，痫瘛筋挛；肝脉小急，痫瘛筋挛"。二"瘛"字皆作"瘛"，则"瘛"即为"瘛"字也，乃"痫病"之主要证候，故皆训其为"恶"或"恶病"也。

瘛，字同"瘛"，为"痫病"之主要证候，亦为"痉病"证候之一。然二者病证仍有异，《诸病源候论·小儿杂病诸候·风痫候》说："病发时，身软时醒者，谓之痫；身强直，反强如尸（弓），不时醒者，谓之痉"。盖因"痉"为"强急"，"瘛"训"恶"而为"瘛"之异体字，二字音义本有区别也。

此文"柔痓"之"痓"，观上述可见其为"痉"字之误，无疑；至于其"柔"字，王冰等注谓"筋柔而无力"，然"筋柔"何必无力？《素问·生气通天论篇第三》说："骨正筋柔，气血以流，腠理以密，如是则……长有天命"。既长有天命，则"筋柔"何以是"病"？果为筋脉柔弱无力，则其又何以见之于"强急"之"痉病"？吴崑等注援《伤寒论》"柔痉"之义以释此文为"多汗"，殊不知彼论"伤寒所致"之"太阳痉病"，以"无汗""有汗"分"刚""柔"，而此则为"肺移热于肾"之"痉病"，无"刚""柔"之分，何得训"柔"为"多汗"？此"柔"字或为"素"字之误。《太素·寒热相移》载此文即作"素"而曰"素痉"，当是。素，与"索"字通，"八索"又作"八素"，可证。是"素痉"者，乃"索痉"也，与《五十二病方》中，"婴儿索痉"合。然其"索"乃"绳索"之"索"，《金匮要略·五藏风寒积聚病脉证并治第十一》说："脉紧如转索无常者……"《伤寒论·辨脉法第一》说："脉紧者，如转索无常也"。是"转索"有"紧"义，筋脉

"紧急"。则与"强急"之"痉病"相协矣。

（三十一）食 亦

《素问·气厥论篇第三十七》说："大肠移热于胃，善食而瘦入（人），谓之食亦。胃移热于胆，亦曰食亦。"

按：此文"食亦"病名之义若何？王冰注"亦"为"移易"之"易"义，马莳则欲改"亦"作"易"，谓"饮食移易而过"，殊为无当。而吴崑、张介宾则读"亦"为助字之"亦"，曰"亦病而瘦"，曰"亦瘦"，日人丹波元简已斥其非。然丹波氏释"亦"为"变易"亦误。惟张志聪、高士宗释"亦"为"解㑊"或"懈㑊"，于义为近，然其尚差一黍，以其"解㑊"未能全当"食亦"病名之含义，且未阐述"亦"为"解㑊"之理也。

考《说文·亦部》说："亦，人之臂亦也，从大，象𠅃亦之形，凡亦之属皆从亦"。段玉裁注："人臂𠅃垂，臂与身之间则谓之臂亦"徐颢笺："即古'腋'字"，《玉篇·亦部》说："亦，以后切，臂也，胳也，今作"掖，此亦两臂也"。《玉篇·肉部》说："腋，羊盖切，肘腋也"，《集韵·入声·二十二昔》说："腋，胳也，在肘后，通作掖"。其"掖""腋"二字从"夜"声，而"夜"字则从"亦"声省，《文字蒙求·形声》说："夜，从夕，亦省声"，可证。是"亦""掖""腋""夜"四字，形虽异而声、义则通也。

《说文·矢部》说："躲，弓弩发于身而中于远也，从矢，从身，射，篆文躲从寸。寸，法度也。亦手也"。篆文"射"从"寸"从"身"，而"寸"乃"手"字，"射"为"身""手"之间，则"亦"字耳。故古文献多有"亦""夜"与"射"之通用。《汉书·古今人表》说："曹严公亦姑"，颜师古注："即射姑也"。《春秋·左昭二十五年传》说："季公亥与公思展与公鸟之臣申夜姑相其室"，陆德明释文："夜，本或作射，音夜，又音亦"；《说文通训定声·豫部》"夜"字条引《荀子·劝学篇》说："西方有木焉，名曰夜干"，云："亦作射"，而谢墉校本则作"西方有木焉，名曰射干"，杨倞注："射音夜"。《后汉书·陈宠传》说;"夫冬至之节，阳气始萌，故十一月有兰、射干、芸、荔之应"，李贤注："《易通卦验》曰：'十一月广莫风至，则兰、夜干生'……射音夜"。《春秋·公羊文公六年传》说："晋狐射姑出奔狄"，陆德明释文："射姑，音亦，又音夜，《谷梁》作'夜'。"是"亦"与"射"声同而义通，故字可通用。段玉裁《说文·亦部》注亦说："亦……又或假为射"。

然则"射"之为义奈何？《诗·小雅·甫田之什·车舝》说："好尔无射"，郑玄笺："射，厌也"，释音："射音亦"；《诗·大雅·文王之什·思齐》说："不显亦临，无射亦保"，毛苌传："以显临之保安无猒也"，释音："射，毛音亦。厌也"；《周易说卦》说："水火不相射"，陆德明释文："食亦反，虞、陆、董、王肃音亦，云'厌也'。"《太玄经·疑·次八》说："三岁不射"，司马光集注："射，音亦"，引范曰："射，厌也"；《汉书·律历志》说："亡射。射，厌也"；《尔雅·释诂下》说："射，厌也"。射，又通作"斁"，《诗·周颂·振鹭》说："在彼无恶，在此无斁"，释音："斁，音亦，厌也"，而《礼记·中庸》引其《诗》作："在彼无恶，在此无射"，郑玄注："射，厌也"，《尚书·微子之命》说："俾我有周无斁"，孔安国传："则使我有周好汝无厌"，释文："斁，音亦"。是"亦""射""斁"三字古通，义训为"厌"无疑。《国语·晋语八》说："民志不厌"，韦昭注："厌，极也"，《后汉书·孝献帝纪》说："天厌汉德久矣"，同书《刘玄刘盆子列传》说："而疲敝厌兵"，李贤注并说："厌，倦也"，然"倦"亦"极"也，《广雅·释诂》卷一上说："券，极也"，券，与"倦"同。《吕氏春秋·仲夏纪·适音》说："以危听清，则耳溪极"，高诱注："极，病也"，《汉书·匈奴传上》说："罢极苦之"，颜师古注："极，困也"。是"极"之义，乃为人之病，困惫倦怠也。《文选·王子渊圣主得贤臣颂》说：'人极马倦'，"极"与"倦"，变文耳，义同，谓"人"及"马"皆"疲倦"也。

此文之"亦"，字与"射""斁"通，义训"极"而为"疲困倦累"。是此文"食亦"病名之义，则为"饭后"而人体乏力感"疲困倦累"而不欲动作也，与"解㑊"之不因饮食而肢体"疲困懈惰"稍异。

尽管"亦""佽"字同，而"食亦""解佽"之病证则有别也。

（三十二）《辇痛论篇》

《素问·辇痛论篇第三十九》，其篇名题为"辇痛"之义，马莳注说："首篇悉辇诸痛以为问，故名篇"，高世栻注说："……帝辇以问，伯一一为对，是为《辇痛论》也"。是马、高均以此文"辇"字名为"辇出"之"辇"，似未当。然而新校正、张介宾、吴崐等则以"辇"为"卒"字之误，张、吴并竟改"辇痛"为"卒痛"，吴还注之曰："卒痛者，卒然而痛也。旧作'辇痛'，误之矣。今从王注改也"。张介宾、吴崐见篇中有"卒痛"二字，不加详考，遂据之而径改"辇痛"为"卒痛"，实属荒谬之甚。吴崐还将新校正之语当作王冰之注，则天下之粗疏，莫甚于此矣！

此文"辇"字当读为"诸"。"诸""辇"二字俱入"鱼韵"。《史记·曹相国世家》说："参代何为汉相国，辇事无所变更"，是言"曹参代萧何为汉相国，诸事无所变更"也；《灵枢·寒热病第二十一》说："骨痹辇节不用而痛"，是言"骨痹诸节不用而痛"也。故而此篇题之文曰"辇痛"者，即是篇中所言"凡此诸痛，各不同形"之"诸痛"也。"诸痛"其词，在古代典籍中每有用之者，如《素问·至真要大论篇第七十四》说："诸痛痒疮，皆属于心"，《灵枢·终始第九》说："刺诸痛者，其脉皆实"，颜师古注《急就篇》卷四"疟瘶瘀痛瘘温病"句亦说："痛，揔谓诸痛也"，等等，皆是其例。然此文之所谓"辇痛"即"诸痛"者，自当是指篇中所言内容之"其痛或卒然而止者，或痛甚不休者，或痛甚不可按者，或按之而痛止者，或按之无益者，或喘动应手者，或心与背相引而痛者，或胁肋与少腹相引而痛者，或腹痛引阴股者，或痛宿昔而成积者，或卒然痛死不知人有少间复生者，或痛而呕者，或腹痛而后泄者，或痛而闭不通者"等不同形证之各种疼痛也。

（三十三）瘅热焦渴

《素问·举痛论篇第三十九》说："热气留于小肠，肠中痛，瘅热焦渴，则坚干不得出，故痛而闭不通矣。

按：此文"肠中痛，瘅热焦渴"句的"痛"字为衍文，当删去，作，"肠中瘅热焦渴"，《太素·邪客》载此文无"痛"字，可证。然其"瘅热焦渴"之义，诸注俱随文敷衍，未详其义，故不知其解究若何？惟张琦注谓"惟闭不通属热，外症必焦渴也。"把"焦渴"释为人体疾病之"外症"，乃指"舌干口渴"，为疾病的一个临床证候，似不符合此文本义。细玩此"热气留于小肠，肠中瘅热焦渴，则坚干不得出，故痛而闭不通矣"之全文，则清楚地看到此文是说"热气停留在小肠，则小肠中瘅热之气太盛，使其津液焦渴而致糟粕坚硬干结不能从肛门排出，故气机壅遏，不通则痛，从而表现出腹部胀痛而大便闭塞不通之证"。此文论述的次序明明是：首述病因，病位，次述病机，后及临床证候，何能将"焦渴"释为"舌干口渴"的"外证"？热在小肠未及胃府而为"腹痛便闭"者何必定见"舌干口渴"？殊不知古代"口渴"之"渴"字作"歇"，而"渴"之本训为"尽"。《说文·水部》说；"渴，尽也，从水，曷声"；《广韵·入声·十七薛》说："渴，水尽"；《群经音辨》卷四说："渴，水空也"等，均训"渴"义为"尽"也。

渴，今字通作"竭"。《墨子·亲士》说："是故溪陕者速涸"，毕沅注："涸，渴也"；《礼记·月令》说："水始涸"，郑玄注："涸，竭也"。这里毕沅注《墨子·亲士》中"涸"训"渴"而郑玄注《礼记·月令》中"涸"训"竭"，是"渴"与"竭"可通，盖以训"尽"之"渴"今通作"竭"也。《墨子·大取》说："以死亡之体渴兴利"，毕沅注："《说文》云：'渴，尽也'。……今经典多以'竭'为'渴'。"《广雅·释诂》说："渴，尽也"，王念孙疏证："'渴'，今通作'竭'。"是"渴"字古训"尽"而今通作"竭"，则此文"焦渴"即当读"焦竭"矣，《太素·邪客》载此文正作"焦竭"。既读"焦竭"，则其义即为"肠中津液枯涸"而绝非"舌干口渴"之"外证"也。《诸病源候论·解散病诸候·解散渴候》中所载"津液渴燥"之语，亦是谓"津液枯涸燥竭"而与其下文"故渴而引饮也"句中的"渴"字异义也。

古时训"尽"之"渴"字，今通作"竭"。其"竭"字训"尽"

之义兴而"渴"字之义又转为"口渴"之义，成为"**㴧**"字之今文。于是，"渴"为"口渴"之义起而为"空尽"之义废，从而"**㴧**"之一字亦弃而不用矣！明、清之际的《内经》注家，多不识此古文字义训的演变情况，故其释每有谬误，只于此"渴"字之解即可见一斑。

（三十四）身有病而无邪脉

《素问·腹中论篇第四十》说："帝曰：善，何以知怀子之且生也？岐伯曰：身有病而无邪脉也。"

按：此文乃设为问答以论述妊妇之"身有病而无邪脉"以为其"行将分娩"之诊。诸家之注均未当。此"身有病"之文，王冰、马莳、张志聪、张琦等释之为"经闭"；张介宾释之为"经断、恶阻"；高世栻释之为"胸满腹胀"；汪昂释之为"呕**噁**、头痛"，而此"无邪脉"之文，则诸家均以"正常脉象"如所谓"平脉"为释。果真如此，则何以定其为怀子之"且生"？尤其吴崑之注，说什么"身有病，谓身有所不安也。若是者，当有邪脉，今无邪脉，是知其为怀子且生也。生者，无后患之意。"试问"身有所不安"究竟指何证？说"生者，无后患之意"，这就使此"怀子之且生"之文，成了"怀子无后患"之义，从而抹杀了此文怀子"行将分娩"的论述。故使《素问注释汇粹》于此说："吴崑注：'生者，无后患之意'。……'且生'，从下文'身有病而无邪脉'分析，似指整个孕期，而非单指临产"。妇人怀子而身体有所不安的"经断、恶阻"之类证候能全部存在于"整个孕期"？其与"临产"何涉？如释此文为"经断、恶阻"而"脉象正常"乃"怀子无后患"，则此文之义岂不成了"妊娠之诊"？文中既明言其为"怀子"，而又何用其论为？此文黄帝问以"何以知怀子之且生也?"岐伯答以"身有病而无邪脉也。"义本明白，乃论述妊妇行将分娩的临床表现，以为妊妇行将分娩之诊。然诸家之所以误释者，特于此文"身"字之义未达，而吴崑又对此文"生"字之义作了歪曲也。

首先，此文"怀子之且生"之义，乃谓"妊妇将分娩"也。《素问·痹论篇第四十三》说："肝痹者……上为引如怀"，王冰注："上引少腹如怀妊之状"，《吕氏春秋·贵直论·过理》说："刑鬼侯之女而取其环"，于鬯《香草续校书·吕氏春秋二》谓"……'环'盖读为'怀'。怀者，当为怀孕也"。是古用"怀"字即有"怀胎"之义。"子"者，《说文·子部》说："子……以人为称，象形"。徐颢笺："……'以''人'二字误倒"。子，人以为称。是"子"则"人"也。婴儿是人，胎儿亦是人，故古称"怀胎"每曰"怀子"，如《史记·扁鹊仓公列传》说："菑川王美人怀子而不乳"，《汉书·外戚传下》说："许美人……元延二年裹子，其十一月乳"，《说文·子部》说："孕，裹子也"，《灵枢·水胀第五十七》说："肠覃……如怀子之状""石瘕……状如怀子"等等，怀、褁、裹三字古通，可证。

关于"且"字，当读如《素问·玉机真藏论篇第十九》"病之且死，必先传行至其所不胜，病乃死"之"且"，读如《素问·疟论篇第三十五》"疟之且发也，阴阳之且移也，必从四末始也"之"且"，其义为"将"。《吕氏春秋·季夏纪·音律》说："阳气且泄"，高诱注："且，将也"，《韩非子·右储说上七术》说："然则功且安至"，校注："且，将"。故《潜夫论·思贤》说："何以知人之且病也，以其不嗜食也"，而汪继培笺引《文子·微明篇》之文说："人之将疾也，必先不甘鱼肉之味"。是"且"之义可训为"将"无疑。然则"生"之为义，《说文·生部》说："生，进也，象草木生出土上。凡生之属皆从生。"说明"生"有"出"义，故《广雅·释诂》说："生，出也"。小孩从母腹出于人间，故曰"生"。今之于妇女分娩，犹谓之"生小孩"也。

综上所述，此文"怀子之且生"，乃言"妊妇行将分娩"，实无疑义矣。

再者，此文"身有病而无邪脉"之"身"字，乃指妇女之"胎孕"，非如《说文·身部》所谓"身，躳也"，《说文·吕部》所谓"躳，身也"之"身"。纵考我国古代文献，每有用"身"字为"胎孕"之义者，如《诗·大雅·大明》说："大任有身，生此文王"，毛亨传："身，重也"，郑玄笺："重，谓怀孕也"，孔颖达疏："大任既嫁于周，今有身而怀孕矣"；《吕氏春秋·孝行览·本味》说："有侁氏女子采桑，得婴儿于空桑之中，献之其君，其君令烰人养之。察其所以然，曰：其母居伊水之上，孕，梦有神告之曰'臼出水而东走毋顾'。明日视臼出水，告其邻，东走十里，而顾其邑尽为水。身因化为空桑，故命之曰伊尹。"高诱注："任身为孕"，于鬯《香草续校书》于"身因化为空桑"句下注："……'身'字本象'怀孕'之形，篆作'ﾂ'，ﾍ，人也；ﾋ，怀孕象也；ﾉ，声，即'申'字也"等。足证"身"字之义为"胎孕"。还有《吕氏春秋·序》说："不韦取邯郸姬，已有身，楚见悦之，遂献其姬，至楚所生男，名之曰正"；《汉书·外戚传下》说："元延元年中，宫语房曰：'陛下幸宫'。后数月，晓入殿中，见宫腹大，问宫，宫曰：'御幸有身'。其十月中，宫乳掖庭牛官令舍"；《搜神记》卷十说："先时有张姬者，当往周家佣赁，野合有身，月满当孕（乳），便遣出外，驻车屋下，产得儿"；《搜神记》卷十四说："齐惠公之妾萧同叔子，见御有身。以其贱，不敢言也，取薪而生顷公于野，又不敢举也"；《金匮要略·妇人妊娠病脉证并治》说："妇人……怀身七月，太阴当养不养"等等，其各"身"字之义均为"胎孕"。

身，字又作"侽"，《广雅·释诂》说："身，侽也"，可证。《说文·人部》说："侽，神也，从人，身声"，《尔雅·释诂上》说；"神，重也"，《诗·大雅·大明》毛传："身，重也"，《广雅·释诂》说："重，侽也"。此《说文》"侽"训"神"，《尔雅》"神"训"重"，《诗》毛传"身"训"重"而《广雅》"重"又训"侽"，则亦足证"身""侽"二字古通也。字亦作"娠"，《广雅·释诂》说："娠，侽也"，《说文·女部》说："娠，女妊身动也"，《汉书·高帝纪上》说："已而有娠"，孟康曰："娠音身，《汉史》'身'多作'娠'，古今字也"，颜师古曰："孟说是也，《汉书》皆以'娠'为'任身'字。"则"身""娠"古字通也。

此文"身有病"之"病"字，为"痈"字之讹。《说文·疒部》说："疭，动病也"，《玄应一切经音义·正法华经第二卷》引《说文》作"疭，动痛也"，孙星衍注："今本《说文》作'动病'非"。王念孙《广雅·释诂》疏证引《说文》亦作"疭，动痛也"。是今本《说

《黄帝内经》研究

文》"病"字为误。其乃古文献上是"痛"字误为"病"字之例证。此文"病"字亦为"痛"字之误。"身有病"即为"身有痛"，所谓"身有痛"者，乃言"胎动腹痛"也。如为腹痛之病，则脉当见沉、紧、弦、结等象，今胎动腹痛而无沉、紧、弦、结等病邪之脉，则为"怀子之且生"妊妇行将分娩之兆也。义本明晰，何惑之有？

最后，摘录《脉经》卷九第一所载有关辨别妊娠将产之文两节，以为此文之殿："妇人怀娠，离经，其脉浮，设腹痛引腰脊，为今欲生也，但离经者不病也。又法：妇人欲生，其脉离经，夜半觉，日中则生也。"

（三十五）则皮毛虚弱急薄著

《素问·痿论篇第四十四》说："故肺热叶焦，则皮毛虚弱急薄著则生痿躄也。"

按：此"则皮毛虚弱急薄著则生痿躄也"之文，张介宾注谓"在外则皮毛虚弱而为急薄"，马莳注谓"凡皮毛皆虚弱急薄矣"，高世栻注谓"则肺主皮毛虚弱急薄应于外"，均于"薄"字读断，连上读为"急薄"也。然肺热叶焦，津液不布，皮毛无气以养而虚弱，唯纵缓无力，何乃"急薄"之有？王冰、吴崑、张琦等注，于此笼而统之，囫囵吞枣，未知其所谓。独张志聪注谓"皮肤薄著，则精液不能转输，是以五藏皆热而生痿躄矣"。遗"急"字而将"薄"冒于"著"上读为"薄著"，且引《灵枢·根结第五》"皮肤薄著，毛腠夭膲"之文说明之，颇有见地。惜其既曰"薄著"，而前文又说"肺热叶焦则皮毛虚薄矣"，后文又说"著则生痿躄矣"。是则对"薄著"二字无定见，无怪乎其未阐述"薄著"一词之义也。

考"薄著"一词，古每用之，除此文外，尚有上引《灵枢·根结第五》"皮肤薄著"及《释名·释言语》"缚，薄也，使相薄著也"等。薄，与"附"通，《楚辞·招魂》说："兰薄户树，琼木篱些"，《楚辞·九章》说："腥臊并御，芳不得薄兮"，《楚辞·七谏·怨世》说："卒不得效其心容兮，安眇眇而无所归薄"，王逸注并云："薄，附也"，《广雅·释言下》亦谓："薄，附也"。薄，与"傅"通，王念孙

《广雅·释言下》疏证："薄之言傅也"，可证。而"傅"亦通"附"，《春秋·左僖十四年传》说："皮之不存，毛将安傅?"《伤寒论·伤寒杂病论集》说："皮之不存，毛将安附焉?"其"傅"作"附"；《汉书·高帝纪下》说："从陈以东傅海与齐王信"，颜师古注："傅读曰附"；《后汉书·章帝八王列传》说："使小黄门蔡伦考实之，皆承讽旨傅致其事"，李贤注："傅读曰附"。故"薄著"亦作"附著"。《汉书·爰盎晁错传》说："亦善傅会"，张晏注：因宜附著合会之"；《说文·隶部》说："隶，附箸也"，"箸""著"同，是其例。且毕沅《释名·释言语》注明渭"薄著，犹云附著"，《联绵字典·草部》亦说："薄著，附著也"。

《国语·晋语九》说："未傅而鼓降"，韦昭注："傅，著也'；《汉书·董仲舒传》说："傅其翼者两其足"，颜师古注："傅读曰附。附，著也"；《周礼·秋官司寇·小司寇之职》说："以五刑听万民之狱讼，附于刑"，又说："以八辟丽邦法，附刑罚"，郑玄注并云："附，犹著也"。是"附"字，义训为"著"也。《国语·晋语四》说："底著滞淫"，韦昭注："著，附也"；《广韵·入声·十八药》说："箸，附也，直略切"；《群经音辨·竹部》说："箸，附也"。是"著"之义训"附"也。"附""著"互训，其义相通，则"附著"一词之为"单义复词"也。是此文"急"字为衍文，而"则皮毛虚弱薄著"者，乃谓肺热叶焦，不能输精以养皮毛，则皮毛虚弱枯萎夭臉而附著于筋骨，以致两足痿弱无力而躄不能行也。《吕氏春秋·季春纪·尽数》说："重水所，多尰与躄人"，高诱注："躄，不能行也"。躄，亦作"躃"，《说文·止部》说："躃，人不能行也"，《广雅·释言》说："躃，瘕也"，瘕，与"癃"同，而《说文·疒部》训"癃"为"罢病"，人病两足罢极无力，故不能行也。王冰注此文"躄"字，谓为"挛躄足不得伸以行"，误。

(三十六)《奇病论篇》

《素问·奇病论篇第四十七》，此篇名题曰"奇病"之义，诸家皆以"异于常病"释之，如马莳注说："内论诸病皆异，故名篇"，吴崑注说："奇病，特异于常之病也"等等，训此"奇"字之义为"异"，殊觉未安。查篇中所论诸病，唯个别疾病少见，就多数而言，何必曰"异"？故此文"奇"字，当为"苛"字形近致误也。是此"奇病"之字，宜正之为"苛病"。其"苛病"一词，在我国古代文献中，每有用之者，如《管子·小称》说："废之官，逐堂巫，而苛病起矣"，《吕氏春秋·先识览·知接》说："食不甘，宫不治，苛病起"，是其例。苛病，亦作"苛疾"，故《素问·四气调神大论篇第二》说："从之则苛疾不起"，《素问·六元正纪大论篇第七十一》说："苛疾不起"，《吕氏春秋·审分览·审分》说："恶气苛疾无自生"，《素问·至真要大论篇第七十四》说："……动则苛疾起"，《管子·小问篇》说："除君苛疾"。然则何为"苛疾"或"苛病"？《礼记·内则》说："疾痛苛瘘"，以"苛瘘"与"疾痛"为对，是"苛"乃"疴"字之假借。《说文·疒部》说："疴，病也，从疒，可声"。"苛""疴"二字俱得"可"声，故例可通假。字亦作"瘌"，《广雅·释诂》卷一上说："瘌，病也"，可证。据此，则"苛""疴""瘌"三字，俱为"疾病"之义，三者之字虽异而其义则同也，故王念孙疏证《广雅》彼条说："……'瘌'、'苛'并与'疴'同"。是"苛病"或"苛疾"者，叠词同义，为"单义复词"，犹言"疾病"之义也。《素问·四气调神大论篇第二》所谓"故身无奇病"、《素问·玉版论要篇第十五》所谓"言奇病也"、《素问·病能论篇第四十六》所谓"言奇病也"和所谓"使奇病不得以四时死也"等等，所谓"奇病"，皆当是"苛病"之误无疑。《素问·四气调神大论篇第二》所载"从之则苛疾不起"之"苛疾"一词，《太素·顺养》载之则误之为"奇疾"，正或证明"苛"字之因形近而易被误为"奇"字也。

至于《素问·缪刺论篇第六十三》所载"……流溢于大络，而生奇病也"之"奇病"二字，据王冰"病在血络，是谓奇邪"之注和《灵枢·血络论第三十九》中"黄帝曰：愿闻其奇邪而不在经者。岐伯曰：血络是也"之文，则当是"奇邪"之误，与此篇名之误为"奇病"不同也。

（三十七）《大奇论篇》

《素问·大奇论篇第四十八》，其篇名题为"大奇"之义，马莳注："内论诸病尤异，故以'大奇'名篇"，吴崑注："前有《奇病论》，此言'《大奇论》'者，扩而大之也"，张志聪注："此承上章记'奇病'之广大"，高世栻注："大，推广也。帝承上篇'奇病'而推广之，故曰'大奇'"等等，皆是随文敷衍，俱不足取也。细玩此文，如果真是"大奇"二字，则为句未全而其义亦未明也，势必加字始能足其义。然其又非读古书法也。其实，此文"大奇"之"奇"，亦当如上"《奇病论篇第四十七》"之"奇"字一样，为"苛"字之误也。"奇""苛"二字形近，每易致误，拙文《＜奇病论篇＞之篇题考义》已详论之。是此文之"大奇"二字，实乃"大苛"之文而误。所谓"大苛"者，即言"大病"也。《素问·皮部论篇第五十六》说："故皮者，有分部，不与，而生大病也"。彼言"大病"，此言"大苛"，其义一也。

（三十八）所谓甚则跃者

《素问·脉解篇第四十九》说："所谓甚则跃者，九月万物尽衰，草木毕落而堕，则气去阳而之阴，气盛而阳之下长，故谓跃。"

按：此文载于《脉解》之篇，其《脉解》篇名，在《太素》书中名之为"经脉病解"，是其内容乃解释经脉病证的，从而表明此文"跃"字为一病证名词无疑。然则"跃"之为证若何？高世栻注谓"跃者，少阳枢转之象"。"枢转"非病态，似未是。考：《广雅·释诂》说："跃，跳也"，《广韵·下平声·三萧》说："跳，跃也"，《列子·汤问》说："有遗男始龀，跳往助之"，张湛注："音调，跃也"。是"跃""跳"二字古互训，所以诸注均以"跳""跃"二字连用，如王冰注："亦以其脉……循足跗，故气盛则令人跳跃也"，马莳注："阳气盛于阴分，而长于下体，故盛则为跳跃耳"，张介宾注："其有病为跳跃者，以足少阳脉下出足之外侧，阴覆于上，阳鼓于下也"，张志聪注："阳气入之于下，而仍欲上长，故病多跳跃也"等等。细玩诸注所谓"跳跃"之义，盖指"跳高""跳远"之"跳"，俗之所谓"蹦"耳，或谓之"蹦跳"是也，与杨上善在《太素·经脉病解》中注此文所说："跃，勇动也"之义相同。蹦蹦跳跳，不是病证，故非此文"跃"字之义。

"跃"训"跳"，已见上述。《灵枢·经筋第十三》中有"脚跳坚"一证，是"跳"为"脚病"。《荀子·非相篇》说："禹跳"，杨倞注；"《尸子》曰：禹之劳，十年不窥其家，手不爪，胫不生毛，偏枯之病，步不相过，人曰禹步"，《尚书大传·略说》说："禹其跳。……其跳者，踦也"。郑玄注："踦，步足不相过也"。其，古通"綦"，《广雅·释诂》说："綦，尰，蹇也"，王念孙疏证："《昭二十年谷梁传》云：两足不能相过，齐谓之綦……"。禹劳苦治水十年，常以水为事，故为水湿所伤而身病偏枯，正是《庄子·齐物论》所谓"民湿寝则腰疾偏死"者也。偏枯之病，一脚失其常用，行走则步不能相过而成《尸子》所谓"禹步"、《荀子》所谓"跳"、《尚书大传》所谓"其跳"之证。然禹病之"跳"，当为"跳跛"，殆即《素问·通评虚实论篇第二十八》中所谓"跖跛"是也。《说文·足部》说："跛，行不正也"，《群经音辨》说："跛，偏任也"，《礼记·礼器》说："有司跛倚以临祭"，郑玄注："偏任为跛"。禹病偏枯，一脚伤而失用，一脚健而独任，故其"跳"为"偏任"而"行不正"之"跳跛"也。"跳"字虽可训为"跃"，但"跳跛"之"跳"则非此文之所谓"跃"证，因上文已有"偏虚为跛"之证，如此之"跃"字释为"跳跛"，则证既嫌重复，且又不类"草木毕落而堕"之象。

《说文·足部》说："跳，蹶也"，《广雅·释诂》说："蹶，跳也"。《说文》训"跳"为"蹶"者，以跳起者易致颠蹶；《广雅》训"蹶"为"跳"者，以颠蹶者每先跳起也。"跳""蹶"二字，义有相因，故在古时可互训。

《孟子·离娄上》说："《诗》曰：天之方蹶，无然泄泄"，朱熹注："蹶，颠覆之意"。"蹶"有"颠覆"之意，故《说文·足部》说："蹶，僵也"，《战国策·齐二·孟尝君在薛》说："颠蹶之请，望拜之谒，虽得则薄矣"，鲍彪注："蹶，僵也"。僵仆倒地，在常人多为不慎而失足所致，故《广韵·入声·十月》说："蹶，失足"。是"蹶"乃

"失足而颠覆倒地"，即今之所谓"跌倒""摔交"，俗语所谓"栽跟头"也。《方言》卷十三说："跌，蹶也"，郭璞注："偃地也"，戴震疏证："蹶、蹶同"。所谓"偃地"，亦即"僵仆倒地"。蹶为颠蹶，跌为跌仆，二字义同，故可连用而作"跌蹶"。人体行走偶尔跌蹶为失足，如常发生跌蹶则为病候矣。跌蹶为人体倒仆，有堕落之象，始与"草木毕落而堕"合。跌蹶，在《金匮要略》第十九篇中有其病。

（三十九）七节之傍，中有小心

《素问·刺禁论第五十二》说："黄帝问曰：愿闻禁数，岐伯对曰：藏有要害，不可不察。肝生于左，肺藏于右，心部于表，肾治于里，脾为之使，胃为之市，鬲肓之上，中有父母，七节之傍，中有小心，从之有福，逆之有咎。"

按：此文"七节之傍，中有小心"之义，诸注多歧，且又无当，王冰注谓"小心，谓真心，神灵之宫室"，真心何必曰"小心"？其与七节之傍何涉？注为误。张志聪、高世栻等注"七节之傍"为"膈俞穴"，注"中有小心"为"心气出于膈俞穴极微极细"。其膈俞之气内通于"膈"，"膈能遮蔽浊气，然其实无心神之用，何能称之为'小心'"？马莳注谓"然心之下有心包络，其形有黄脂裹者，属手厥阴经，自五椎之下而推之，则包络当垂至第七节而止，故曰'七节之傍，中有小心'。盖心为君主，为大心；包络为臣，为小心。"其注谓"包络为臣"而"为小心"，于理似可通，但其部位却未当"七节之傍"，故亦非是。张介宾、姚止庵、汪昂等注谓"两肾之间"的"命门""相火""代心君行事"而为"小心"，吴崑注谓"右（肾）为命门""相火代心君行事"而为"小心"。其释"七节"均指脊胛从下向上逆数第七节，然《内经》于脊胛无逆数之理；而且《内经》中根本没有所谓"命门相火"这一学说，何能据之以释此文"小心"之义？

所谓"小心"者，当有类似"心"的功用，而地位于心为次也。心在人体中，"藏神"而为"五藏六府之大主"。似此作用，在十二藏府中，据《内经》所载，惟"胆"为能。《灵枢·本输第二》说："胆者，中精之府。"惟其为"中精之府"，内盛精汁藏而不泻，异于其他各府，故《素问·五藏别论篇第十一》称之为"奇恒之府"也。

《素问·灵兰秘典论篇第八》说："胆者，中正之官，决断出焉"，《素问·奇病论篇第四十七》说："夫肝者，中之将也，取决于胆"，《素问·六节藏象论篇第九》说："凡十一藏，取决于胆也"。从而表明了"胆"确具有类似于"心"的作用。而且，胆在病变上多有神志或与心神相关的证候，如《灵枢·邪气藏府病形第四》说："胆病者，善太息，口苦，呕宿汁，心下澹澹恐（如）人将捕之，嗌中吤吤然，善唾"，《灵枢·经脉第十》说："胆足少阳之脉……是动则病口苦，善太息"，《灵枢·四时气第十九》说："善呕，呕有苦，心中憺憺恐（如）人将捕之，邪在胆……"，《灵枢·胀论第三十五》说："胆胀者，胁下痛胀，口中苦，善太息"，《素问·刺疟论篇第三十六》说："足少阳之疟，令人身体解㑊，寒不甚，热不甚，恶见人，见人心惕惕然……"，还有《素问·宣明五气篇第二十三》和《灵枢·九针论第七十八》所载"胆为怒"以及《华氏中藏经》卷上第二十三所谓"胆热则多睡，胆冷则无眠"等等，其中尤以"善太息""心下澹澹恐"或"恶见人，见人心惕惕然"等证，明显不过地与心相关。

《灵枢·口问第二十八》说："黄帝曰：人之太息者，何气使然？岐伯曰：忧思则心系急，心系急则气道约，约则不利，故太息以伸出之，补手少阴心主，足少阳留之也"。又说："太息，补手少阴心主，足少阳留之"。这里叙述"人之太息"，是由于"忧思"而"心系急"以致"气道约"所使然。病为"心系"之"急"，治疗不仅"补手少阴心主"，而且又取"足少阳胆经"，这正说明了"胆""心"之间的关系，所以后世的《医学入门·藏府总论》中注引《五藏穿凿论》谓"心与胆相通"。是"胆"可称为"小心"而当之无愧也。

藏府居于胸腹之内，其俞皆在于背，而列于脊胠之傍。藏府之气转行于背俞，背俞之气与藏府相应。胆在肝之短叶间，居于胁下，其气与俞通。《甲乙经》卷三第八载："胆俞，在第十椎下两傍各一寸五分"。此言"七节之傍"者，王冰注《素问·疟论篇第三十五》"其明日日下一节"之文说："节，谓脊骨之节"，是"节"即"椎"也；七乃

"十"字之误，《说文·十部》载"十"字作"十"形，《说文·七部》载"七"字作"ξ"形；《文字形义学概论·字形之构造·数目字与干支字·数目字》中谓"十"字，金文作"♦""♦"，甲骨文作"丨"；谓"七"字，金文作"十"，甲骨文作"十"；《金文大字典》卷五载"十"字作"十""十""十""♦"……等形，载"七"字作"ξ""→""Ψ"……等形；《中山王䨵器文字编·单字》中载"十"字作"十""十""♦""♦"等形，载"七"作"十""十""十"等形。是"十"字为"横短竖长"而"七"字为"横长竖短"也，由此可见，古文"十""七"二字形似，易于致误也。《史记·周本纪》说："诗人道西伯，盖受命之年称王而断虞芮之讼，后十年而崩"，张文虎《舒艺室续笔》据《尚书大传》谓"十年乃七年之误"，并自注云："十与七形近而伪，《史·表》多有"。是《史记·周本纪》中"七"字误为"十"，而此文则"十"误为"七"也。据此，则"七节之傍"乃"十节之傍"之误，而"十节之傍"即上引《甲乙经》卷三第八之"十椎下两傍"，指"胆俞"。然此所谓"小心"也者，即谓"胆"也。观下文"刺中胆，一日半死，其动为呕"，与刺中"心""肝""肾""肺""脾"等死候并列而置于"从之有福，逆之有咎"文下，亦可证明这一点。

（四十）合篡间　绕篡后　下至篡

《素问·骨空论篇第六十》说："督脉者，起于少腹以下骨中央，女子入系廷孔。其孔，溺孔之端也。其络循阴器，合篡间，绕篡后，至少阴与巨阳中络者，合少阴上股内后廉，贯脊属肾。与太阳起于目内眦，上额交巅，上入络脑，还出别下项，循肩髆内，侠脊抵腰中，入循膂络肾。其男子循茎下至篡，与女子等。其少腹直上者，贯齐中央，上贯心，入喉，上颐环唇，上系两目之下中央。

按：此文数"篡"字，乃人身之一部位名词，然其部位何所在？王冰注："督脉别络，自溺孔之端分而各行，下循阴器，乃合篡间也。

所谓'间'者，谓在前阴、后阴之'两间'也"。马莳从其说，谓"合纂间，正在前阴、后阴之两间也"。然吴崑则注说："纂间，谓二阴之间"，张介宾注则说："纂，交纂之义。谓两便争行之所，即前后二阴之间也"，张志聪、高世栻等亦支持吴崑、张介宾之说法，尤其丹波元简更据《甲乙经》将"纂"改读为"纂"，并对张介宾见解作了进一步阐述，说：《说文》："纂，似组而赤"。盖两阴之间，有一道缝处，其状如纂组，故谓之纂"。这种颠倒古人"近取诸身，远取诸物"之"名物"规律，想当然地添油加醋，竟惑致了今人皆以"纂"为前阴、后阴间之"会阴部"，岂不谬哉！王冰之注"纂间"为"前阴、后阴之两间"，当是。《广韵·上平声·二十八山》说："间，隙也"，《说文·自部》说："隙，壁际孔也"，《尔雅·释诂下》说："孔，魄，间也"，郭璞注："孔，魄，皆有间隙"。是"间"之义，可训"孔隙"。王注所谓"前阴、后阴之两间"者，即"前阴、后阴之两孔窍"也，惜今人读王注多不能懂其义！兹特稽考而阐发之。

《广韵·去声·六至》说："臎，鸟尾上肉"，《集韵·去声·六至》说："臎，肥也，臀也"，《广雅·释亲》说："臎，臀也"，王念孙疏证："《释言篇》云：'臎，肥也'。字通作翠"。《礼记·内则》说："舒雁翠"郑玄注："翠，尾肉也"，《吕氏春秋，孝行览·本味》说："肉之美者……隽觾之翠"，高诱注："翠，厥也"，《五十二病方·痒》说："亨葵，热歠其汁……而□□尻厥"。是"臎""翠"字通，"厥"为"臀"之借，而"翠"训为"臀"也。《说文·骨部》说："𩪦，臀骨也，从骨，厥声"。彼"𩪦"字即"臀"，训"臀骨"。《说文·尸部》说："屍，髀也，从尸下丌居几。脽，屍或从肉隼。臀，或从骨，殿声"，《集韵·平声二·二十三魂》说："屍，脽，臀，臀，《说文》：'髀也'，或作'脽''臀''臀'"是"屍""脽""脽""臀""臀"五者，形虽异而字则同也，训为"髀"，为"尸下丌"而"居几"之部位，故《广韵，入声·十月》说："臀"，尾本"。字又作"橛"，《素问·骨空论篇第六十》说："次灸橛骨，以年为壮数"，王冰

注：“尾穷谓之撅骨”。

综上引述，其“翠”训“臋”，而“臋”为“尾穷”，乃“尸下丌”而“居几”之“臀”部，今俗所谓之“髀股”或“屁股”也。

黄侃《训诂研究·〈广雅疏证〉笺识》说："……‘翠’转为‘篡’，《内经》之‘篡间’‘篡后’是也"。《小学钩沈》卷十一说："臋，尻也"。彼"臋"即"臀"字。浑言则"臀""尻"为一，析言则"臀"可统"尻"。故"翠"训"臋"而为"臀部"则实统"后阴"，其声转为"篡"，则"篡"亦可指‘后阴’矣。《甲乙经》卷九第十二说："痔，篡痛，飞扬、委中及承扶主之"，又说："痔，篡痛，承筋主之"，《备急千金要方》卷三十第六说："飞扬，主痔篡伤痛"。是"病痔"而致"篡痛"也。"痔"者何？《说文·疒部》说："痔，后病也"，《庄子·人间世》说："与人有痔病者"，陆德明音义："痔……司马：‘隐创也’。"彼"隐"与"阴"通而"创"通作"疮"。是"痔"为"后阴"之疮，则"篡"为"后阴"也。《甲乙经》卷八第一下说："寒热，篡反出，承山主之"，又说："寒热，篡反出，瘿疭……大便难，承筋主之"，《脉经》卷二第二、《备急千金要方》卷十九第二俱说："右手尺中神门以后脉阴阳俱虚者，足少阴与太阳经俱虚也。病苦心痛，若下重不自收，篡反出，时时苦洞泄……"其古文献中，一则曰："篡反出"，再则曰："篡反出"，三则曰："篡反出"。其"篡"之为"人体部位"可以"反出"无疑。会阴部其能然乎？唯"后阴"部位而后"可"。所谓"篡反出"者，就是《广韵·上平声·一东》"疘"条下引《文字集略》所说"脱疘，下部病也"之"脱疘"，《诸病源候论·大便病诸候》所谓"脱肛"也。足证"篡"为"后阴"，确无疑义矣。

《说文笺识四种·说文新附考原》说："朘，赤子阴也，从肉，夋声，或从血。子回切。本作隽，或作全，又或作膤"。黄焯案："《说文》：‘隽，肥肉也，从弓所以射隹’。徂兖切，古音在寒部，盖即‘朘’之本字，《内经》作‘篡’，《老子》作‘全’，《庄子》作‘撮’。或说‘朘’即‘膤’之异文，‘膤’从‘隼’声，本属齿音，移'后窍'以称'前窍',亦通。"然《甲乙经》卷九第十一所载"丈夫㿗疝,阴跳痛引篡中,不得溺……涌泉主之"之"篡",正是"移'后窍'以称'前窍'也"。《尚书·尧典》说:"鸟兽孳尾",蔡沈注:"乳化曰孳,交接曰尾";《列子·黄帝》说:"雄雌在前,孳尾成群",郭象注:"乳化曰孳,交接曰尾";《广韵·去声·七志》说:"孳,孳尾,乳化曰孳,交接曰尾"。其"交接曰尾",亦是在"移'后阴'以说'前阴'"也。此文明谓"督脉"在"男子循茎下至篡,与女子等",而"女子入系廷孔",王冰注:"系廷孔者,谓窈漏近所谓前阴穴也",《骈雅·释名称》亦说:"隐器,廷孔,前阴也"。则此文"篡"字,又可释为"前阴之窍",乃显而易见,勿庸置疑矣。王冰注此文"合篡间"之"间",谓为"前阴、后阴之两间",盖谓"督脉……其络循阴器"而合于"前阴之窍",行后再合于"后阴之窍",之后复分而行绕于"篡"后之臀部也。

(四十一) 在尻骨下空

《素问·骨空论篇第六十》说:"脊骨下空,在尻骨下空。"

按:此文"尻骨"之"尻",诸家已多不识,张介宾、马莳、吴崑、张志聪、高世栻、日人丹波元简以及今之《黄帝内经素问校释》《素问注释汇粹》等皆误为"尻",殊不知"尻"非骨名,与"尻"字异。《释名·释形体》说:"尻,廖也,尻所在廖牢深也",《说文·尸部》说:"尻,脽也,从尸,九声",段玉裁注:"尻今俗云'沟子'是也"。脽,字又作"膇",指"臀"部,今俗谓之"屁股"。"尻"与"臀",统言之则是一,析言之则为二,然皆无涉于"尻"也。

考"尻"字,《说文》《玉篇》皆列之于《尸部》读"苦高切";而"尻"字,《说文》《玉篇》则皆载之于《几部》,读"举鱼切"。二者之字形不同,音义各别,不得相混淆也。

此文"尻"字与"骨"连用,乃为人身之一骨名,当在人腰之下,骶之上也。下文说:"尻骨空,在髀骨之后相去四寸",王冰注:"谓是尻骨八髎穴也",上文亦有"八髎在腰尻分间"之语。是尻骨部存在有"八髎穴"。所谓"八髎穴"者,乃指"上髎""次髎""中髎""下髎"左右共八六也。《甲乙经》卷三第八说："上窌，在第一空，腰髁下一寸侠脊陷者中，足太阳、少阳之络""次窌，在第二空，侠脊陷者中""中窌，在第三空，侠脊陷者中""下窌，在第四空，侠脊陷者中"。窌、髎字通。八髎穴在腰髁下而位于尻骨部，则尻骨必上接于腰骨也。然"髁"之为物，《一切经音义》卷十四引《韵英》说："腰下骨也"。腰下骨，正是"尻骨"，故《仓颉篇》卷中说："髁，尻（原误为尻，今改）也"。尻骨一名"髁"，正承"腰骨"，是以《甲乙经》文作"腰髁"也。《素问·长刺节论篇第五十五》说："刺腰髁骨间"，王冰注："腰髁骨者，腰房侠脊平立陷者中，按之有骨处也"，以其第三、第四骨空乃厥阴脉支别之所结，故取以刺之也"。腰髁，亦作"腰尻"，《素问·刺腰痛篇第四十一》说："刺腰尻交者"，王冰注。"腰尻交者，谓髁下尻骨两傍四骨空，左右八穴，俗呼此骨为八髎骨也"。王注中"髁下"之"髁"，当为"腰"字之误。

《说文，几部》说："尻，处也，从尸几，尸得几而止也。《孝经》曰：'仲尼尻'。尻，谓阒尻如此"，段玉裁注："凡尸得几谓之尻。'尸'即'人'也。引伸之为凡'尻处'之字"。据此，则"尻"之本义，犹今之所谓"坐"也，表明尻骨有支架腰脊以司人之坐，故《备急千金要方》卷五上第一谓小儿"百八十日尻（原误为尻，今改）骨成，能独坐"。

尻，诸书或误为尻，或借居作之。于是，尻存而尻亡，居行而尻废矣。

（四十二）数刺其俞而藥之

《素问·骨空论篇第六十》说："……灸之不已者，必视其经之过于阳者，数刺其俞而藥之。"

按：此文"数刺其俞而藥之"句，王冰未释，马莳释以"数刺其俞而用藥以调治之"，遂将此句所论述的治疗变成了"针刺"和"用藥"两法。一人倡之，众人和之。于是，诸家均沿其意而注之，如张介宾注说："刺可写其阳，药可调其阴，灸之不已，当变其治法如此"，张志聪注说："故当视其经之过于阳者之处，数刺其俞而泄之，使阴藏之毒与阳相绝，而再饮以解毒之药治其阴"，等等。真是望文生训，莫此为甚！如果按照诸家的这种注释，此文即为"频频针刺其俞穴而用药物治疗"。如此，则于文欠通矣。其实，此文"藥"字，当读如《太玄经·养》注所说"如毒疾之发而不可救藥也"的"藥"字，通"疗"，作"治病"讲，《诗·大雅·板》说："不可救藥"，《春秋·左襄二十六年传》说："不可救疗"，可证。

《申鉴·俗嫌》说："藥者，疗也，所以治病也，无疾则无藥可也。肉不胜食气，况于藥乎？"《说文·艸部》说："藥，治病草，从艸，樂声"。是"藥"之为义本谓"治病草"，治病之草称"藥"，藥物可以治病，故"藥"字之义又转而为"治"义。《荀子·富国篇》说："彼得之不足以藥伤补败"，杨倞注："藥，犹'医'也"；《孔子家语·正论解》说：不如吾所闻而藥之"，王肃注："藥，治疗也"。是"藥"字即为"医治"之义。藥，一作"瘵"，《说文·疒部》说："瘵，治也，从病，樂声。疗或从尞"，《说文通训定声·小部》说："瘵，療，治也，从疒，樂声，或从尞声，谓治病"，《广韵·入声·十九铎》说："疗，治病"。藥，又作"樂"，《群经音辨·木部》说："樂，治也"，注"音疗，《诗》：'泌之洋洋，可以樂饥'。"

"藥"与"疗"通而训"治"，这在古代文献中每有用之者，如《墨子·非攻》中所谓"譬若医之藥人之有病者然"者，即言"譬若医之治人之有病者然"也；《墨子·非攻下》所谓"此譬犹医之藥万有余人"者，即言"此譬犹医之治万有余人"也；《素问·四气调神大论篇第二》所谓"夫病已成而后藥之"者，即言"夫病已成而后治之"也，是则《素问·骨空论篇第六十》此文所谓"数刺其俞而藥之"者，亦即"数刺其俞而治之"也。

（四十三）皮肤不收

《素问·调经论篇第六十二》说："寒湿之中人也，皮肤不收，肌肉坚紧，荣血泣，卫气去，故曰虚。虚者，聂辟气不足，按之则气足以温之，故快然而不痛。"

按：此文"皮肤不收"一句，吴崑注谓"不收者，肌肤虚浮不收敛也"；张介宾注谓"凡寒湿中人，必伤卫气，故皮肤不收而为纵缓"；高世栻注谓"其寒湿之中人也，在于皮肤肌肉之间，故皮肤不收……。不收，汗出而不闭密也"。然考《灵枢·岁露论第七十九》说："寒则皮肤急而腠理闭"。此文"寒湿中人"的所谓"皮肤不收"之证，吴崑释为"肌肤浮虚"，张介宾释为"皮肤纵缓"，高世栻释为"汗出而不闭密"，均与"寒主收引凝敛"之性不合，且与下句"肌肉坚紧"之证相反，故丹波元简谓"《甲乙》《太素》近是"。然丹波亦未阐明本节"皮肤不收"之义。考杜预注《春秋·左成八年传》说："不，语助"，于鬯校《晏子春秋·外篇》说："不，语辞"。"不"之一字，古代多有用作语助词而无义者，如《尚书·西伯戡黎》说："我生不有命在天"，孔安国传："言我生有寿命在天"；《战国策·秦策》说："楚国不尚全事"，鲍彪注："不尚，尚也"；《孟子·滕文公上》说："不亦善乎"，赵岐注："不亦者，亦也"；《礼记·中庸》说："不显惟德"，郑康成注："不显，言显也"等等均是。《小尔雅·广训》亦谓"不显，显也；不承，承也"。"不"为语助词，无义，则本节"皮肤不收"即为"皮肤收"也，故《甲乙经》卷六第三、《太素·虚实所生》均止作"皮肤收"而无"不"字。皮肤收，始与"寒性收敛"之义合，太阳伤寒则恶寒发热身痛而无汗即是明证。本节"皮肤不收"，与《四气调神大论篇第二》所载"恶气不发"之句同一文例。此"皮肤不收"为"皮肤收"，彼"恶气不发"即为"恶气发"也，故《太素·顺养》载其句止作"恶气发"，无"不"字。惟其"恶气发"，则出现"风雨不节，白（疑为"甘"字之误）露不下"而导致万物"菀槁不荣"。故王冰以下注皆误。

（四十四）饮以美酒一杯

《素问·缪刺论篇第六十三》说："邪客于手足少阴、太阴、足阳明之络，此五络皆会于耳中，上络左角。五络俱竭，令人身脉皆动而形无知也，其状若尸，或曰尸厥。……鬄其左角之发方一寸，燔治，饮以美酒一杯，不能饮者灌之，立已。"

按：此文"美酒"之为物，诸注皆浑言之曰"酒"，未能明其特有之质，实属无当。《黄帝内经素问校释》译此文"美酒"为"好酒"将"美"读作"好"，亦只望文生训者耳！

美酒，为我国古代一酒之名词，故古文献中每有用之者，如《灵枢经·经筋第十三》说："以膏熨急颊，且饮美酒"，《史记·滑稽列传》说："愿赐美酒粱饭大飨臣"，《礼记·内则》说："湛以美酒，朝期而食之"，《淮南子·泰族训》说："秦穆公为野人食骏马肉之伤也，饮之美酒"，《备急千金要方》卷十九第八说："即以无灰美酒于大白瓷器中浸"，《外台秘要·风失音不语方八首》说："《古今录验》疗卒不得语方：取人乳汁半合，以著美酒半斤中……"等等，皆是其例。《备急千金要方》卷二十六第五说："诸食马肉心烦闷者，饮以美酒则解，白酒则剧"。是"美酒"与"白酒"之作用有别也，治人疾病何能浑之而不分！然则何谓"美酒"？《说文·羊部》说："美，甘也"，《玉篇·羊部》说："美，亡鄙切，甘也"，而《说文·甘部》说："甘，美也，从口含一。一，道也"。是"美""甘"互训，二字义通，故《素问·上古天真论篇第一》说："美其食"，《老子》第八十章说："甘其食"。《素问·藏气法时论篇第二十二》说："肝色青，宜食甘"，"甘"乃"五味"之一，即今之所谓"甜"也。甜，字本作"甛"，《说文·甘部》说："甛，美也，从甘，从舌。舌，知味者"，徐颢笺："甘之至为甛，甛之言恬也。古无所谓'甛'，盖以'甘'统之……"故《广韵·下平声·二十五添》说："甜，甘也，徒兼切"。此文"美酒"之"美"，义与"甘"通，而"甘"为"甜"味，则所谓"美酒"者，乃言"甜酒"，或曰"恬酒"也，《周礼·天官冢宰·酒正》说："二曰醴齐"，郑玄注："醴，犹体也，成而汁滓相将，如今恬酒矣"，是其酒。故《玉篇·酉部》亦说："醴，力弟切，甜酒也，一宿熟也"。

美酒，古又称"旨酒"。《诗·小雅·鹿鸣之什·鹿鸣》说："我有旨酒"，孔颖达正义："我有旨美之酒"；《汉书·礼乐志》说："百末旨酒布兰生"，颜师古注："旨，美也"。是"旨酒"即"美酒"无疑。人以其"酒"味"甘"而"适口"，且具"颐养"之用，故多嗜之。然《战国策·魏策二·梁王魏婴觞诸侯于范台》说："昔者，帝女令仪狄作酒而美，进之禹，禹饮而甘之，遂疏仪狄，绝旨酒，曰：后世必有以酒亡其国者"。作酒而美，即"作酒而甘"也。禹以人君多嗜甘旨则必不勤苦而怠于政事败其国，故绝其旨酒，《孟子·离娄下》所谓"禹恶旨酒而好善言"者是也。

《潜夫论·思贤》说："旨酒甘醪，所以养病也"。此文用"美酒"送服"燔治"之"左角之发"即"五络之血馀为炭"以治"尸厥"之病，一以调药适口，且以养体，一以行血气、助药势也。

（四十五）退行一步

《素问·六微旨大论篇第六十八》说："帝曰：善。愿闻地理之应六节气位何如？岐伯曰：显明之右，君火之位也。君火之右，退行一步，相火治之；复行一步，土气治之；复行一步，金气治之；复行一步，水气治之；复行一步，木气治之；复行一步，君火治之。"

按：此文之义，王冰注说："日出谓之显明，则卯地，气分春也。自春分后六十日有奇，斗建卯正至于巳正，君火位也；自斗建巳正至未之中，三之气分，相火治之，所谓少阳也……退，谓南面视之，在位之右也"；张介宾注说："退行一步，谓退于君火之右一步也。此自斗建巳中以至未中，步居正南，位直司天，主三之气，乃小满后六十日有奇，相火之治令也"；张志聪注说；"显明之右，乃少阴君火之位，主二之气也。退行一步者，从右而退转一位也。君火之右，乃少阳相火之位，主三之气也。复行一步者，复行一位也。"等等。若王冰之注，则"南面视之，在位之右"，何以谓之"退"？若张介宾之注，则位在"君火之右"，何以曰"退行一步"？而"土气"位在"相火之次"，何以又不曰"退行一步"？此"地理之应六节气位"与"司天"何涉？若张志聪之注，则"二之气"进入"三之气"，何以谓之"从右而退转一步"？此文本谓"六节气位"应"地理"而循五行相生次序运动，何乃时而"退转"，时而"复行"？如谓"复行一步"为"复退行一步"，何其又为"五行相生"之序？至于吴崑之注，谬误尤甚，不足论也。

为了弄清此文所论，有必要对"步"字之义首先加以考释。

《说文·走部》说："趌，半步也，从走，圭声。读若跬同"，《小尔雅·度》说："跬，一举足也。倍跬谓之步"，《骈字分笺》卷下说："跬步，一举足曰跬，两举足曰步"。是"半步"为"跬"。乃"一举足"；"倍跬"为"步"，乃"两举足"。所谓"两举足"者，"举其两足"也。起用"两足"，则人已成"步"而"行进"矣，故《说文·步部》说："步，行也，从止屮相背"，段玉载注："止屮相随者，行步之象。相背，犹相随也"止屮者，左右足也，止屮相随，一前一后，正可阐明上述之"两举足"也。

再言"行"，《说文·行部》说："行，人之步趋也，从彳亍"，段玉裁注："步，行也，趋，走也。二者一徐一疾，皆谓之行，统言之也"。《说文释例·指事》说："人之行也，必以两足，而'步'字已从'止屮'矣，于是'行'字象'两足'之'三属'，上两笔，股也；中两笔，胫也；下两笔趾也。股、胫、趾皆动，是'行'象矣"，《释

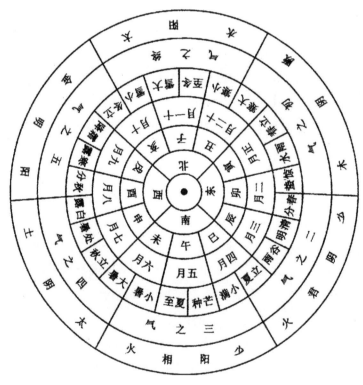

地理应六节气位示意图

名·释姿容》说："两脚进曰行。行，抗也，抗足而前也"。是"行"为"两脚进"而"前"，故《说文》训其义为"人之步趋"，而"步"字《说文》又训为"行"义，二字转训，其义同也，皆谓人之"行进而前"，其上不加"退"字，绝无"退后""退转"之意。唯此文"行"字为"词"而"步"字则为"时间量词"也。王冰此文之下注说："一步，凡六十日又八十七刻半"，此篇下文亦有"所谓步者，六十度而有奇"，王冰彼注："奇，谓八十七刻又十分刻之五也"。两注之义相同。且以此文"君火""相火""土气""金气""水气""木气"之"六步"，乘其"六十日又八十七刻半"，六六得三百六十日，六八得四百八十刻，六七得四十二刻，"半"为"十分刻之五"，六五得三刻。刻数相加，共得五百二十五刻，百刻为一日，则合得三百六十五日又二十五刻，正足一周之年也。兹特拟"地理应六节气位图"示其意：

从上《图》所示，在地理方位上，从"东"，而"南"，而"西"，而"北"；在地支上，从"子"至"丑"，至"寅"，至"卯"以至于"戌""亥"；在时间上，从"正月""二月""三月"以至于"十二月"；在节气上，从"立春""雨水""惊蛰""春分""清明""谷雨"以至于"小寒""大寒"；在气位上，从"初之气""二之气""三之气"，以至于"终之气"；在六步上，从"厥阴木气""少阴君火""少阳相火"，以至于"太阳水气"等等，皆是循序行进而往前，何乃"退转"之有？诸家于此读而粗疏，注乃随文敷衍，殊为无当。

此文"君火之右"之"右"字，当为"位"字涉上文"右"字而误；"退行一步"之"退"字，乃"復"字之坏。

復，因坏作"復"，而"復"乃"退"之异体。《说文·彳部说》："復，却也，一曰行迟也，从彳，从日，从夊。納，復或从内。退，古文从辵"，《方言》卷十二说："退，缓也"，戴震疏证："退，古退字"，《广雅·释诂》卷二上说："退，缓也"，王念孙疏证："退者，《说文》：'復，却也，一曰行迟也'，古文作'退'。"《广韵·去声，十八队》说："退，却也，《说文》作'復'。復，上同。退，古文"。是"復""退""納""退"等四者，形虽异而字则同。故人们不识此文"復"为"復"之坏，遂写"復"为"退"，后又写"退"为"退"，以致此文成为"退行一步"之句而误人良多也。

"復""復"二字，形近易误，《说文·辵部》说："迨，復也"，彼"復"乃为"復"字之伪，《尔雅·释言》说："迨，退也"，《玉篇·辵部》说："迨，巡也，退也，却也"，《广韵·上平声·十八谆》说："迨，迨巡，退也"，《素问·气穴论篇五十八》说："帝捧手迨巡而却曰……"等等皆可证。唯彼《说文》"復"字误为"復"。此文"復"字误为"復"又改写为"退"为不同耳。

此文"君火之右"之"右"字，当改正为"位"，而"退行一步"之"退"字，则当改正为"復"，文作"显明之右，君火之位也。君火之位，復行一步，相火治之……"如此，则理通而文顺矣。

（四十六）太阳所至为寝汗

《素问·六元正纪大论篇第七十一》说："太阳所至为寝汗、痉。"

按：此文所述"寝汗"一证，诸注多限释为"盗汗"，如王冰注说："寝汗，谓睡中汗发于胸嗌颈掖之间也，俗误呼为盗汗"；马莳注亦说："寝汗，盗汗也"等等。然"太阳所至"而出的"汗"证，未必皆是"盗汗"，因而此文"寝汗"一词之义，就未可定其全为"盗汗之证"。考"寝汗"一词，在《黄帝内经》一书里，亦见于《素问·藏气法时论篇第二十二》中，惟彼"汗"下多一"出"字。该篇说："肾病者……寝汗出"，《素问·气交变大论篇第六十九》引其文"肾病者……寝汗出"，《素问·气交变大论篇第六十九》亦说："岁水太过……寝汗出"。是"寝""寖"二字古可通假，《太玄经·敛》说："墨敛鐵鐵，寖我匪贞"，注："王本'寖'，作'寝'。"寐，又作"寝"，即"寖"字，亦是"寝""寖"二字古通用之证。

《素问》此文"寝"字，当读作"寖"。所谓"寝汗"者，乃言"寖汗"也。然则何谓"寖汗"？《广雅·释诂》说；"寖，渍也"，《广韵·上声·四十七寝》说；"寐，渍也"。"渍""渍"字同，见《方言》卷七"沦涿谓之霜渍"条下戴震疏证。《汉书·五行志》说："其

后寖盛"，《汉书·律历志下》说："恩爱寖薄"，颜师古注并说："寖，
古'浸'字，《广雅·释诂》王念孙疏证亦说："寖与浸同。"是"寖"
"浸"字同，古作"寖"而今作"浸"也，故"寖"训"渍"而
"浸"亦可训为"渍"，《淮南子·原道训》说："上漏下湿，润浸北
房"，许慎注："浸，渍也"。"浸"可训"渍"亦可训为"渐"，《广
韵·去声·五十二沁》说："浸，渍也，渐也"是其例。"渐"亦训为
"渍"，《荀子·劝学篇》说："兰槐之根是为芷，其渐之潃……"，杨倞
注："渐，渍也"，《太素·五藏痿》说："有渐于湿"，杨上善注：
"渐，渍也"。此"渍"字为"浸润濡湿"之义。是故"寝汗"者，浸
汗也，渍汗也，浸渍而汗也，谓津液浸渍而出为汗，其身浸湿濡渍而甚
也。寒水太盛，阳气不治，失其固护之权，以致津液外出而为汗，何必
定在睡中而出？王冰等惟注其为"盗汗"，其义似嫌狭隘之甚！

（四十七）脉经上下篇

《素问·示从容论篇第七十六》说："……雷公曰：臣请诵《脉经
上下篇》甚众多矣，别异比类，犹未能以十全，又安足以明之？"

按：此文"脉经"二字为一古书名殆无疑义，然其内容是统言诊
法抑是专论切脉之诊，王冰、吴崑等则随文敷衍，不明其义，而高世栻
谓"即《灵枢经》"，乃妄为之说，一看即知其误，张志聪释之为"经
脉"，亦误，惟张介宾谓"意即《脉要精微》《平人气象》等论之义"，
似指"切脉诊"，颇为似是而非。其实，此"《脉经》"之名，意即为
"《诊经》"。现在这里就来考察这一问题：

1. 首先，此文所谓"《脉经上下篇》"一书，又叫"《上下篇》"，
其下所载"子言《上下篇》以对"之文是其证；又叫"《上下经》"，
《素问·阴阳类论篇第七十九》说："帝曰：却念《上下经》阴阳从容
……"，王冰注："帝念《脉经上下篇》阴阳从容……"，可证。其《脉
经》之书有"上篇""下篇"，故又分别称之为"《上经》""《下经》"，
《素问·疏五过论篇第七十七》所谓"上经下经，揆度阴阳……"者
是也。

关于《上经》《下经》两篇，《素问·病能论篇第四十六》概括地

指出了其内容："《上经》者，言气之通天也；《下经》者，言病之变化也。"这个概括，和《素问》其他篇中所引《上经》《下经》文字的内容是完全吻合的，如《素问·气交变大论篇第六十九》所载"《上经》曰：'夫道者，上知天文，下知地理，中知人事'"；《素问·痿论篇第四十四》所载"……故《下经》曰：'筋痿者，生于肝使内也'；'……故《下经》曰：'肉痿者，得之湿地也'……故《下经》曰：'骨痿者，生于大热也'。"以及《素问·逆调论篇第三十四》所载"《下经》曰：'胃不和则卧不安'。"等等均未言及"脉"。其《脉经上下篇》之书虽已早佚，但据上述《素问》所引该书之片断文字，亦足以表明这个《脉经上下篇》的内容不是专论切脉诊的。

2. 其次：此文下面的大量文字，前面部分论述了几个不同和类似的脉象，后面的较多文字则主要是记载了黄帝、雷公二人讨论了两个病案。这两则病案的讨论文字，论述的完全是证脉合参及其病证机制，后一则还言及了治疗。这也就充分地说明了《脉经上下篇》的内容不是专论切脉诊的。

3. 再次，上述两点，有力地表明了《脉经上下篇》的内容不是专论切脉诊，而还有其他诊法在内。因而，《脉经上下篇》的"脉"字不能读为"切脉"的"脉"，而是应该训为"诊"义。在我国古代文献里，其"脉"字之义可训为"诊"，我已在《素问·金匮真言论篇第四》中"……此平人脉法也"下对此作过详细论述，兹不再赘。正因为"脉"字古代义可训"诊"，故此文在讨论了两则病案以后，而最后结之曰"明引比类从容，是以名曰《诊经》，是谓至道也。"此篇前文曰"《脉经》"，后文曰"《诊经》"，是其书名为"《脉经》"者，其义即为"《诊经》"也。

二、《灵枢经》考义二十则

（一）神乎神客在门

《灵枢经·九针十二原第一》说："麤守形，上守神。神乎神客在门……"

按：此文"神乎神客在门"六字，诸注皆以韵文读之，于下一"神"字读断，作"神乎神，客在门"，如马莳注说："所谓神者，人之正气也，神乎哉，此正气不可不守也。邪气之所感有时。如客之往来有期，名之曰客。客在门者，邪客于各经之门户也"，张介宾注说："神乎神，言正气盛衰，当辨于疑似也。客在门，言邪之往来，当识其出入也"，张志聪注说："神乎神，甚赞其得神之妙。门者，正气出入之门。客在门者，邪循正气出入之所也"等，皆于义为乖。根据《灵枢经·小针解第三》所释："麤守形者，守刺法也。上守神者，守人之血气有余不足可补写也。神客者，正邪共会也。神者，正气也；客者，邪气也。在门者，邪循正气之所出入也。"故丹波元简据之以明确指出此文当读"神乎"二字句。是此文"神乎，神客在门"，正与下文"妙哉，工独有之"同例。

然此文之所谓"门"者，《玉篇·门部》说："门，莫昆切，人所出入也"。是人所出入之处曰"门"，此则借以喻人体"邪循正气之所出入"之处为"门"也。在人体上，邪循正气之所出入处之"门"，则正"气穴"也，或曰"穴会"，《素问·气穴论篇第五十八》说："孙络三百六十五穴会，亦以应一岁，以溢奇邪，以通荣卫"是也。又称"谿谷"，《素问·五藏生成篇第十》说："人有大谷十二分，小谿三百五十四（三）名，少十二俞，此皆卫气之所留止，邪气之所客也"，《素问·气穴论篇第五十八》说："肉之大会曰谷，肉之小会曰谿，肉分之间，谿谷之会，以行荣卫，以会（舍）大气"是也。然"荣"为"水穀之精气"，乃"和调于五藏，洒陈于六府"，"卫"为"水谷之悍气"，乃"熏于肓膜，散于胸腹"。二者相依，分行于脉内外，以养人体藏府百骸，皆为人之"正气"。此"荣"字与"营"通。营卫气血环周流注人身"谿谷"之或盛或衰，则邪气因之以或入或出，真机甚为微妙，故曰"神乎，神客在门"也。所谓"神乎"者，乃甚赞其义之微妙也。

（二）少阳属肾，肾上连肺，故将两藏

《灵枢·本输第二》说："肺合大肠，大肠者，传道之府；心合小肠，小肠者，受盛之府；肝合胆，胆者，中精之府；脾合胃，胃者，五谷之府；肾合膀胱，膀胱者，津液之府也。少阳属肾，肾上连肺，故将两藏。三焦者，中渎之府也，水道出焉，属膀胱，是孤之府也。是六府之所与合者。"

按：此文"少阳属肾，肾上连肺，故将两藏"三句之意是谁将两藏？何以为"将"，将何两藏？从前之注有谓是"肾"将领"三焦"和"膀胱"者，有谓是"肾"将领"三焦"和"肺"者，前者如马莳、张介宾，后者如张志聪。张介宾说："三焦为中渎之府，膀胱为津液之府，肾以水藏而将水府，理之当然，故肾得兼将两藏"；张志聪注说："一肾配少阳而主火，一肾上连肺而主水，故肾将两藏也。"其张介宾释为"肾"将"三焦""膀胱"，既遗于"肺"，于文字又未通；张志聪释为"肾"将"三焦"和"肺"，于此文原义亦未为得。

考此三句文字，原有错简，其"少阳属肾"一句，《甲乙经》卷一第三、《太素·本输》均作"少阴属肾"。其"肾上连肺"一句的"肾"字为衍文，《甲乙经》卷一第三止作"上连肺"，无"肾"字，可证。这样校正后，其文就是"少阴属肾，上连肺，故将两藏"。故，是一个承接释词，犹今之"所以"。将，《孟子·万章下》说："以君命将之"，赵岐注："将者，行也"；《尚书·胤征》说："奉将天罚"，孔安国传："将，行也"；《荀子·解蔽篇》说："作之则将"，杨倞注："将，行也"；《孔子家语·冠颂》说："礼以将之"，王肃注："将，行也"；《广雅·释诂》也说："将，行也"。是"将"可作"行"字解。因此，本文"少阴属肾，上连肺，故将两藏"，其义本自清楚，就是说的少阴经脉归属于肾而上连于肺，所以它的经气行于肾、肺两藏，和《灵枢·经脉第十》所谓"肾足少阴之脉""属肾""入肺中"之文同义。这从《素问·水热穴论第六十一》中"少阴者，冬脉也，故其本在肾，其末在肺"之文亦可得到理解。其实，这三句的前后文，从"肺合大肠"句起，至"是六府之所与合者"句止，是论述"六府之所与合"的。这三句插入中间，与前后文均不相属，实为他篇之文错简在此。注家不知，每将这三句与其前后文拉扯在一起，混加注释，故愈注而愈晦。古人说："书不校勘，不如不读"。此话虽嫌言之过甚，然对于阅读古书说来，亦颇有一些道理在焉。

（三）㿗癃　癃㿗

《灵枢·邪气藏府病形第四》说："脾脉……滑甚为㿗癃，"肾脉……滑甚为癃㿗"。

按：此文于"脾脉滑甚"曰"㿗癃"，于"肾脉滑甚"曰："癃㿗"，若乎二病，实则一也，"癃㿗"者，"㿗癃"也；"㿗癃"者，"癃㿗"也。其病虽有"在脾""在肾"的不同，然其却皆为"㿗癃"之病。何谓"㿗癃之病"？历代注释均误将其析之为二，说"㿗"为"㿗疝""癃"为"癃闭"，如马莳注说："脾得滑脉而甚，则为㿗疝，为癃溺"，"肾得滑脉而甚，则肾邪有余当膀胱癃及成㿗疝也"；张志聪注说："脾为阴湿之土，湿热则为疝㿗，为小便闭癃"，"肾有热则为小便闭癃，为睾丸肿㿗"；惟张介宾"脾脉滑甚……故为㿗癃疝"之注较确，但其注"肾脉……滑甚为癃㿗"，亦说"癃，小便不利也；㿗，疝也"却又误矣。㿗，亦作"颓"，作"癩"，又作"隤"。《广韵·上平声·十四皆》《小学钩沈》卷二并说："㿗，阴病"；《群经音辨》卷三说："颓，委也"，《尔雅·释诂上》说："虺颓，病也"，郝懿行义疏："颓，《诗》作'隤'"；《说文·𠂤部》说："隤，下队也"（"队"即"坠"正字，见《墨子·七患》"队其子于井中"句下毕沅注），《汉书·食货志上》说："因隤其土以附苗根"，颜师古注亦谓"隤，谓下之也，音颓"。是"㿗"乃"委弃不用"而"纵缓下坠"的"阴病"，殆即杨上善所谓"丈夫小腹中有块，下冲阴痛"和王冰所谓"睾垂纵缓"的"颓疝"是也，故《释名·释疾病》说："阴肿曰隤，气下隤也，又曰疝，亦言洗也，气洗洗引小腹急痛也。"

癃，一作"𤻊"，籀文作"㿉"，其义本可训为"小便不利"即读为"癃闭"之"癃"，但这里"癃"字与"㿗"字连用，构成了"癃㿗"或"㿗癃"之词，就不当释为小便不利而只能训为"罢癃"之"癃"了。在《素问·脉解篇第四十九》中有"颓癃疝"之文，如释"癃"为"小便不利"而夹杂于"颓""疝"二字之间，则其义为不顺而其文亦拙矣。"㿉癃"之为词与"颓癃疝"之为词义同。"癃"为"罢癃"之"癃",而"罢癃"之词,每见于古文献中,如《史记·平原君虞卿列传》说:"臣不幸有罢癃之病",《云梦秦简》说:"罢癃守官府"等即是其例。然则何为"罢癃"?段玉裁《说文解字注》说:"病当作癃罢者,废置之意。凡废置不可事事曰罢癃,《平原君传》躄者自言'不幸有罢癃之病'。然则凡废置皆得谓之罢癃也。"其"罢癃"之义为"废置"而"癃"之为字亦"废弃"之义也。《说文·疒部》说:"癃,罢也"("罢""疲"同,见《战国策·周策》"韩氏罢于兵"句下鲍彪注),《汉书·高帝纪下》说:"年老癃病勿遣",颜师古注:"癃,疲病也",《淮南子·览冥训》说:"平公癃病",许慎注:"癃病,笃疾",《急就篇》卷四说:"笃癃痿痹迎医匠",颜师古注:"笃,重病也;癃,疲病也",《周礼·地官司徒·小司徒之职》说:"以辨其贵贱老幼废疾。"郑注:"废疾,言癃病也"。是病至疲笃痼废为"癃"。㿉为前阴病疝而其势委废纵缓,故曰"㿉癃",或如《素问·脉解篇第四十九》称之曰"颓癃疝"也。

(四) 命门

《灵枢·根结第五》说:"太阳根于至阴,结于命门;命门者,目也。阳明根于厉兑,结于颡大;颡大者,钳耳也。少阳根于窍阴,结于窗笼,窗笼者,耳中也。"

按:此文"结于命门;命门者,目也"之"命门"一词,亦见于《灵枢·卫气第五十二》"太阳之本,在跟以上五寸中,标在两络命门;命门者,目也""手太阳之本,在外踝之后,标在命门之上一寸也"和《素问·阴阳离合论篇第六》"太阳根起于至阴,结于命门"等文。然"两目"何以名之曰"命门",张志聪注谓"命门者,太阳为水火生命之原,目窍乃经气所出之门也",随文敷衍,殊为无当;马莳于《灵枢·卫气第五十二》"标在命门之上一寸也"句下注谓"标在命门之上一寸,疑是督脉经命门上,即十三椎悬枢",把此文"命门者,目也"之"命门",误指为人体第十四椎下之"命门穴",实属荒唐之至。惟王冰于《素问·阴阳离合论篇第六》"结于命门"之下注谓"命门者，藏精，光照之所，则两目也……《灵枢经》曰：'命门者，目也。'此与《灵枢》义合。"此注"命门"之义实为精确，然今亦未易使人懂其真义，这里且伸而明之。

考《国语·鲁语上》说："黄帝能成命百物，以明民共财"，韦昭注："命，名也"；《史记·天官书》说："岁星赢缩，以其舍命国"，张守节正义："命，名也"；《汉书·张耳陈馀传》说："张耳，大梁人也，少时及魏公子毋忌为客。尝亡命游外黄……"，颜师古注："命者，名也"；《史记·天官书》说："兔七命，曰小正、辰星、天欃、安周星、细爽、能星、钩星"，司马贞索隐："谓星凡有七名。命者，名也"；《广雅·释诂下》亦谓"命，名也"。是"命"可训为"名"也。《墨子·尚贤中》说："乃名三后……"，毕沅注："孔书'名'作'命'"；《说文·口部》说："名，自命也"。是"名"又可训为"命"矣。"命""名"二字古声同而其义互通，则此文"命"字亦当读为"名"也。此文"命"读为"名"而"名"又通"明"，《墨子·非命上》前文说："明不转朴"，后文说："眉之转朴"，毕沅注："眉，一本作'明'。案'明''眉'字通，《穆天子传》云：'眉曰西王母之山'，即'名'也；《诗》：'猗嗟名兮'，《尔雅》云：'目上为名'，亦即'眉'也。"此证"眉"字通"明"而又与"名"通，是"名"即为"明"也。《素问·天元纪大论篇第六十六》说"君火以明"，王冰注引则作"君火以名"，《墨子·明鬼下》说："敢问神明？……"毕沅注："'明'同'名'也"，而《释名·释言语》说："名，明也，名实事使分明也"。是"名""明"二字古可通用无疑。"命"字之义与"名"同而"名"又通"明"，"命""名""明"三字声同而义通，故此文"命"字可作为"明"用。是此文之所谓"命门"者，即谓其为"明门"也。

《尚书·洪范》说："视曰明"。人之"视"乃"睛"之作用，睛能视物曰"明"，睛丧失其视物之用则曰"失明"，或曰"丧明"。古谓"子夏哭子而丧明"，乃子夏之子死而悲哭甚，泪出多，神水竭，致睛失其光照之用，遂"丧其明"而"无以为视"也。

睛，又通作"精"。《灵枢·大惑论第八十》说："精之窠为眼"，《问字堂集·杂文二·释人》说："眼谓之目"。是"睛"寓于"目"，而"目"为"睛之窠"。目可开闭，在正常情况下，目开则睛之光照外用而视物以"明"，目闭则睛之光照受阻而"明"无以用（"内视"是另外一回事）。人身睛光之外照，外界物形之内印，均由两目而出入，故"目"可称之为"门"。此"门"之用，乃在于"睛之视物"，"视"曰"明"，故此"门"特称之曰"明门"，惟此文"明门"之"明"借用"命"字，明门，正与下文"窠笼"对。

此文"命门"之"命"，为"明"之借字，"命门"即为"明门"，而"明"乃"睛"视物之"能"，"睛"寓于"目"中，"目"为"睛之窠"，其开闭与"明"之关系至为密切，故《内经》中每称"目"为"命门"也。上引王冰《素问》注谓"命门者，藏精，光照之所，则两目也"，亦是此意，惟未阐明其"命"乃"明"字之借耳！

（五）肠胃儑辟

《灵枢·根结第五》说："满而补之，则阴阳四溢，肠胃充郭，肝肺内膜，阴阳相错；虚而写之，则经脉空虚，血气竭枯，肠胃**儑**辟，皮肤薄著，毛腠夭膲。"

按：此文"肠胃**儑**辟"句之"**儑**辟"二字，马莳注说："肠胃**儑**辟，僻积之意"，张志聪注说："**儑**，虚怯也；辟，僻积也"，张介宾注说："**儑**，畏怯也；辟，邪僻不正也"。按照马莳、张志聪之注，则为肠胃襞积叠复；按照张介宾之注，则为肠胃畏怯而歪斜。诸注之误，不待细审，一看即知。如依其释，试问其病"虚而写之"，正气消索，肠胃何为"襞积叠复"？试问肠胃无主神志之用，何能"畏怯"？且肠胃虚则虚矣，又何必"歪斜"？故诸家之注实属不当。

《灵枢》此文"**儑**"字，《甲乙经》卷五第六作"愵"，愵与**儑**通，见《广雅·释诂》王念孙疏证，《太素·刺法》作"摄"。**儑**，愵，均当为"聂"字之假借。此文"**儑**辟"即"聂辟"，与《素问·调经论篇第六十二》中所谓"虚者聂辟气不足"的"聂辟"同。《素问》诸注所释"聂辟"之义亦多为误。考《说文·耳部》说:"聂,附耳私小语也。从三耳。"是"聂"有"小"义。《群经音辨》说:"聂,朕也",《说文·肉部》说:"朕,薄切肉也"。"聂"训"朕","朕"为"薄切肉",亦证"聂"有"薄弱"之义。薄弱微小为"聂",重言之则曰"聂聂",《素问·平人气象论篇第十八》说:"平肺脉来,厌厌聂聂,如落榆荚,曰肺平",王冰注:"浮薄而虚者也"。《金匮要略·水气病脉证并治第十四》所谓"四肢聂聂动者",亦是说其病有"四肢轻微颤动"之证象也。

《灵枢》此文"辟"字,《吕氏春秋·士容论·审时》说:"后时者,纤茎而不滋,厚糠而多秕,庭(疑有误)辟米而不得恃",高诱注:"辟,小也"。是"辟"训"小"也。《诸病源候论·小儿病诸候三·哺露候》说:"血气减损,不发肌肉而柴辟羸露"。柴辟羸露,亦"瘦小困败"之义。"聂"为"薄小","辟"亦为"瘦弱",二字义同,叠词而为"聂辟"。聂辟者,小弱也。肠胃小弱,正与上文"肠胃充郭"为对文。上为"满而补之"则邪气盛实,故其肠胃充大,此为"虚而写之"则正气虚竭,故其肠胃弱小也。

(六)狂忘不精

《灵枢·本神第八》说:"肝悲哀动中则伤魂,魂伤则狂忘不精,不精则不正当人,阴缩而挛筋,两胁骨不举,毛悴色夭,死于秋。"

按:此文"狂忘"为叠韵字。《甲乙经》卷一第一作"狂妄",义与此同,言"恍惚",非谓"傲慢骄人"之"狂妄自大"也。彼"妄"字借为"忘"。

此文"狂忘"之"狂",读若《灵枢·九针十二原第一》所载"夺阳者狂"之"狂",谓"恍"也,《说文·心部》说:"恍,狂之貌,从心,况省声"。是"狂"之表现为"恍"也。《素问·腹中论篇第四十》说:"石之则狂……石之则阳气虚,虚则狂",王冰注:"石之则阳气出,阳气出则不足,故狂"。阳气散越,神不内守,则心识为之恍惚矣。在中医古典著作里,每有以"狂"为"恍"者,如《灵枢·

通天第七十二》所谓"阳重脱者狂易"（原作"易狂"，为误倒，今改）者，即言"阳重脱者㤉疡也；《神农本草经》卷二"白薇"条所谓"忽忽不知人，狂惑"者，即言"忽忽不知人，㤉惑"也；《素问·评热病论篇第三十三》所谓"狂言，不能食"者，即言"㤉忽言语而又不能食"也，等等皆是。

《广雅·释诂》卷四上说："㤉，狂也"，王念孙疏证："㤉之言㤉忽也"；《广雅·释言》说："谎，忽也"，王念孙疏证："《老子》云：'无状之状，无象之象，是谓忽㤉。'㤉，与'谎'同。"㤉忽，忽㤉，其义一也。忽㤉，又作"忽谎"，《骈雅·释训》说："忽谎，忘也"。其"忘"字，即此文"狂忘"之"忘"，乃《群经音辨·辨彼此异音》所谓"意昏曰忘"也。忘，无放切。

意昏曰忘，则"忘"之义为"意昏"，其"意昏"也者，乃谓"意识昏冒㤉忽"也。昏，为"惛"之借，《说文·心部》说："惛，不憭也，从心，昏声"，《广韵·去声·二十六恩》说："惛，迷忘也"。故《国语·晋语二》说："君子失心，鲜不夭昏"，韦昭注："昏，狂荒之疾"，荒，与"忘"通，彼文之"狂荒"，即此文之"狂忘"也。

忘，《说文·心部》谓其"从心，亡声"；谎，得"㤓"声而"㤓"得"亡"声，故"谎""忘"二字例得通假。其"谎"与"㤉"通，而"忘"亦当通"㤉"矣，故《说文·心部》所谓"忽，忘也"，即言"忽，㤉也"；《广韵·下平声·十阳》所谓"荒，忘也"，即言"荒，㤉也"；《伤寒论·辨阳明病脉证并治第八》所谓"阳明病，其人喜忘"者，即言"阳明病，其人喜㤉"也；《素问·玉机真藏论篇第十九》所谓"春脉……太过则令人善忘，忽忽眩冒而巅疾"者，即言"春脉……太过则令人善㤉，忽忽眩冒而巅疾"也。

综上所述，"狂"之貌为"㤉"，"㤉"通"谎"，"谎"训"忽"，而"谎忽"训"忘"；其"忘"之义为"意昏"，而"昏"训"狂荒"，则"狂""忘"之义通，二字连用成词，叠词同义，今谓之"相同联合词"也。此文"狂忘"，义犹"忽㤉"。忽㤉，又作"㤉㤉"，《汉书·扬雄传》说："神心㤉㤉，经纬万方"，是其例。其"忽㤉"倒言之则曰"怳忽"，通作"恍惚"，《灵枢·外揣第四十五》说："恍惚无穷"，是其例。然则此文"狂忘"义为"心神恍惚"之证者，乃谓"病人昏蒙迷怳，见不审谛而神识不精明慧憭"也。惟其不精明慧憭，故于此文"狂忘"字下，又以"不精"二字续之，作"魂伤则狂忘不精"也。

（七）可将以甘药，不可饮以至剂

《灵枢·终始第九》说："少气者，脉口、人迎俱少而不称尺寸也。如是者，则阴阳俱不足，补阳则阴竭，写阴则阳脱。如是者，可将以甘药，不可饮以至剂……"。

按：本文中"可将以甘药，不可饮以至剂"，其"甘药"何谓？"至剂"何解？过去《内经》学家于此或为误注，或注而不确，如马莳注说："此针之所以不可施也，仅可将理以甘和之药，不可饮以至补至泻之剂"，张介宾注说："如是者，但可将以甘药。甘药之谓，最有深意，盖欲补虚羸，非纯甘不可也。至剂，刚毒之剂也，正气衰者，不可攻，故不宜用也"。张志聪注说："甘药者，调胃之药，谓三阴三阳之气本于中焦胃府所生，宜补其生气之原，道之流行，故不可饮以至剂，谓甘药太过反留中也"等等。他们这里把所谓"甘药"，释之为"甘和之药""纯甘之药""调胃之药"，就是"甘味"之药，这是在望文生训，不太恰当的。阴阳俱不足之病，其治疗何能定要"纯甘"、定要"调胃"？观《难经·十四难》中"损其肺者，益其气；损其心者，调其荣卫；损其脾者，调其饮食，适其寒温；损其肝者，缓其中；损其肾者，益其精"等治"损"之法可知。如果把此文"甘药"，理解成了"甘味之药"，这不仅不是《灵枢》此文的本义，而且给理解下文所谓"至剂"之义堵塞了思路，造成了困难，所以无怪乎诸注"至剂"之义都属谬而无当了。其实，此文所谓"甘药"，与《灵枢·邪气藏府病形第四》中"诸小者，阴阳形气俱不足，勿取以针，而调以甘药也"的"甘药"一词同义。然则何谓"甘药"？《庄子·天道》说："斲轮徐则甘而不固"，陆德明音义："甘者缓也"；《淮南子·道应训》说："大徐则甘而不固"，许慎注："甘，缓意也"；《广雅·释诂》也说："甘，缓也"，《灵枢·官能第七十三》所谓"手甘者"亦是说的"手缓者"。其"甘"字之义可训为"缓"，是"甘药"者，即"缓剂"也，殆无疑义矣！

至于此文"至剂"之义，马莳谓为"至补至泻"之剂，其加"补""泻"之字以成义，已非解《经》之法，且此文明谓"阴阳俱不足"，其治疗上何有"至泻"云为？张志聪谓为"甘药太过"，然此文"至剂"二字明为一词，与上"甘药"为对文。其果为"甘药太过"，则当读之为"可将以甘药，不可饮以甘药太过"。如此，则文即欠通顺矣；张介宾谓为"刚毒之剂"，恐亦非《灵枢》本文之义，以"阴阳俱不足"患者，其用药之禁当不限于药之"刚毒"也。考：《国语·郑语》说："夫如是，和之至也"，韦昭注："至，极也"；《月令七十二候》说："夏至，五月中"，吴澄集解引《韵会》说："至，极也"。至，训"极"，而"极"即"急"也，《方言》卷十："极，吃也"，戴震疏证："极，急也，谓语急而吃"。是"极"义为"急"。又"极"与"亟"通，"亟"亦"急"也，《荀子·赋篇》说："出入甚极，莫知其门"，又说："无羽无翼，反覆甚极"，杨倞注并说："极读为亟，急也"；《庄子·盗跖》说："亟去走归"，陆德明音义："亟，纪力反，急也。本或作极"。是"至"训"极"，"极"与"亟"通而义均为"急"，则知此文"至剂"即为"急剂"矣。《素问·至真要大论篇第七十四》说："治有缓急"。"急剂"与"缓剂"对，其病"阴阳俱不足"应治以缓剂，自当禁之以急剂，故此文说："可将以甘药，不可饮以至剂"也。如此，则此文之文顺而理通矣！

（八）六府不和则留为癰

《灵枢·脉度第十七》说："五藏不和则七窍不通，六府不和则留为癰。"

按：《难经·三十七难》亦载此文，其改"七窍"为"九窍"虽非，然其"留"下有"结"字则是。此文当于"留"下补一"结"字而为"六府不和则留结为癰"，以与上文"五藏不和则七窍不通"为对句。"六府不和则留结为癰"的"癰"字，一些注家咸释之为"癰疡"

"癃肿"（此指"蓄结癃脓"之"癃肿"），如张介宾注说："六府属阳主表，故其不利则肌腠留为痈疡"，杨玄操在《难经·三十七难》中注说："六府，阳气也。阳气不和，则结癃肿之属，故云'为癃'也"等等，就是其例。这种解释，是与《内经》此文的原意相左的，只要细阅一下本段全文即可看到这一点。此文之下，紧紧相接的文字是："故邪在六（"六"字原无，今据《难经·三十七难》文补）府则阳脉不和，阳脉不和则气留之，气留之则阳气盛矣；邪在五藏则阴脉不和，阴脉不和（此十三字，原作"阳气太盛则阴不利，阴脉不利"十二字，误，今据《难经·三十七难》文改）则血留之，血留之则阴气盛矣。阴气太盛，则阳气不能荣也，故曰关，阳气太盛，则阴气弗能荣也，故曰格，阴阳俱盛，不得相荣，故曰关格。关格者，不得尽期而死也。"这明明是说邪在六府或五藏，使藏府阴阳之脉偏盛偏衰，则或血或气留之而不得相荣，成为关格之病。所谓"关格之病"者，其或如《灵枢·终始第九》中"人迎与太阴脉口俱盛四倍以上"的论脉"关格"，或如《伤寒论·平脉法第二》中"关则不得小便，格则吐逆"的论证的"关格"。然而无论其为论脉的人迎与寸口俱盛四倍以上的关格或为论证的不得小便而又吐逆的关格，均无涉于痈疡，其"六府不和则留结为癃"之"癃"何能谓其定是"癃疡"？考：癃，古代可假借为"壅"，而"壅"字是可写作"癃"的，如《难经·五十六难》说："肺之积，名曰息贲，在右胁下，覆大如杯，久不已，令人洒淅寒热，喘咳，发肺壅"，《脉经》卷六第七引其文即作"发肺癃"，可证。《素问·大奇论篇第四十八》说："肺之雍，喘而两胠满；肝雍，两胠满，卧则惊，不得小便；肾雍，脚下至少腹满……"，《甲乙经》卷十一第八载其文诸"雍"字均作"癃"。是"癃"又可假借为"雍"字，而"雍"字亦读为"壅"。《汉书·武帝纪》说："是化不下究，而积行之君子雍于上闻也"，颜师古注：'雍读曰壅'；《汉书·元帝纪》说："是故壬人在位，而吉士雍蔽"，颜师古注："雍读曰壅"；《尔雅·释地》郝懿行义疏说："雍，壅也"；《白虎通·辟雍》说："雍之言壅也"，是"雍"可读为"壅"无疑。

据上所述，在古代，"癃"可假借为"壅"，亦可假借为"雍"，而

"雍"亦可读为"壅",则《灵枢·脉度第十七》本文"六府不和则留结为癃"的"癃"字当亦读为"壅"字之假借。《汉书·景十三王传》说:"今臣雍阏不得闻",颜师古注:"雍读曰壅。雍,塞也";《群经音辨》卷二说:"雍,塞也"。"壅"有"塞"义,故于古即"壅""塞"二字连用,构成"叠词复义"的今之所谓"相同联合词",《汉书·盖诸葛刘郑孙毋将何传》中"正直之路雍塞"句的"雍塞"之用是其例。这里"六府不和则留结为癃"的"癃"字读"壅"而义为"壅塞",始与上句"五藏不和则七窍不通"的"不通"之义相胁,而与下文"阴阳俱盛,不得相荣,故曰关格"的"关格"一病无忤。其实,在中医学的古典著作里,"壅"字被写作"癃"是颇不乏其例的,如《素问·病能论篇第四十六》所谓"夫癃气之息者,宜以针开除去之",就是"夫壅气之息者,宜以针开除去之"也;《金匮要略·肺痿肺痈咳嗽上气病脉证治第七》所谓"肺癃,喘不得卧,葶苈大枣泻肺汤主之",就是"肺壅,喘不得卧,葶苈大枣泻肺汤主之"也。

(九)淖泽注于骨

《灵枢·决气第三十》说:"谷入气满,淖泽注于骨,骨属屈伸,洩泽补益脑髓,皮肤润泽,是谓液。"

按:此文"淖泽注于骨"之"淖泽"二字,诸家皆释之为"濡润",似未确。以其未能注明其液注骨的特征也。

此文"淖泽"即"潮汐"。考:淖,乃"淖"之坏文。《素问·阴阳别论篇第七》说:"淖则刚柔不和,经气乃绝。"王冰注:"血淖者,阳常胜……"史崧音释:"淖,音淘,水朝宗于海"。王云"血淖",史云"音淘,水朝宗于海",正读"淖"为"潮",此文"淖"为"潮"之坏文无疑。

《说文·水部》说:"潮,水朝宗于海也,从水、朝省"。徐铉等曰:"隶书不省,直遥切"。段玉裁注:"《说文》无'涛'篆,盖'涛'即'潮'之异体。涛,古当音稠。潮者,翰声,即舟声。《文选》注引《仓颉篇》:'涛,大波也'。盖'潮'者古文,'涛'者秦字,

《枚乘七发》'观涛'即为'观淖'。"徐铉所谓"隶书省"者，盖谓"淖"字隶书作"潮"也，故《广韵·下平声·四宵》说："潮，潮水"。今则通作"潮"也。是此文"淖泽"即"淖泽"，亦即"潮泽"也。

淖泽，即"淖液"，以"泽"字读为"液"也。《礼记·郊特牲》说："猶明清与酼酒于旧泽之酒也"，郑玄注："泽，读为醳"，释文："泽，依注读为醳，音亦"；《周礼·考工记·弓人为弓》说："冬析干而春液角"，郑玄注："郑司农云：'液，读为醳'"，释文："液，音亦，下同。醳，音亦"。是"泽""液"二字皆"音亦"而声同字通，故《灵枢·邪气藏府病形第四》说："其肉淖（淖）泽"，史崧音释于"淖（淖）泽"字下，引《甲乙经》释文说："……下音液"，《素问·疏五过论篇第七十七》说："令泽不息"，王冰注亦谓"泽者液也"。其足以证"泽"字可读为"液"也。《素问·八正神明论篇第二十六》说："是故天温日明，则人血淖（淖）液而卫气浮"，正作"淖液"。

何谓"淖液"？《说文·水部》谓"液"乃"从水，夜声"，而"夜"字与"夕"通，《史记·高祖功臣候者年表》说："深泽八年十月癸丑，齐侯赵将夜元年"，司马贞索隐："《汉表》作'将夕'"，《汉书·高惠高后文功臣表》正作"深泽齐候赵将夕"；《泽螺居诗经新证》卷上"肃肃宵征"条注说：夙夜，金文亦作"夙夕'，指早晚言之"；《战国策·赵策》说："不出宿夕"，鲍彪注："夕，初夜"；在古文献中，宿夜，又作"宿夕"。可见"夜""夕"字通。夜，可用作"夕"，则"液"即可假借为"汐"矣。于鬯《香草续校书》说："《说文》无'汐'字，故借'液'为之。淖液者，即'潮汐'也"。其"淖液"即"潮汐"，此文"淖泽"为"淖液"亦即"潮汐"矣。

潮汐者，海水时涨时落也。此文"谷入气满，淖泽注于骨"者，谓水谷化生之精微充满，随日月之运行和寒温之变化，或盛或衰、时隆时杀而节律性灌溉于全身之骨部。《子华子·执中》说："一人之身，为骨三百有六十，精液之所朝夕也……"正此之谓。其论骨数为应周天之度虽与实际有差，然谓精液之潮汐注于骨则甚确。其实，人之气血精液在身中之流行，皆非日夜等量齐布，而是受天地运行之制以或实或虚，即隆于此则杀于彼，盛于彼则衰于此也。《素问·五藏生成论第十》所谓"……此四支八溪之朝夕也"，即此义。上引两"朝夕"字，皆为"潮汐"字之借，亦即此文之**潼泽**也。

（十）其脉空虚

《灵枢·决气第三十》说："血脱者，色白，夭然不泽，其脉空虚，此其候也。"

按：此文"其脉空虚"一句，诸注均未允当，如杨上善注说："以无血，故色白。无血润肤，故不泽，脉中无血，故空虚以为不足，虚之状也"，张志聪注说："心主血，心之合脉也，其荣色也，是以血脱者，色白，夭然不泽，其脉空虚，此其候也"，张介宾注说："血之荣在色，故血脱者色白如盐。夭然不泽，谓枯涩无神也。脉贵有神，其脉空虚，即六脱之候"。然杨上善等注乃望文生义，其把此文之"其脉空虚"一句，误释为"脉中无血"，而且作为"血脱"的病候之一；张介宾之注随文敷衍，囫囵吞枣地说："脉贵有神，其脉空虚，即六脱之候"，其义含混不清。尤其李念莪《内经知要》把本文"其脉空虚，此其候也"二句删掉不要，更是简单粗暴，荒唐无知！细读《灵枢·决气第十三》这一篇，首先是记述"精""气""津""液""血""脉"等"六气"的生成或作用以定其义，继之是记述"精""气""津""液""血""脉"等"六气之脱"的病候。然细查其文，却只有"精脱""气脱""津脱""液脱""血脱"五者，而少一"脉脱"，这说明其文字有脱落，如不校正，何能读通？考《甲乙经》卷一第十二，载此文"其脉空虚"句上有"脉脱者"三字，这是不错的，因为这样才符合"六气"之数。丹波元简《灵枢识》、刘衡如《灵枢经》校勘，均谓"其脉空虚"句上当补"脉脱者"三字。据此，这段文字则读为："血脱者，色白，夭然不泽；脉脱者，其脉空虚。此其候也。"这里"此其候也"一句，不是"脉脱"一条之专文，而是"六气之脱病候"的总结语。

这段文字的文理已读顺，现在再来讨论其"脉脱"的病候即"其脉空虚"一证的临床表现是什么。如果把这里"其脉空虚"理解为杨上善所说的那样"脉中无血",是不恰当的。因脉中无血是病机,而不是病候。脉中无血,无以濡养血脉,则血脉中空而外强,以致出现脉学上的所谓"芤脉"。然"脉中空虚"的"芤脉",可以见于"血脱"之病,但它不是"脉脱"的病候,应该分别开来,不能混为一谈。

《后汉书·隗嚣公孙述列传》说:"鱼不可脱于渊",李贤注:"脱,失也"。所谓"脉脱"者,乃"脉失去之"也。故"其脉空虚",不是指"脉空无血"的"芤脉",而是说的按之其脉"空虚无有",就是所谓"脉绝",所谓"脉不至",按之其脉不来而指下无脉跳动也。"脉脱"一词,在后汉时代,伟大的医学实践家张仲景已引用,《金匮要略·藏府经络先后病脉证第一》说:"脉脱,入藏即死,入府即愈",清代尤怡注说:"脉脱者,邪气乍加,正气被遏,经隧不通,脉绝似脱,非真脱也,盖即'暴厥'之属,经曰:'趺阳脉不出,脾不上下,身冷肤鞕';又曰:'少阴脉不至,肾气微,少精血,为尸厥',即'脉脱'之谓也。"脉脱每见于暴厥病人,亦见于三阴病患者。前者因邪气猝遏血脉不通而无脉,后者乃正气衰竭血脉无流而无脉。二者的病因病机以及病情虽不同,然其为"脉脱"而按之指下无脉跳动则一。

(十一) 手之三阴,从藏走手……

《灵枢·逆顺肥瘦第三十八》:"黄帝曰:脉行之逆顺奈何?岐伯曰:手之三阴,从藏走手;手之三阳,从手走头;足之三阳,从头走足;足之三阴,从足走腹。"

按:此文是对《灵枢·经脉第十》中所载十二经脉循行的概括。所谓"手之三阴,从藏走手"者,《灵枢·经脉第十》说:"肺手太阴之脉,起于中焦,下络大肠,还循胃口,上膈属肺,从肺系横出腋下,下循臑内,行少阴、心主之前,下肘中,循臂内上骨下廉,入寸口,上鱼,循鱼际,出大指之端;其支者,从腕后直出次指内廉出其端";"心手少阴之脉,起于心中,出属心系,下膈,络小肠;其支者,从心系上挟咽,系目系;其直者,复从心系却上肺,下出腋下,下循臑内后廉,行太阴、心主之后,下肘内,循臂内后廉抵掌后锐骨之端,入掌中后廉,循小指之内出其端";"心主手厥阴心包络之脉,起于胸中,出属心包络，下膈，历络三焦；其支者，循胸出胁，下腋三寸，上抵腋下，循臑内，行太阴、少阴之间，入肘中，下臂行两筋之间，入掌中，循中指出其端；其支者，别掌中，循小指次指出其端"也。所谓"手之三阳，从手走头"者，《灵枢·经脉第十》说："大肠手阳明之脉，起于大指次指之端，循指上廉，出合谷两骨之间，上入两筋之中，循臂上廉，入肘外廉，上臑外前廉，上肩，出髃骨之前廉，上出于柱骨之会上，下入缺盆，络肺，下膈，属大肠；其支者，从缺盆上颈贯颊，入下齿中，还出挟口，交人中，左之右，右之左，上夹鼻孔"；"小肠手太阳之脉，起于小指之端，循手外侧上腕出踝中，直上循臂骨下廉，出肘内侧两筋之间，上循臑外后廉，出肩解，绕肩胛，交肩上，入缺盆，络心，循咽下膈，抵胃，属小肠；其支者，从缺盆循颈上颊，至目锐眦，却入耳中；其支者，别颊上䪼，抵鼻，至目内眦，斜络于颧"；"三焦手少阳之脉，起于小指次指之端，上出两指之间，循手表腕，出臂外两骨之间，上贯肘，循臑外上肩而交出足少阳之后，入缺盆，布膻中，散落心包，下膈，循属三焦；其支者，从膻中上出缺盆，上项，系耳后，直上出耳上角，以屈下颊至䪼；其支者，从耳后入耳中出走耳前，过客主人，前交颊，至目锐眦"也。所谓"足之三阳，从头走足"者，《灵枢·经脉第十》说："胃足阳明之脉，起于鼻之交頞中，旁纳太阳之脉，下循鼻外，入上齿中，还出挟口，环唇，下交承浆，却循颐后下廉，出大迎，循颊车，上耳前，过客主人，循发际，至额颅；其支者，从大迎前下人迎，循喉咙，入缺盆，下膈，属胃络脾；其直者，从缺盆，下乳内廉，下挟脐，入气街中；其支者，起于胃口，下循腹里下至气街中而合，以下髀关，抵伏兔，下膝膑中，下循胫外廉下足跗，入中指内间；其支者，下廉三寸而别，下入中指外间；其支者，别跗上，入大指间"；"膀胱足太阳之脉，起于目内眦，上额交巅；其支者，从巅至耳上角；其直者，从巅入络脑，还出别下项，循肩髆内，挟脊抵腰中，入循膂，络肾，属膀胱；其支者，从腰中下挟脊，贯臀，入腘中；其支者，从髆内左右别下贯胛，挟脊内，过髀枢，循髀外，从后廉下合腘中，以下贯腨内，出外踝之后，循京骨，至小指外侧"；"胆足少阳之脉，起于目锐眦，上抵头角，下耳后，循颈行手少阳之前，至肩上，却交出手少阳之后，入缺盆；其支者，从耳后入耳中出走耳前，至目锐眦后；其支者，别锐眦，下大迎，合于手少阳，抵于颇，下加颊车，下颈，合缺盆，以下胸中，贯膈，络肝，属胆，循胁里，出气街，绕毛际，横出髀厌中；其直者，从缺盆下腋，循胸，过季胁，下合髀厌中以下，循髀阳出膝外廉，下外辅骨之前，直下抵绝骨之端，下出外踝之前，循足跗上，入小指次指之间；其支者，别跗上，入大指之间，循大指歧骨内出其端，还贯爪甲，出三毛"也。所谓"足之三阴，从足走腹"者，《灵枢·经脉第十》说："脾足太阴之脉，起于大指之端，循指内侧白肉际，过核骨后，上内踝前廉，上腨内，循胫骨后交出厥阴之前，上膝股内前廉，入腹，属脾，络胃，上膈，挟咽，连舌本，散舌下；其支者，复从胃，别上膈，注心中"；"肾足少阴之脉，起于小指之下，邪走足心，出于然谷之下，循内踝之后，别入跟中，以上腨内，出腘内廉，上股内后廉，贯脊，属肾，络膀胱；（此处当有脱文）其直者，从肾上贯肝膈，入肺中，循喉咙，挟舌本；其支者，从肺出络心，注胸中"；"肝足厥阴之脉，起于大指丛毛之际，上行足跗上廉，去内踝一寸，上踝八寸交出太阴之后，上腘内廉，循股阴入毛中，过阴器，抵小腹，（此处当有脱文）挟胃，属肝，络胆，上贯膈，布胁肋，循喉咙之后上入颃颡，连目系，上出额，与督脉会于巅；其支者，从目系下颊里，环唇内；其支者，复从肝，别贯膈，上注肺"也。

　　《灵枢·经脉第十》中载此十二经脉循行是一个终始循环，各条经脉都有一定的顺序相互交接。它们循行交接的顺序是：肺手太阴之脉受气于中焦，从肺出于中府穴，循上肢内侧前缘下行，至手大指桡侧端少商穴，其从腕后分出一支，行至手食指桡侧端商阳穴，交于大肠手阳明之脉；大肠手阳明之脉受肺手太阴经脉之气，起于手食指桡侧端商阳穴，循上肢外侧前缘上行，至对侧鼻旁迎香穴，交于胃足阳明之脉；胃足阳明之脉受大肠手阳明经脉之气，起于鼻旁迎香穴，循胸腹部下行，经下肢至足次指外侧端厉兑穴，其从足跗分出一支，行至足大指内侧端隐白穴，交于脾足太阴之脉；脾足太阴之脉受胃足阳明经脉之气，起于足大指内侧端隐白穴，循下肢内侧正中线上行，至内踝上八寸交出肝足厥阴经脉之前，循内侧前缘上行入腹，属脾注心中，交于心手少阴之脉；心手少阴之脉受脾足太阴经脉之气，起于心中，出于腋下极泉穴，循上肢内侧后缘下行，至手小指桡侧端少冲穴，行至小指尺侧端少泽穴，交于小肠手太阳之脉；小肠手太阳之脉受心手少阴经脉之气，起于手小指尺侧端少泽穴，循上肢外侧后缘上行，至面颊部耳前听宫穴，其从面颊分出一支，行至目内眦睛明穴，交于膀胱足太阳之脉；膀胱足太阳之脉受小肠足太阳经脉之气，起于目内眦睛明穴，上额，交巅，循背腰部下行，经下肢后方至足小指外侧端至阴穴，行至足小指下，交于肾足少阴之脉；肾足少阴之脉受膀胱足太阳经脉之气，起于足小指下，至足心涌泉穴，循下肢内侧后缘上行，贯脊，属肾，入肺，络心，注胸中，交于心主手厥阴心包络之脉；心主手厥阴心包络之脉受肾足少阴经脉之气，起于胸中，属心包络，出于腋下乳外天池穴，循上肢内侧正中线下行，至手中指端中冲穴，其从掌中分出一支，行至手无名指尺侧端关冲穴，交于三焦手少阳之脉；三焦手少阳之脉受心主手厥阴心包络经脉之气，起于手无名指尺侧端关冲穴，循上肢外侧正中线上行，至头面部目外眦瞳子髎穴，交于胆足少阳之脉；胆足少阳之脉受三焦手少阳经脉之气，起于头面部目外眦瞳子髎穴，循身之侧下行，经下肢外方至足四指外侧端窍阴穴，其从足跗分出一支，行至足大指丛毛之际，交于肝足厥阴之脉；肝足厥阴之脉受胆足少阳经脉之气，起于足大指丛毛之际，下行至大指外侧端大敦穴，循下肢内侧前缘上行，至内踝上八寸交出脾足太阴经脉之后，循内侧正中线上行，过阴器，入腹，属肝，入注肺，交于肺手太阴之脉为一周。这种十二经脉的循行交接，构成了人体的经脉循环，故《素问·举痛论篇第三十九》说："经脉流行不止，环周不休"。经脉乃人体组织结构，非能流行，所谓"经脉流行不止"者，乃"经脉"中所行之血气"流行不止"也。《灵枢·经脉第十》中在提出了"谷入于胃，脉道以通，血气乃行"之后，论述十二经脉的循行，也说明了所谓"十二经脉之循行"者，乃"血液流行之正常道路"，亦即营气运行之正常道路也。以血液在经脉中正常运行，环周不休，即为营气也。《灵枢·营气第十六》说："营气之道，内谷为宝。

谷入于胃，乃传之肺，流溢于中，布散于外。精专者，行于经隧，常营无已，终而复始，是谓天地之纪。故气从（手）太阴出注手阳明，上行注足阳明，下行至跗上，注大指间与太阴合，上行抵髀（脾），从脾注心中，循手少阴出腋，下臂，注小指合手太阳，上行乘腋，出颞内，注目内眦，上巅下项，合足太阳（此句当在"注目内眦"句下），循脊下尻，下行注（足）小指之端，循足心，注足少阴，上行注肾，从肾注心，外散于胸中，循心主脉出腋下臂，出两筋之间，入掌中，出中指之端，还注小指次指之端合手少阳，上行注膻中，散于三焦，从三焦注胆，出胁，注足少阳，下行至跗上，复从跗注大指间合足厥阴，上行至肝，从肝上注肺，上循喉咙，入颃颡之窍，究于畜门；其支别者，上额，循巅下项中，循脊入骶，是督脉也，络阴器，上过毛中，入脐中，上循腹里入缺盆，上注肺中，复出太阴。此营气之所行也，逆顺之常也。"此论营气在经脉中运行环周的道路，除另出一"任督循环"外，余文则为对十二经脉循行的简述，从而表明《灵枢·逆顺肥瘦第三十八》所述手足三阴三阳脉行之逆顺，乃指营气运行环周的方向和道路。

然则，人身营气运行环周的方向何以如此而不如彼呢？就是说为什么手之三阴"从藏走手"而不是"从手走藏"，手之三阳"从手走头"而不是"从头走手"，足之三阳"从头走足"而不是"从足走头"，足之三阴"从足走腹"而不是"从腹走足"呢？这是人体经脉内血气流行本身固有的特性，是古人在长期临床观察中发现，是长期医疗实践经验的总结。它体现了人体十二藏府升降的规律，是针刺治疗中迎随补泻法的理论基础。

《灵枢·逆顺肥瘦第三十八》所述的十二经脉循行规律，表明了十二藏府的升降规律是：凡藏气是上升的，它所相表里的府气就是下降的，如足三阴经所属之藏气上升，它所相表里的足三阳经所属之府气就下降；凡藏气是下降的，它所相表里的府气就是上升的，如手三阴经所属之藏气下降，它所相表里的手三阳经所属的府气就上升；反之，凡府气是上升的，它所相表里的藏气就是下降的，如手三阳经所属之府气上升，它所相表里的手三阴经所属之藏气就下降；凡府气是下降的，它所相表里的藏气就是上升的，如足三阳经所属之府气下降，它所相表里的足三阴经所属之藏气就上升，这是一个方面。在另一个方面，凡手经所属藏府之气是上升的，它同名的足经所属藏府之气就是下降的，如手三阳经所属之府气上升，足三阳经所属之府气就下降；凡手经所属藏府之气是下降的，它同名的足经所属藏府之气就是上升的，如手三阴经所属之藏气下降，足三阴经所属之藏气就上升，反之，凡足经所属藏府之气是下降的，它同名的手经所属藏府之气就是上升的，如足三阳经所属之府气下降，它同名的手三阳经所属之府气就上升；凡足经所属藏府之气是上升的，它同名的手经所属藏府之气就是下降的，如足三阴经所属之藏气上升，它同名的手三阴经所属之藏气就下降。至于各个藏府升降机能的具体论述，见拙著《读医心得·祖国医学的升降学说》中。

《灵枢·九针十二原第一》说："逆而夺之，恶得无虚，追而济之，恶得无实"。逆，即其下文"迎之"之"迎"也。追，即其下文"随之"之"随"也。它表明在针刺治疗中，迎而夺之，可以达到泻除邪气的作用；随而济之，可以达到补益正气的作用，故《灵枢·小针解第三》说："迎而夺之者，泻也；追而济之者，补也"。所谓"迎而夺之"者，是说在施行针术时，针刺要逆着经脉循行的方向行针而刺；所谓"随而济之"者，是说在施行针术时，针刺要顺着经脉循行的方向行针而刺。《灵枢·寒热病第二十一》中所载："刺虚者，刺其去也；刺实者，刺其来也"之文，就是论述的这一点。所谓"刺其去""刺其来"，正是要求按照经脉的循行规律亦即营气在经脉中运行的方向施行或逆经脉之行或顺经脉之行的针刺方法，这就是针刺治疗的迎随补泻法，从而表明了十二经脉的循行规律，亦即营气在经脉中运行的规律，是针刺治疗中迎随补泻法的理论基础。

《灵枢·逆顺肥瘦第三十八》内容，是长期医疗实践经验的总结，是中医学基本理论的重要组成部分。它的产生是有其客观基础的。它对于指导中医学的临床实践有着不可动摇的地位。在继承发扬祖国医学的今天，我们必须正确地理解它，掌握它，从而更好地运用它，发扬它，使其在人民保健事业上和医学科学事业的发展上发挥更大的作用。然而近人对它颇有以"把两手上举，就是阴升阳降"之说为释者，这不仅歪曲了它产生的客观基础，抹杀了它所包含的医学实质内容，而且也对阴阳学说的基本规律制造了混乱，这实在是为我们所不足以取的。

（十二）人之所受氣者，谷也

《灵枢·玉版第六十》说："人之所受氣者，谷也；谷之所注者，胃也；胃者，水谷血氣之海也；海之所行云雨者，天下也。"

按：此文"人之所受气者，谷也"句之"气"字，诸注皆未释其义，或未的释其义。马莳注说："试观海之行云气者也，本于地气上为云，而后云气行于天之下也。胃之有气血，本于谷气所化，而后血气行于十二经之隧也"。张志聪注说："此言胃府所生之气血，如云气之布散于天下者。从藏府之经隧布于四末，充于皮肤分肉之间，不入于经俞者也"。是马莳、张志聪之注，对此"人之所受气者，谷也"整句均遗而未释，其释下文之义，亦未臻全确。张介宾注说："人受气于谷。谷气自外而入，所以养胃气也。胃气由中而发，所以行谷气也。二者相依，所归则一。故水谷入胃，化气化血以行于经隧之中，是经隧为五藏六府之大络也。"其谓"人受气于谷"，乃言"人体受精微物质于胃中水谷"也，与此"人之所受氣者，谷也"之义不同，其谓"谷气自外而入"，句义虽稍近，但仍相差一黍，以"气"连"谷"为词，则非此文之"氣"矣。近人有释此"气"字为"水谷"者，似是而非，尤误也。若依其说，则此文成为"人之所受水谷者，谷也"之句，其文悖乱粗疏，文理不可通矣。

此文之"氣"，当读为"氣"之本字，义训"馈饷"，又作"餼"，作"槩"，作"既"。《说文·米部》说："氣，馈客刍米也，从米，气声。《春秋传》曰：'齐人来氣诸候'。槩、氣或从既。餼、氣或从食"。《文字蒙求·象形》"气"字条下则说"氣，乃'餼'之古字，又作'既''槩'，《论语》：'不使胜食氣'……"《说文释例·假借》说："《论语》'食氣'，复语也，非借'氣'为'气'。"是"氣""餼""槩""既"四者，形虽异而字则同也，为"馈饷"之义，为"进食"之义。《国语·越语上》说："生二人，公与之餼"，韦昭注："餼，食也"，《说文释例·假借》说："既，小食也，而引《论语》'不使胜食气'，则以'既''氣'声同而借之也"。《文字蒙求·形声》说："既，稍食也，从皀，旡声"。既，《甲骨文》作"𝕔"，"象人就食，古人席地而坐，故作蹲踞形"（见《古文字学·甲文一般的与特殊的结构·象事字》）。人进食而后能饱，故《方言》卷二说："氣，饱也"。表明"氣"字之义为进食也。《孔丛子·抗志》说："卫公子交馈马四乘于子思，曰：交不敢以此求先生之欢而辱先生之洁也。先生久降于鄙土，盖为宾主之氣焉"，即言"盖为宾主之食"也。《孔丛子·连丛子下》说："崔骃学于大学而种之，邓卫尉欲氣焉而未果"。即言"鄧卫尉欲食焉而未果"也。

氣，义又训"馈"，《小尔雅·广言》说："氣，馈也"，《玉篇·食部》说："氣，云气切，馈饷也"，馈、饷互训。馈，亦"食"之义，《淮南子·氾论训》说："禹……一馈而十起，一沐而三捉发"，高诱注："馈者，食也"，《荀子·正论篇》说："曼而馈"，杨倞注，"馈，进食也"，《淮南子·诠言训》说："浣而后馈"，许慎注："馈，进食也"。是"氣"字之义训为"馈"，而"馈"为"进食"，故《群经音辨·皀部》说："既，馈食也'，《说文笺识四种·说文同文上》说"馈同氣""氣同馈"也。

此文"人之所受氣者，谷也"之"氣"字，乃动词，为"馈食""进食"之义也。《灵枢·营卫生会第十八》所谓"中焦亦并胃中（口），出上焦之后，此所受氣者……"之"氣"，与《灵枢·决气第三十》所谓"中焦受氣，取汁变化而赤，是谓血"之"氣"，皆当与此文"氣"字义同。

（十三）膀胱之胞薄以懦

《灵枢·五味第六十三》说："酸入于胃，其气涩以收．上之两焦．弗能出入也，不出，即留于胃中，胃中和温则下注膀胱，膀胱之胞薄以懦，得酸则缩绻，约而不通，水道不行，故癃。阴者，积筋之所终也，故酸入而走筋矣。"

按：此文"膀胱之胞薄以懦"之句，诸注均不清晰，特别是对"胞"之为物，解释得含混不清，如马莳注说："膀胱为胞之室，胞在其中，其体薄，其气懦，得此酸味则缩而且绻，所以约而不通、水道不行而为癃也"，张介宾注说："膀胱得酸则缩，故为癃也。愚按《阴阳别论》有云'女子胞'者，《气厥论》有云'胞移热于膀胱'者，《五音五味篇》有云'冲脉任脉皆起胞中'者，凡此'胞'字，皆音'包'，乃以'子宫'为言也；此节云'膀胱之胞'者，其音'抛'，以'溲脬'为言也。盖'胞'音有二，而字则根同，恐人难辨，故在本篇附加'膀胱'二字，以明此非子宫，正欲辨其疑似耳！奈何后人不解其意，俱读为'包'，反因《经》语遂认'膀胱'与'胞'为二物，故在《类纂》则曰'膀胱者，胞之室'，王安道则曰'膀胱为津液之府'，又有'胞居膀胱之室'之说，甚属不经。夫'脬'即'膀胱'、'膀胱'即'脬'也，焉得复有一物耶？"其马莳谓此文"膀胱"与"胞"为二物，这是对的，然谓"胞居膀胱之中"，则是错误的；张介宾谓"胞音有二"：有音"包"则为"子宫"，音"抛"则为"溲脬"，这是对的，然谓此文"膀胱"与"胞"为一物，"脬即膀胱，膀胱即脬"而曲释"膀胱之胞"义，则是错误的。"胞"字在古代，虽可作为膀胱讲（见《说文·肉部》及段玉裁注等），但本节的"胞"字却不是指的膀胱。考《备急千金要方》卷二十六第一引此文，于"胞"字断句，其下又重一"胞"字连下句读，作"膀胱走胞，胞薄以㽱"，说明本节"膀胱之胞薄以懦"句中，原脱一"胞"字。《尔雅·释诂》说："之，往也。"而"往"字有"走"字之义。膀胱走胞，是说酸味入胃中而下注膀胱，又由膀胱而至于胞也。"胞"与"膀胱"为二物，亦见于本书《淫邪发梦第四十三》，它说："（厥气）客于膀胱则梦游行；……客于胞、膱，则梦溲、便"。这里"胞"与"膀胱"二者并称，表明了"胞"与"膀胱"为二物，且《备急千金要方》卷十一第一说："夫人禀天地而生，故内有五藏六府精气骨髓筋脉，外有四肢九窍皮毛爪齿咽喉唇舌肛门胞囊，以此揔而成躯"，明谓"五藏六府"之外还有一个"胞囊"，何得说此文"胞即膀胱，膀胱即胞"？！《诸病源候论·小便病诸候·尿床候》说："小便者，水液之余也，从膀胱入于胞为小便。"水液之余，从膀胱入胞为小便，亦明谓"膀胱"之外还有一个"胞"，又何得说此文"胞即膀胱，膀胱即胞"？！

此文之"胞"，《金匮要略》称作"胞系"，《备急千金要方》称作"胞囊"，其与"膀胱"为二物，这一点已如上述。然"胞"之所居，实不在于"膀胱之中"，而是在于"膀胱之外"的前下方前阴之中，并于前阴水道紧密连接在一起。前阴为宗筋之聚，酸入走筋，故胞缩绻而水道不通为癃，若《金匮要略》所谓"胞系了戾"的"转胞"，《诸病源候论》及《备急千金要方》等所谓"胞屈辟"的"胞转"而"小腹胀急，小便不通"之病也。《备急千金要方》卷二十第三说："胞囊者，肾膀胱候也"。胞既是肾和膀胱的外候，它就只能如"咽门者，肝胆之候也"（见《备急千金要方》卷十二第三），而"咽门"不居于"胆府之中"，"舌者，心主小肠之候也"（见《备急千金要方》卷十四第三）而"舌"不居于"小肠府之中"，"喉咙者"脾胃之候也（见《备急千金要方》卷十六第三）而"喉咙"不居于"胃府之中"，"肛门者……肺大肠候也"（见《备急千金要方》卷十八第三）而"肛门"不居于"大肠府之中"一样，绝对不会居于膀胱这个"府"之中的。上面所引《备急千金要方》卷十一第一之文所谓"内有五藏六府精气骨髓筋脉，外有四肢九窍皮毛爪齿咽喉唇舌肛门胞囊"，也明谓五藏六府属内，胞囊属外，其"胞"何能"居于膀胱之中"？惟"胞为膀胱之候"而从属于膀胱，有时称"膀胱"概括为"胞"在内，而"膀胱"又有"胞"之名耳！

（十四）变呕

《灵枢·五味论第六十三》说："黄帝曰：苦走骨，多食之令人变呕，何也？少俞曰：苦入于胃，五谷之气皆不能胜苦，苦入下脘，三焦之道皆闭而不通，故变呕。齿者，骨之所终也，故苦入而走骨，故入而复出，知其走骨也。"

按：《甲乙经》卷六第九载此文"故入而复出"之句无"故"字，其下有"必黧疏"三字，是。此"故"字当移冒于下句。此文所论"变呕"一证，历代注家均释之为"呕吐"，如杨上善、马莳、张介宾、张志聪等均作如是注，这是不妥当的。在日常生活中，未尝见其"多食苦"而定为"呕吐"之变者，且"呕吐"为"胃气之逆"，其与"走骨"何与？再说，此果为呕吐，亦是苦入于胃而复出于口，又何必定要扯到了"齿"上？惜历代注家缺乏训诂学知识而不识此文"呕"字之训，遂将其误注为"呕吐"，以致这段文字之义长期以来不可全文贯读而"变呕"一证被误解！

考此文所述，于多食"酸"，则曰令人"癃"；于多食"咸"，则曰令人"渴"；于多食"辛"，则曰令人"洞心"；于多食"甘"，则曰令人"悗心"，惟于此多食"苦"下，则曰令人"变呕"，在"呕"字上加了一个"变"字。这种情况，似乎不是偶然的，因为人在正常情况下，是无"癃"、无"渴"、无"洞心"、无"悗心"的，但却是有"呕"存在的，而这个"呕"又是可以"变"的。然而此文之"呕"究竟何所解释呢？《方言》卷十三说："姁，色也"，郭璞注："姁煦，好色貌"，戴震疏证："姁亦作呕"；《广雅·释诂》说："呕煦，色也"，王念孙疏证："《逸周书·官人解》云：'欲色姁然以愉'，《大戴礼》'姁'作'呕'……呕、姁、伛古通用"。是"呕"字通"姁"而其义训"色"，则此文所谓"变呕"者，即"变色"，亦即"色变"也。然此处所说的"色"，当是指"齿色"。惟其是指"齿色"之"变"，所以下文特释之曰："齿者，骨之所终也。故苦入而走骨，入而复出，故知其走骨也"。齿为骨之余，故苦味入胃走骨而复出于齿，以致齿色变焉，其齿变为色黑黄而理粗疏，惟其齿色有变，故知其苦走骨也。这就是此文"苦走骨，多食之令人变呕"的本来意义。也只有这样读，此段文字才能文贯而理周。

（十五）《忧恚无言》

《灵枢·忧恚无言第六十九》这一篇，篇名题曰"忧恚无言"，而一般说来，"无言"者，犹"失语"也。然此篇中内容却未见有"类似失语病证"之记述，是此文之"无言"，非谓"不能言语"之"失语"矣。然则其文究若何耶？考《说文·音部》说："音，声也。生于心有节于外，谓之音。……从言含一。"此文"言"字乃"音"字省去所含之"一",故其当读为'音'。"言""音"二字亦声转可通。《甲骨文字释林·释言》说:"言与音初本同名,后世以用各有当,遂分化为二。周代古文字'言'与'音'之互作常见(详吴大征说文古籀补三·三,罗振玉增考中五九,郭沫若甲研释穌言)。先秦典籍亦有'言''音'通用者,例如:《墨子·非乐上》之'黄言孔章'即'簧音孔章';《吕览·顺说》之'而(读"如")言之与响',即'如音之与乡',又《听言》之'其与人榖言也',《庄子·齐物论》'榖言',作'榖音'(以上详《诸子新证》)。《甲骨文》之'言其屮疒'(掇三三五),'屮疒言'(后下一·三),二'言'字应读作'音'。'音其屮疒'与'屮疒音',指喉音之将嘶哑言之。"可证。《管子·五行篇》所谓"大扬惠言",郭沫若集校亦谓其"犹《诗》言'德音孔昭'也",惟彼谓"言,殆'音'字之误"非是。其"言"乃借字,非误也。《素问·评热病论篇第三十三》所载"肾风病"之"壅害于言"句,亦即"壅遏于音"也。是"言"字可读为"音"字无疑。此篇内容所讨论者正是"无音"之候:"黄帝问于少师曰:人之卒然忧恚而言无音者,何道之塞,何气出行,使音不彰?原闻其方。少师答曰:……人卒然无音者,寒气客于厌,则厌不能发,发不能下至,其开阖不致,故无音。"是此篇题名"忧恚无言",即谓"忧恚无音"也。惟少师所答乃"寒客会厌而言无音",非"忧恚"所致之"无音"也,其故安在?尚待进一步考究之。

(十六)阳重脱者易狂

《灵枢·通天第七十二》说:"太阳之人,多阳而无(无,原作"少",今据《甲乙经》卷一第一文改)阴,必谨调之,无脱其阴写其阳,阳重脱者易狂,阴阳皆脱者,暴死不知人也。"

按:此文"阳重脱者易狂"句中之"易""狂"二字为误倒,当乙转而作"狂易"。在古代文献里, "狂""易"二字,每有连用而为"狂易"一词者,如《汉书·五行志》说:"万事失在狂易",《白虎通·考黜》说:"而得有狂易之疾",《周礼·天官冢宰·阍人》说:

"奇服怪民不入宫"，郑注引《春秋传》："怪民，狂易"，《国语·晋语九》说："今臣一旦有狂疾"，韦昭注："……犹人有狂易之疾"，《甲乙经》卷十一第二说："狂易，多言不休，及狂走欲自杀，及目妄见，刺风府"，又说："狂易，鱼际及合谷，腕骨（谷），支正，少海，昆仑主之"，又说："狂易，见鬼与火，解溪主之"，《神农本草经》说："白头翁，味苦温，主温疟，狂易"，又说："蚖螂，味咸寒，主……大人癫疾狂易"，《千金翼方》卷二十七第八说："内踝上三寸绝骨宛宛中灸五十壮，主……狂易"，《外台秘要·脚气门·服汤药色目方》引苏恭说："紫雪，疗……狂易叫走"，《黄帝内经明堂》说："短气，心痹，悲怒，气逆，恐，狂易"，杨上善注："狂易者，时歌时笑，脱衣驰走，改易不定"等等皆是。所谓"狂"者，乃泛指"性理颠倒，神志失其常用"的病证，非独谓"踰垣上屋，骂詈不避亲疏"之"狂"也，故高诱注《吕氏春秋·孟夏纪·尊师》说："阔行妄发谓之狂"，许慎注《淮南子·主术训》说："狂，犹乱也。"所谓"易"者，《淮南子·俶真训》说："昔公牛哀转病也，七日化为虎"，许慎注："转病，易病也，江淮之间公牛氏有易病化为虎，若中国有狂疾者发作有时也"。是"易"亦"狂"也，故《国语·吴语》说："员不忍称疾辟易，以见王之亲为越之禽也"，韦昭注："辟易，狂疾"。

《韩非子·内储说下》说："公惑易也"。惑易，亦"狂易"也，或作"狂惑"，《神农本草经》卷二说："白薇，味苦平，主……忽忽不知人，狂惑"是其例。

易，与"痬"通。《说文·疒部》说："痬，脉痬也，从疒，易声"，段玉裁注："脉痬，叠韵。善惊之病也"；《广雅·释诂》说："狂，痬，癫也"（《说文·疒部》说："癫，不慧也，从疒，疑声"），狂训癫，痬亦训癫，是"狂""痬"二字义同。"狂易"为一相同联合词，诸注对《灵枢》此文"易"字均遗而未释，其于义虽无伤，然于文则未得耳！

凡性理颠倒、神志失常而为出的病证，皆曰"狂易"。狂易之病，有多种不同表现，但总起来可分为"虚证""实证"两大类。《灵枢》此文所论述的"狂易"之病，则为"阳气重脱"的"虚证"。阳脱则神伤而失守不聪，从而发为狂易之病，这在《黄帝内经》一书中并不是绝无仅有的，《灵枢·九针十二原第一》所谓"夺阳者狂"、《素问·腹中论篇第四十》所谓"石之则阳气虚，虚则狂"等文，均是论述"阳虚而病狂易"的。

（十七）胭然未偻

《灵枢·通天第七十二》说："太阴之人，其状黮黮然黑色，念然下意，临临然长大，胭然未偻，此太阴之人也。"

按：《甲乙经》卷一第十六载此文"胭然未偻"作"䐃然未偻"，误；历代注家于此"胭然未偻"之释亦多牵强，如马莳注说："临临然，长大之貌也。其胭虽长大，然直身而非伛偻之状也"；张介宾注说："临临然，临下貌。胭然未偻，言膝胭若屈而实非伛偻之疾也"；张志聪集注载赵氏说："身半以下为阴，是以临临然明胫之长大也"，又载朱卫公说："胭胫长大，故俯恭于身半之上，而胭未伛偻也"。他们将这里的"胭"字均释为人体的"胭窝"部位，从而将"伛偻"和"胭脚"连在了一起，说什么"言膝胭若屈而实非伛偻之疾也"，什么"其胭虽长大，然直身而非伛偻之状也"，什么"胭胫长大，故俯恭于身半之上而胭未伛偻也"等等。考"伛偻"者，乃"背曲"也，试问其与"胭脚"何与？尤其马莳、朱卫公辈均为"胭长大"之说，竟将"胭"字连到了上文的"临临然长大"读，遂使其文句亦乱而不通矣。本来，这几句的文字非常有规律而一看即可清楚的，其"黮黮然"是形容"黑色"的，"念然"是形容"下意"的，"临临然"是形容"长大"的，"胭然"是形容"未偻"的。所谓"胭然未偻"者，其"未偻"乃"末偻"之误，以"末""未"二字形近而致也。《淮南子·地形训》说："其人面（此处当有脱文）末偻脩颈"；《庄子·外物》说："有人于彼，脩上而趋下，末偻而后耳"，郭象注："耳却近后而上偻"。是"末偻"又称"上偻"，故《春秋·左昭三年传》说："顾而见人黑而上偻"，《春秋·左哀十四年传》说："有陈豹者，长而上偻望视"。

末偻，又称"背偻"，《说文·人部》"偻"字条下说："周公韤偻，或言背偻"，《小尔雅·居卫》说："禹、汤、文、武及周公……或秃背骺偻"，《诸病源候论》卷五载有"背偻候"是也。

《庄子·达生》说："见痀偻者承蜩"，《列子·黄帝》中作"见痀偻者承蜩"，张湛注："痀偻，背曲疾也"。是"痀偻"或"痀偻"，亦"末偻"也。

末偻，又通称"伛偻"。《广雅·释言》说："伛，偻也"，《广韵·上声·九麌》说："偻，伛疾也"。是"伛""偻"二字可互训，故连用之而为"伛偻"，叠词同义也。《广雅·释诂》说："伛，偻，曲也"。"伛""偻"二字均为"曲"义，故"伛偻"即为"背曲之疾"，或为"背脊弯曲之象"，《灵枢·厥病第二十四》说："……伛偻者，肾心痛也"，《素问·刺禁论篇第五十二》说："刺脊间，中髓为伛"，王冰注："伛，谓伛偻，身蹉屈也"，《小学钩沈》引《通俗文》说："曲脊谓之伛偻"。

由于"末偻"为"背脊之弯曲"，故此文特以"腘然"形容之。《荀子·富国篇》说："诎要桡腘"，杨倞注："腘，曲脚中"；《太素》卷五首篇说："人有腋腘"，杨上善注："戈麦反，曲脚也"；《玉篇·肉部》说："腘，曲脚也"；《骈雅·释诂》说："腘胏，曲却也"；《广韵·入声·二十一麦》说："腘，曲脚中也"，是"腘"训"曲脚"或"曲脚中"也。既然"腘"训"曲脚"或"曲脚中"而人体"腿弯"称"腘"，则是"腘"有"曲"义无疑，故此文以"腘然"形容"背曲"之"末偻"，自是文用有据矣。《广雅·释亲》说："腘胏，曲脚也"，王念孙疏证："腘者，曲貌也，《灵枢·通天篇第七十二》云：'太阴之人，其状腘然末偻'是也"，更证明了这一点。

（十八）寒热淋露

《灵枢·官能第七十三》说："寒热淋露，以输异处。"

按：此文"淋露"一词，亦见于后面《九宫八风第七十七》中，所谓"病则为淋露寒热"者是也。诸家于此均误释其义，如张介宾注说："淋于雨，露于风，邪感异处，当审其经也"，又注《九宫八风第七十七》说："其病则或因淋雨，或因露风，而为寒热"；张志聪注说：

"寒热，阴阳血气也，淋露，中焦所生之津液也"，又注《九宫八风第七十七》说："淋露寒热者"，汗出而为寒为热也"；丹波元简注说："淋露与淋沥同义，谓如淋下露滴，病经久不止。……《九宫八风篇》'淋露寒热'亦'淋沥寒热'之谓。"其张介宾注"淋露"为"淋于雨，露于风"，实属望文生义；张志聪注"淋露"忽而为"中焦所生之津液"，忽而为"汗出"，尤为荒唐；丹波元简注"淋露"为"与淋沥同义"似是，然谓"如淋下露滴"则又误矣。"沥"与"露"二字声近，疑"淋沥"借为"淋露"。

淋，原作"癃"，乃后汉人避殇帝刘隆讳而改，观《汉书·高后纪》说："南越侵盗长沙，遣隆虑侯灶将兵击之"，应劭注："隆虑，今'林虑'也，后避殇帝讳，故改之"；《汉书·地理志》说："隆虑"，应劭注："隆虑山在北，避殇帝讳，改曰'林虑'也"；《后汉书·耿弇列传》说："宝弟子承袭公主爵为林虑侯"，李贤注："林虑，即上'隆虑'也，至此避殇帝讳改焉"，等等，可以证明。是"淋露"即"癃露"也。

《说文·疒部》说："癃，罢病也，从疒，隆声"。是"癃露"即"罢露"，故《韩非子·亡徵》有"罢露百姓"、《吕氏春秋·审应览·不屈》有"士民罢潞"之语。罢，读曰"疲"（见《荀子·成相篇》杨倞注），《淮南子·览冥训》说："平公癃病"，高诱注说："癃病，笃疾"，笃，困也，（见《后汉书·光武帝纪》李贤注引《尔雅》）。说明"癃"为"疲困"之义。《素问·刺疟篇第三十六》王冰注："癃，谓不得小便也"为另一义。

《方言》卷三说："露，败也"，《春秋·左昭元年传》说："勿使壅闭湫底，以露其体"，杜预注说："露，羸也"。露，又作"潞"，作"路"，《吕氏春秋·审应览·不屈》说："士民罢潞"，高诱注："潞，羸也"；《孟子·滕文公上》说："是率天下而路也"，赵岐注："是率导天下人以羸路之困也"。露，潞，路，三字古可通用，（见《广雅·释诂》王念孙疏证）。说明本节"露"为"羸败"之义，与"癃"为"疲困"之义同。"癃露"为一"相同联合词"，其义为"羸弱疲困"。此文"淋露"，即"癃露"，又称"罢露""罢潞"，为身体"羸弱疲困"的病证，故《医心方》卷十四第十一有"病苦淋路消瘦，百节酸疼"的记述。

（十九）中其眸子

《灵枢·刺节真邪第七十五》："刺此者，必于日中，刺其听宫，中其眸子，声闻于耳，此其输也。"

按：此文"中其眸子"句之"眸子"，张介宾、马莳之注似均指"两目"之"珠子"，惟张志聪注谓"眸子，耳中之珠"。然日人丹波元简又引《说文》所载"眸，目童子也"之文为据而斥张志聪说："志以为'耳中之珠'者何？"据此，则此文之所谓"眸子"者，在人体上究竟何所指，实有加以考察的必要。

考《说文·目部》说："眸，目童子也，从目，牟声"，《广韵·下平声·十八尤》说："眸，目童子"，《孟子·离娄上》说："莫良于眸子"，赵岐注："眸子，目瞳子也"。"童""瞳"字通，故古代或作"童"，或作"瞳"。眸，亦作"牟"。《淮南子·说山训》说："杯水见牟子"，《荀子·非相篇》说："尧舜参牟子"，杨倞注："牟，与'眸'同。参牟子，谓有二瞳之相参也。"是"眸子"即"瞳子"也。《释名·释形体》说："瞳子……或曰眸子"，《汉书·陈胜项籍传》说："舜盖重童子，项羽又重童子"，颜师古注："童子，目之眸子。"是"瞳子"即"眸子"也。从而表明古时"眸子""瞳子"二者通用。惟古之所谓"眸子"或"瞳子"，有指为"瞳人"或"瞳神"者，有指为"目珠"或"眼珠"者。然"眸子"或"瞳子"指为"瞳人"已为人们所习知，其指为"目珠"则例见下文：《小学钩沈》卷八说："瞳，目珠子也"，《广雅·释亲》说："珠子谓之眸"，《说文·目部》"眸"字条下徐颢笺亦说："盖目珠谓之眸子"等等。

《论衡·列通》说："眸子如豆，为身光明。"其"眸子"如"豆"，是"眸子"之所以又叫做"目珠子"者，以其"形体圆"故也。《淮南子·人间训》说："又利越之犀角象齿翡翠珠玑"，许慎注："员者为珠"，可证。形圆者为"珠"，珠子谓之"眸"，则"眸子"似不必限于"目珠"矣，若"耳珠"当亦可称为"眸子"也。

此文"刺其听宫，中其眸子"者，是言针刺其听宫之穴，当刺中在其眸子上也。如谓此文"眸子"必指"目珠"，则针刺耳前缘之听宫穴，未见有中于目珠者，且目珠亦不能为之针刺也。张介宾、马蒔以"听宫""其脉与目相通"或"其气与眸子相通"为释，实属牵强之至！盖未见古文献上有如是意义之记述也。

其实，张志聪"眸子，耳中之珠"之注不误，听宫穴正在耳中珠子上。听宫穴又叫"多所闻穴"。《素问·气穴论篇第五十八》说："耳中多所闻二穴"，王冰注：听宫穴也，在耳中珠子，大如赤小豆"，《甲乙经》卷三第十一说："听宫，在耳中珠子，大明（"明"字疑衍）如赤小豆"，《备急千金要方》卷二十九第一说："听宫，在耳中珠子，大如赤小豆"，《铜人腧穴针灸图经》卷一说："听宫，在耳中珠子，大如小豆是"，《针灸聚英》卷一上说："听宫（原误为"会"，今改），一名'多所闻'，耳中珠子，大如赤小豆"等等，均说明"听宫穴"在"耳中珠子"上。珠子谓之眸，"目中珠子"称为"眸子"，此"耳中珠子"亦称为"眸子"也。故此文说"刺其听宫，中其眸子"也。其所谓"刺其听宫，中其眸子"者，正谓"听宫穴"在"耳中珠子"上，刺其穴则当刺中其珠子也。然所谓"耳中珠子"者，即今人之所谓"耳屏"是也。

（二十）乃下留于睪

《灵枢·刺节真邪第七十五》说："故饮食不节，喜怒不时，津液内溢，乃下留于睪，血道不通，日大不休，俯仰不便，趋翔不能，此病荥然有水，不上不下，铍石所取。"

按：此文"血道不通"句，《甲乙经》卷九第十一、《太素·五节刺》皆作"水道不通"，是。上文明言"津液之道也"，可证。惟此文"乃下留于睪"之"睪"，为人体部位之义，尚有待进一步阐明之。

《列子·天瑞篇》说："睪如也"。睪，殷敬顺释文："音皋"，桃宏本《战国策·秦策三》说："五国罢成睪"，鲍彪本"睪"作"皐"，黄丕烈谓"睪"即"皐"字也。皐，《说文·本部》作"皋"，《玉篇·本部》谓"皐"同"皋"，音"古刀切"。是"睪""皋""皐"三字形虽异而字则同也。

此文"睪"字，马莳注说："睪音皋……阴丸"，张介宾注说："睪，音高，阴丸也"。睾，即"睪"之俗焉。"睪"之为义，本可训为"阴丸"，《灵枢·邪气藏府病形第四》说："腰脊控睪而痛"，史崧音释："睪，音高，阴丸也"；《素问·缪刺论篇第六十三》说："邪客于足厥阴之络，令人卒疝暴痛"，王冰注："其支络者，循经上睪，结于茎，故令人卒疝暴痛。睪，阴丸也"，是其例。阴丸，今通称之为"睾丸"，故此文之"睪"，不当训为阴丸。如训此文"睪"字为"阴丸，则此文所谓"津液内溢，乃下留于睪"，即为水邪留积于睪丸之中矣，如此，其水必不能多，何致于胀大得使人"俛仰不便，趋翔不能"？果为睾丸胀大得以致阴囊亦充大无已而碍于人之俛仰趋翔，则睾丸部痛苦其人亦必不堪者矣；且睾丸居于阴囊之内，又何以能"铍石所取"？此文"睪"字必不指"睾丸"无疑矣。

张志聪注此文"睪"字为"睾囊"，而未详明其义，如是与《黄帝内经灵枢译释》所说："津液不能正常运行而流溢，聚于睾丸，水道不通，阴囊日渐肿大……"则亦未是，以阴囊之肿大，不必因水之聚在睾丸也。故杨上善《太素·五节刺》注此文谓"水溢流入阴器囊中也"之文，亦嫌其浑然而欠详。

考：《灵枢经·经脉第十》说："足厥阴气绝，则筋绝。厥阴者，肝脉也，肝者，筋之合也；筋者，聚于阴气（器）而脉络于舌本也，故脉弗荣则筋急，筋急则引舌与卵，故唇青舌卷卵缩"。《素问·诊要经终论篇第十六》说："厥阴终者，中热，嗌乾，善溺，心烦，甚则舌卷、卵上缩而终矣"，王冰注："足厥阴络，循胫上皋，结于茎…"据此，则"睪"又称作"卵"矣。今俗犹谓"睾丸"曰"卵子"。《玉篇·卵部》说："卵，力管切"，与"囊"声转相通，故"卵缩"，《素问·热论篇第三十一》作"囊缩"，说"伤寒……六日，厥阴受之，厥阴脉循阴器而络于肝，故烦满而囊缩"。是"睪"与"卵"通，而"卵""囊"声转，例可通假，则此文"睪"字义当为"囊"，"津液内溢，乃下留于睪"者，谓"水液内溢，而下溜聚于阴囊"也。故阴囊因水留结而肿大，以致人身"俛仰不便，趋翔不能"也。临床上每见阴囊及阴茎水肿而睾丸无苦，何必望文生训而定要加病于睾丸？

《八十一难经》成书年代考

　　《难经》，又叫《八十一难》，也有叫它做《八十一问》的。它在中医学里，是起过一定作用的。它除阐发了《黄帝内经》的某些医学理论外，还在"命门""三焦"和"脉诊"等方面的理论创造上作出了自己的成绩。当然，它里面还掺杂有一些不切实际的东西。

　　《难经》一书，清代姚际恒把它收入在他的《伪书考》中。然姚氏之所以把《难经》列为伪书，主要是因为《难经》题为"战国秦越人撰"是没有根据的。这里且不说姚氏这种处理古代著作的方法是否正确，只从医学史的角度来对《难经》的成书时代加以探讨，这对于研究中医学的发展也许不是无益的。

　　我们在考察《难经》成书的真正时代的时候，如果企图在古代文献上找到直接的说明文字，恐怕是不实际的。事实上，就现在来说，这只能从《难经》和其他古代文献的关系上找到一些侧面材料去探讨《难经》成书的大致年代。

　　《难经》一书，未见于《汉书·艺文志》。《隋书·经籍志》载有"《黄帝八十一难》二卷"，然未著录撰者姓氏，至《旧唐书·经籍志》载"《黄帝八十一难经》十卷"，始题"秦越人撰"，随着《新唐书·艺文志》也记载"秦越人《黄帝八十一难经》二卷"。这就说明了《难经》之书，题为秦越人撰，乃唐、宋人所为，实非战国时代的秦越人所著，且秦越人号扁鹊。《史记·扁鹊仓公列传》载扁鹊对于赵简子、虢太子、齐桓侯三疾之治，而无著《难经》之说，《脉经》《甲乙经》《千金要方》等书，载《难经》之文不言引自扁鹊，而引扁鹊之语又不见于《难经》，故无怪乎清人姚际恒要称其为"伪书"了。

　　《难经》一书，不是战国时代的秦越人撰，已如上述。我从一些古代文献的考察中，似乎可以认为《难经》的成书时间，大约在"后汉"。下面就来谈一下这个问题。

1. 杨玄操《难经集注序》说："按黄帝有《内经》二帙，帙各九卷，而其义幽赜，殆难穷览，越人乃采摘英华，抄撮精要，二部经内凡八十一章，勒成卷轴，伸演其道，探微索隐，传示后昆，名为《八十一难经》，以其理趣深远，非卒易了故也"。这里杨玄操仍然是把《难经》说成秦越人撰是有谬误的，但说明了《难经》是阐发《内经》之难则是对的，滑寿《难经本义·自序》也说："《难经》……盖本黄帝《素问》《灵枢》之旨，设为问答，以释疑义"。《难经》既然是阐发《内经》之难的，它的成书当然要晚于《内经》而在《内经》之后了。考《内经》成书于战国后期，有些内容又是秦汉年间陆续补充的。这就规定了《难经》的成书时间不能早于战国后期，甚至不能早于秦汉时代。

2. 长沙马王堆汉墓出土的故佚书《经法·论》中说："岐（蚑）行喙息，扇蜚（飞）耎（蠕）动"，《〈黄帝四经〉初探》一文说："这两句美文，汉朝人是经常用的"（见《文物》1974 年 10 号）。不错，在汉代人的著作里，每见到这"蚑行喙息，蜎飞蠕动"两句者，如陆贾的《新语·道基》说："蚑行喘息蜎飞蠕动之类，水行陆生根著叶长之属，为宁其心而安其性……"，刘安的《淮南子·原道训》说："蚑行喙息，蠉飞蠕动，待而后生，莫之知德，待而后死，莫之能怨"，《淮南子·俶真训》说："蠉飞蠕动，蚑行哙息，可切循把握而有数量"，司马迁的《史汇·匈奴传》说："蚑行喙息蠕动之类，莫不就安利而辟危殆"，班固的《汉书·公孙弘传》说："蚑行喙息，咸得其宜"，王褒的《洞箫赋》说："是以蟋蟀蚸蠖，蚑行喘息……"（见《文选》卷十七）等等均是。然《难经·六十三难》也说："诸蚑行喘息，蜎飞蠕动，当生之物，莫不以春而生"。据此，则《难经》的成书时间，当在汉代。

3. 《难经·十六难》说："是其病有内外证"，并接着详细论述了五藏的"内证"和"外证"。这里对疾病的外候用了"证"字。考《黄帝内经》现存的一百六十篇中，除《素问》讨论"运气学说"的所谓"七篇大论"外，其余各篇对疾病的外候，则曰"病形"，曰"病能"，曰"病状"，曰"病之形能"，均未用"证"字，《史记·扁鹊仓公列传》也未用"证"字，只有《素问》中所谓"七篇大论"的《至真要大论》一篇提出了"气有高下，病有远近，证有中外，治有轻重"，才用了"证"字。从对疾病的外候用"形""能""状"等字转而用"证"字，似有一个时间过程。根据考证，《素问》中所谓"七篇大论"，为后汉时代的作品，《素问》中所谓"七篇大论"的《至真要大论》说："证有中外"，《难经·十六难》说："是其病有内外证"，二者思想一致，产生的时间自应相距不远，《素问》中所谓"七篇大论"为后汉时代作品，《难经》的成书年代亦当在后汉时代。

4. 《难经·三十一难》说："三焦者，水谷之道路，气之所终始也"，《白虎通·情性》说："三焦者，包络府也，水谷之道路，气之所终始也"。二者言"三焦为水谷之道路，气之所终始"的文字相同而不见于《内经》，其是《难经》抄《白虎通》的，抑是《白虎通》抄《难经》的，过去无人讨论过。考《白虎通》一书，为后汉班固撰，是班固根据后汉章帝建初四年即公元79年诸儒在"白虎观"考定五经同异而奏的《白虎通德论》撰集的，而班固又撰《汉书·艺文志》。其《汉书·艺文志》未著录《难经》一书，表明班固没有看到过《难经》，从而表明《白虎通》的这段文字不是抄录《难经》的，而《难经》的这段文字却是抄录《白虎通》的，表明《难经》的成书晚于《白虎通》。因而这就告诉我们，《难经》成书的年代上限只能在公元79年的后汉章帝建初四年以后。

5. 《伤寒论·伤寒杂病论集》说："乃勤求古训，博采众方，撰用《素问》《九卷》《八十一难》《阴阳大论》《胎胪》《药录》并平脉辨证，为《伤寒杂病论》合十六卷"。这说明了张仲景在写《伤寒杂病论》的时候，《难经》就是他的一部重要参考书籍。据《张仲景生平问题的讨论》一文的考证，张仲景生于后汉桓帝和平元年即公元150年左右，死于后汉献帝建安十六—二十四年即公元211—219年之间，而《伤寒杂病论》之书约写成于后汉献帝建安十五年即公元210年左右（见《新中医药》1953年8月号）。因而这就告诉我们，《难经》成书年代的时间下限只能在公元210年即后汉献帝建安十五年以前。其实，根据《伤寒论》《金匮要略》用"淋"而不用"癃",《难经》用"癃"而不用"淋"没有避汉殇帝刘隆讳的情况,则《难经》成书的年代下限很大可能就在公元 106 年即后汉殇帝延平左右。

《八十一难经》成书年代考

《八十一难经》考义二则

一、善潔

《难经·十六难》说："假令得肝脉，其外证：善潔，面青，善怒；其内证：齐左有动气，按之牢若痛。"

按：本《难》所述肝病外证的"善潔"一证，注家均以"清净"为释，如吕广注说："外证者，府之候。胆者，清净之府，故……善潔，若衣被饮食不潔者，其人便欲怒"（见《难经集注》），滑寿注说："肝与胆合，为清净之府，故善潔"（见《难经本义》），丁锦主说："肝藏清净，故善潔"（见《古本难经阐注》）。

这些注释，实属望文生义，牵强附会，不足为训。其实，本《难》所谓"外证"，是言其证状之显见于外者，所谓"内证"，则是言其病证之在内者耳，非谓府病为外证、藏病为内证也。本《难》所谓"善潔"二字，原文明谓其是"肝病"的一个"外证"，是一种病变，而注家竟释之以"胆"，且以胆"为清净之府"的生理功能解释其"善潔"这一病理变化之义，真是南其辕而北其辙，尤其释以什么"若衣被饮食不洁者，其人便欲怒"，更是滑天下之大稽！张寿颐《难经汇注笺正》亦谓"肝病善洁，义不可晓，恐有讹误，而各家注者，竟能以胆为清净之府，而附会好潔之义，此乃八股家作搭截题文，钧渡钩挽之能手，初不意医理病理中，亦有此牵萝补屋手段。"也对这种牵强附会的注释作了斥责（但张氏在这里把注家引《难经》"清净"一词的"清潔干净"之义，斥为"清净无为"，则是歪曲），惜张氏对"善潔"一证，却提出了"义不可晓"，虽疑其文"有讹误"，但未认真给以考核，把它弄清。考这里的"潔"字，当是"瘈"字之误。古代无潔字，其用"潔"

字只作"挈"。"挈"可通"挈"。"挈""挈"二字均从"韧"声，故亦可通假，《集韵·入声九》载"汲水具"的**樻樏**或从"挈"作"**樏**"、"刀锲"的"锲"或从"挈"作"**鐑**"或从"挈"作"**鐑**"，可证。这里当是"**瘛**"字省"疒"旁而作"挈"，又借作"挈"，后被浅入妄加"氵"旁而成为"潔"的。

瘛，又作"**瘛**"，作"**瘛**"，作"**瘛**"。关于"善**瘛**"一词，在《内经》中就曾多次使用，如《灵枢·厥病第二十四》说："厥心痛，与背相控，善瘛"，《灵枢·五邪篇第二十二》说："邪在肝……行善瘛"，《素问·藏气法时论篇第二十二》说："脾病者……行善瘛"，《素问·气交变大论篇第六十九》说："岁土太过……行善瘛"等均是。

《汉书·沟洫志》说："岸善崩"，颜师古注："善崩，言意崩也"。意，谓"喜好"，故滑寿本《难》注说："善，犹'喜好'也"。**瘛**，《广雅·释言》说："瘛，疭也"，王念孙疏证说："《潜夫论·贵忠篇》云：'哺乳太多则必瘛纵而生痈'。……瘛之言瘛、疭之言纵也。《说文》云：'引而纵曰瘛'。瘛与瘛同。"《玉篇·手部》说："**瘛**，牵也，引纵也。"《素问·玉机真藏论篇第十九》说："病筋脉相引而急，病名曰瘛"，王冰注："筋脉……跳瘛，故名曰瘛。"是"**瘛**"乃"瞤瘛牵引"之谓。善**瘛**，则谓其病每多瞤瘛牵引之证。肝主筋而司运动，在变动为握，故本《难》谓"肝有病"则外证"善**瘛**"而临床上多见筋脉瞤瘛或肢体搐搦之证也。

二、其病四肢满闭淋

《难经·十六难》说："其病四肢满，闭淋，溲便难，转筋。有是者，肝也，无是者，非也。"

按：此"其病四支满，闭淋"之文，诸注多以"闭"字断句，连上读，作"其病四支满闭"，"淋"则单字为句，误甚。惟南京《难经校释》以"满"字断句，"闭"字连下文"淋"字为句，作"闭淋"，是。但于"闭淋"一词，却又析而为释，曰"闭"，曰"淋"，释"闭"为"大便闭塞不通"，释"淋"为"小便淋沥涩痛"，则亦未为恰当也。

此文"淋"，乃"癃"字之借。"淋""癃"声转，例得通假，《集注》等本此文均作"癃"，可证。是此文"闭淋"者，即"闭癃"也。《灵枢·本输第二》说："实则闭癃"，《灵枢·经脉第十》说："是（主）肝所生病者……闭癃"，亦即此文之"闭淋"也。闭癃，倒言之则曰"癃闭"，《素问·五常政大论篇第七十》说："其病癃闷"，是其例也，"闷"与"闭"通。癃闭，亦作"淋闷"，《素问·六元正纪大论篇第七十一》说："热至则……淋闷之病生矣"；又作"淋秘"，《金匮要略·五藏风寒积聚病脉证并治第十一》说："热在下焦者，则尿血，亦令淋秘不通"。张仲景之《伤寒论》《金匮要略》二书无"癃"字，因避汉殇帝刘隆讳均用"淋"，不得谓二书无"癃"病也。

此文"四支满"者，满，通"懑"。在中医药学古典著作里，每有借"满"为"懑"者，如《素问·大奇论篇第四十八》说："肺之雍，喘而两胠满"，即谓"肺之雍，喘而两胠懑"也；同书《缪刺论篇第六十三》说："邪客于手阳明之络，令人气满"，即谓"邪客于手阳明之络，令人气懑"也；《伤寒论·辨太阳病脉证并治中第六》说："设胸满胁痛者，与小柴胡汤"，即谓"设胸懑胁痛者，与小柴胡汤"也；同篇又说："伤寒若吐若下后，心下逆满"，即谓"伤寒若吐若下后，心下逆懑"也；《金匮要略·惊悸吐衄下血胸满瘀血病脉证治第十六》说："病人胸满，唇痿，舌青"，即谓"病人胸懑，唇痿，舌青"也。然则"懑"者何义？《说文·心部》说："懑，烦也，从心，从满"，读若"莫困切"；《急就篇》卷四说："消渴呕逆欬懑让"，释音："懑，与'闷'同"；《说文·心部》又说："闷，懑也，从心，门声"。其"懑"训"烦"，义与"闷"同，而"闷"又训"懑"，故《广韵·上声·二十四缓》说："懑，烦闷"也。烦闷，词已见于《黄帝内经》中，《素问·刺热篇第三十二》所谓"热争则卒心痛，烦闷"之文是其例。其又作"烦懑'，《史记·扁鹊仓公列传》载"蹶上为重，头痛，身热，使人烦懑"之文是其例；亦作"烦满"，《素问·热论篇第三十一》载"六日厥阴受之……故烦满而囊缩"之文是其例；亦作"烦悗"，《灵枢·血络论第三十九》载"发针而面色不变而烦悗者"之文是其例；亦作"烦宛"，《素问·阴阳应象大论篇第五》载"阳胜，则……齿乾以烦宛"之文是其例。烦闷，烦懑，烦满，烦悗，烦宛，字虽异而义则同也。

此文"满"为"懑"之借，《说文》训"懑"为"烦"，则此文"四支满"，即为"四支烦"或"四支烦闷"也，其临床表现，亦犹《金匮要略·血痹虚劳病脉证并治第六》所谓"劳之为病，其脉浮大，手足烦……"之"手足烦"也，尽管二者之病因病机不同，其为临床之证候表现则一。肝主风，风邪淫于四末，故令其病为之四支烦闷也。

《针灸甲乙经》考义二则

一、痫瘛筋挛

《甲乙经》卷四第一下说："心脉满大，痫瘛筋挛。肝脉满大，痫瘛筋挛。"

按：此文两"痫瘛"之义，《备急千金要方》卷五上第三说："夫痫，小儿之恶病也"。古人据"痫"之成因，分"痫"为"风痫""惊痫""食痫"三者。其"痫"虽分之为三，然其主证皆为"手足瘛疭"则一也。

《伤寒论·辨太阳病脉证并治法上第五》说："剧则如惊痫，时瘛疭"，亦证"痫"以"瘛疭"为主证也。其病多发生于小儿，而成人亦有见之者，惟较之小儿为少耳，至于"瘛"字，未载之于《说文》，而首见之于《广雅》，乃魏晋时所起之新字。《广雅·释诂》卷三下说："瘛，恶也"，《玉篇·疒部》说："瘛，充至切，恶也"。是"瘛"字之义，从"疒"而训"恶"，则乃上文所引《备急千金要方》之谓"恶病"者也，读若"至"声。《素问·大奇论篇第四十八》载此文为"心脉满大，痫瘛筋挛。肝脉满大，痫瘛筋挛。"《脉经》卷五第五载此文为"心脉满大，痫瘈筋挛。肝脉满大，痫瘈筋挛。"是此文"瘛"字，《素问》作"瘛"，《脉经》作"瘈"，表明瘛、瘛、瘈三字形异而字同也。然"瘛"字之为病候，《素问·玉机真藏论篇第十九》说："……筋脉相引而急，病名曰瘛"。是"瘛"乃"筋脉相引"而"挛缩"以致"手足拘急"，其"手足拘急"已则必又为之"缓纵"也，故《说文·疒部》说："瘛，小儿病也，从疒，恝声。疭，小儿瘛疭病也，从疒，从声"。小儿之病"瘛疭"，则其手足即见"时而挛掣，时而缓纵"之象，今之所谓"抽搐"也，又作"瘛纵"，《诸病源候论·小儿病诸候·诸痫候》说："……瘛纵"，《潜夫论·忠贵》说："哺乳太多则病瘛纵而生痫"，皆是其例。

此文"瘈"为"瘛"之后起字，与"痓"字异义，即与"痉"之行书字"痓"形相近而易混，故我国医药古籍之"痉"字每有讹为"痓"字者，致人们误以"痓""痉"二字义同也。近出《辞源》一书亦误引错文而以"痉"义释"痓"字，足见今人之不识字亦已甚矣！

二、阳气绝则瞑目，阴气绝则眠

《甲乙经》卷十二第四说："阴跷阳跷，阴阳相交，阳入阴出，阴阳交于兑眦。阳气绝则瞑目，阴气绝则眠。"

按：此文"阳气绝则瞑目，阴气绝则眠"之二"绝"字，当读为"极"，《后汉书·吴良传》说："臣苍荣幸绝矣"，李贤注："绝，犹'极'也"；《说文·水部》说："荥，荥泽，绝小水也"，段玉裁注："绝小水者，极小水也"。是"绝"与"极"义通也。"绝""极"字通。则此文"绝"字自可读为"极"字矣。

《汉书·货殖传》说："耆欲不制，僭差亡极"，颜师古注："极，止也"。事物进至极点则停止。《老子》第四十四章说："知足不辱，知止不殆"。彼"足"亦"止"，"止"亦"足"也，"足""止"二字变文耳，非有异也。《说文·正部》说："正，从止一以止。……疋，古文正从一足。足者，亦止也"，《广韵·上声·六止》说："止，足也"，是其证。人之欲望，愿足则求将止，求止则愿已足矣。是"止"之义同于"足"也。

《广韵·入声·三烛》说："足，满也"。物广丰足，则仓廪为之满盈矣。满，与"盛"字义通，《灵枢·九针十二原第一》说："满则泄之"，《素问·三部九候论篇第二十》作"实则写之"，《灵枢·经脉第十》作"盛则写之"，是"满"与"实""盛"二字义通之证。《灵枢·小针解第三》说："所谓……'满则泄之'者，气口盛而当写之也"。其为以"盛"释"满"之又一例也。《灵枢·大惑论第八十》说："留于阳则阳气满，阳气满则阳跷盛"，"留于阴则阴气盛，阴气盛则阴跻满"。其又以"盛""满"二字互用互训矣。其二字义通，古又连用，组成单义复词，《素问·脉解篇第四十九》载"所谓食则呕者，物盛满而上溢，故呕也"之文，是其例。

《灵枢·热病第二十三》说："热病已得汗而脉尚躁盛，此阴脉之极也，死"。"热病者，脉尚盛躁而不得汗者，此阳脉之极也，死"，则是以"盛"训"极"也，而"盛""极"之义又相通矣。

上述之文所示，此文两"绝"字，皆当读"极"而训为"止"，"止"字与"足"同，义训为"满"，而"满"与"盛"通；其"极"又可释"盛"义，则此文"阳气绝""阴气绝"者，即为"阳气盛""阴气盛"也。《灵枢·寒热病第二十一》载此文，正作"阳气盛""阴气盛"之字。

此文两"绝"字读"盛"，则为"阳气盛则瞑目，阴气盛则眠"句也。然"眠"乃"瞑"之后起字，《说文·目部》说："瞑，翕目也，从目冥，冥亦声"，而无"眠"字。《广韵·下平声·一仙》说："眠，寐也，莫贤切。瞑，上同，《说文》：'翕目也'。"翕目，即"合目"。入"眠"必"合目"，惟"合目"才"眠"也，《金匮要略·五藏风寒积聚病脉证并治第十一》所谓"合目欲眠"是也。

《灵枢·邪客第七十一》说："阴虚，故目不瞑"，此文上篇载之则作"阴气虚，故目不得眠"。"瞑""眠"形异而字同。此文两句为对文，不当前句为"瞑目"而后句为"眠"，二者必有一误。考《灵枢·寒热病第二十一》载此文，则作"阳气盛则瞑目，阴气盛则瞑目"，据此文上第一篇"阳气尽，阴气盛，则目瞑；阴气尽，阳气盛，则寤"之义，则《灵枢》之文是，此文"瞑"字乃"瞋"字因形近而误，而"眠"下亦脱"目"字也。

《黄帝内经太素》考义一则

阴气降至　阳气降至

《黄帝内经太素·知针石》说："刺其实须其虚者，留针，阴气降至，乃去针也；刺其虚须其实者，阳气降至，针下热，乃去针也。

按：此文"阴气降至""阳气降至"句之二"降"字，杨上善注随文敷衍，未予作释，兹特考而明之。降，读如"户工切"，与"隆"通。隆，字本作"窿"，《说文·生部》说："窿，丰大也，从生，降声"。隆得降声，故"降""隆"二字可通。《素问·针解篇第五十四》载此文，正作"阴气隆至""阳气隆至"也。

在我国古代文献里，"隆""降"二字每有互用者，如《荀子·天论篇》说："君人者，隆礼尊贤而王"，而《韩诗外传》第五章，载此文则作"君人者，降礼尊贤而王"；《汉书·扬雄传》载《甘泉赋》说："辉光眩耀，隆厥福兮"，而《文选·扬子云甘泉赋》则作"光辉眩耀，降厥福兮"，是以"降"作"隆"也；《战国策·齐策三·孟尝君将入秦》说："今子，东国之桃梗也，刻削子以为人，降雨下……"，而《风俗通义·祀典·桃梗》载此文则作"今子，东国桃木也，削子以为人，隆雨下……"，《太玄经·将·次六》说："日失烈烈，君子将衰降"，而司马光集注谓"宋陆本'衰降'作'襄隆'"，《说文通训定声·丰部第一》说："《尚书大传》：'降谷'，元王注：'读如虎降之降'，按：亦作'隆谷'。"是以"隆"作"降"也。从而表明"降""隆"二字古义可通，殆无疑义矣。

癃，可省作"瘙"，而籀文则作"𤺄"，亦可证"隆""降"二字古可通也。

《吕氏春秋·仲夏纪·古乐》说："降通渗水以导河"，高诱注："降，大（也）"。降，通作"泽"。《孟子·告子下》说："泽水者，洪水也"，《说文·水部》说："洪，泽水也"。是'泽'"洪"之义可互训，以其二字古同声也。孙奭《孟子》疏说："泽水即洪大之水也"，《尔雅·释诂上》说："洪，大也"，郝懿行义疏："洪者，水之大也"。《玉篇·水部》亦说："洪，胡工切，大也。"

降，亦与"奎"通，《尔雅·释天》说："降娄，奎娄也"，是其例。《说文·大部》说："奎，两髀之间，从大，圭声"。两髀之间为"胯"，胯则有"大"义矣，且"奎"字亦从"大"也。

降训"大"，泽训"洪"，洪训"大"，隆训"丰大"，奎有"大"义。是此文"阴气降至"者，乃谓"阴气大至"也，据下文之例，此句下当有"针下寒"三字，阴气大至则感"针下寒"，此即后世针刺治疗中所谓"透天凉"之手法也；此文"阳气降至"者，乃谓"阳气大至"也，阳气大至则感"针下热"，此即后世针刺治疗所谓"烧山火"之手法也。

我国古代病证名词考五则

在中医学的古典著作里，一般说来，对于各个病证的命名，都是根据其病证实际赋有一定的含义。因此，病证的名词，都在一定程度上体现了这一病证的某一特点。我们对病证名词的确切理解，就有助于对其病证的正确掌握，更好地发挥古典著作的作用。现在本文拟根据历史特点，运用训诂学知识，对唐代以前医学著作所载的病证名词先选择若干加以疏证，供有志于学习和研究中医学古典著作者参考。

一、瘛疭

瘛疭为一病证名词，首先见于《黄帝内经》，如《灵枢·邪气藏府病形第四》说："心脉急甚为瘛疭"，《灵枢·热病第二十三》说："热病数惊，瘛疭而狂"等是。《伤寒论·辨太阳病脉证并治法》亦有"风温为病……时瘛疭"之谓，《说文·疒部》说："瘛，小儿瘛疭病也。从病，恝声。疭，病也，从疒，从声。"段玉裁注："瘛之言掣也，疭之言纵也"，王念孙《广雅·释言》疏证亦谓"瘛之言掣，疭之言纵也"。是"瘛疭"义同"掣纵"，故古人又有写作"掣纵"者，《潜夫论·贵忠篇》说："哺乳太多则必掣纵而生痫"，就是其例。《诸病源候论·小儿杂病诸候一》论"痫"诸"候"中，或作"瘛疭"，或作"掣纵"，亦是"瘛疭"与"掣纵"义同之证。"掣"谓"手足牵引"，"纵"谓"手足掣引而乍又舒缓"。故所谓"掣纵"者，乃"手足乍掣乍纵"也，殆即今人所说之"抽搐"是也。验之临床实际，抽搐之证，实多见于小儿，故古人每训"瘛疭"为"小儿病"也。

二、淋闷

淋闷为一病证名词，首先见于《黄帝内经》。《素问·六元正纪大论篇第七十一》中所载"热至则……淋闷之病生矣"之文是。考"淋闷"之词，未见于他篇，是其"淋"字当作"癃"。"癃""淋"二字古同声通用，后汉人因避殇帝刘隆之讳而改用"淋"，《汉书·地理志》说："隆虑"，裴骃集解引应劭注："隆虑山在北，避殇帝名，改曰'林虑'也。"可证。是本文之"淋"字亦即"癃"字也。本篇上文"凡此阳明司天之政"下正作"癃闷"，其《素问·五常政大论篇第七十》"涸流之纪"下亦作"癃闷"。

至于"闷"之为义，《说文·门部》说："闷，闭门也，从门，必声"。是"闷"义为"闭门"，《汉书·韩彭英卢吴传》说："绾愈恐，闷匿"，颜师古注："闷，闭也"，《汉书·五行志》说："今命以时卒，闷其事也"，裴骃集解引应劭注："闷，闭也"。据此，则"闷"有"闭"义，故可借"闷"为"闭"字，从而表明了"癃闷"即"癃闭"，"淋闷"亦为"癃闭"，乃《灵枢》中《本输第二》《经脉第十》等篇所谓"闭癃"也，现在临床工作中一般谓之为"小便不通"。

癃闭，此文作"淋闷"，《金匮要略·五藏风寒积聚病脉证并治》则作"淋秘"，所谓"热在下焦者，则尿血，亦令淋秘不通"是也。

三、疝瘕

疝瘕为一病证名词，首先见于《黄帝内经》，如《素问·平人气象论篇第十八》说："脉急者，曰疝瘕少腹痛"，《素问·玉机真藏论篇第十九》说："脾传之肾，病名曰疝瘕"等是。

《说文·疒部》说："疝，腹痛也。从疒，山声"，《急就篇》卷四："疝瘕癫疾狂失响"，颜师古注："疝，腹中气疾上下引也；瘕，藏也"。是"疝瘕"乃"腹中有包块可移动而痛"之病证也，故《诸病源候论·疝病诸候·疝瘕候》说："疝者，痛也；瘕者，假也。其病虽有结瘕而虚假可推移，故谓之疝瘕也"。《神农本草经》亦用有"疝瘕"之词，如它所载的"防葵，味辛寒，主疝瘕"，"独活，味苦平，主……女子疝瘕"等等均是。

四、洞泄

洞泄为一病证名词，首先见于《黄帝内经》，如《素问·生气通天论篇第三》说："是以春伤于风，邪气留连，乃为洞泄"，《灵枢·邪气藏府病形第四》说："肾脉……小甚为洞泄"等等均是。《广雅·释言》说："泄，漏也"。凡器内之气漏出于器外皆为之"泄"。在人体，常因其所泄出之路不同而其泄异称，如从口咽出者，则曰"涌泄"；从皮肤出者，则曰"发泄"；从小便出者，则曰"渗泄"；从肛门出者，则曰"后泄"'亦谓之"泄利"也。《释名·释疾病》说："泄利，言其出漏泄而利也"，是"泄利"者，乃"大便失常而多水湿"也。由于大便泄利的缓急不同和排泄物有异，故《黄帝内经》中有濡泄、注泄、溏泄、鹜溏、飧泄或洞泄之分。从而表明"洞泄"为"泄利"之一种也。

《急就篇》卷二说："乘风县钟华洞乐"，颜师古注："洞、犹'通'也"；《说文·竹部》说："筒，通箫也"，段玉裁注："所谓'洞箫'也"。可见"洞""通"义同。是"洞泄"者，"泄"而如"筒"之"通"者也，乃食物入胃未及加工消化而旋即完谷泄出也。《素问·生气通天论篇第三》此文，在《素问·阴阳应象大论篇第五》中作"春伤于风，夏生飧泄"，而王冰《素问·四气调神大论篇第二》注说："飧泄者，食不化而泄出也"。说明"洞泄"又叫"飧泄"，其证实为食物入胃未能消化而即泄出也，《诸病源候论·痢病诸候·水谷痢候》"其洞泄者，痢无度也"之释，恐欠确切。

"洞泄"之病，亦可单称为"洞"，《灵枢·邪气藏府病形第四》说："肾脉……微缓为洞。洞者，食不化，下嗌还出"是也。其字又作"衕"，《山海经·北山经》说："可以止衕"，郭璞注："治洞下也。音洞"。然"下""泄"声近，其义可通，其"泄利"之词，《伤寒论》《金匮要略》多写作"下利"，可证。是所谓"洞下"者，即"洞泄"也。

《史记·扁鹊仓公列传》说："迥风者，饮食下嗌而辄出不留"，又说："迥风之状，饮食下嗌辄后之"。其所谓"迥风"，亦即此"洞泄"之病证也。

五、戴眼

戴眼为一病证名词，首先见于《黄帝内经》，如《灵枢·终始第九》说："太阳之脉，其终也，戴眼……"。在《素问》的《诊要经终论篇第十六》及《三部九候论篇第二十》中亦均述有"戴眼"之证。《淮南子·俶真训》说："是故能戴大员者履大方"，许慎注："言能戴天履地之道"。是"天"曰"大员"而人"上戴"之，"地"曰"大方"而人"下履"之。据此，则"戴"有"上"义，故人覆帽于头上叫做"戴帽"。称"戴眼"者，谓"患者目睛无神而上视不转动"也，故王冰《素问·诊要经终论篇第十六》注说："戴眼，谓睛不转而仰视也"。

"戴眼"之词，倒言之则曰"眼戴"。《备急千金要方》卷八第二说："若眼戴精上插，灸两目眦后二七壮"，《千金翼方》卷二十六第七说："唇青，眼戴，角弓反张，始觉发动，即灸神庭七壮"。此所谓"眼戴"者亦即《黄帝内经》中之"戴眼"也。

《问字堂集·杂文二·释人》说："眼谓之目。"是"眼"又称"目"，故"戴眼"又称"戴目"。《说文·目部》说："瞷，戴目也，从目，间声"；《春秋小学》卷八说："戴目者，上视也。"此"戴目"训"上视"，故段玉裁《说文·目部》注说："戴目者，上视如戴然，《素问》所谓'戴眼'也，诸书所谓'望羊'也"。《汉书·贾邹枚路传》亦有"使天下之人戴目而视"之文，惟其"戴目"之义，乃形容使人志视高远，非谓使天下之人皆有"戴目"之象也。

戴眼，《说文》称为"瞷"。瞷，字又作"𥄎"，见《说文·目部》段玉裁注。《仓颉篇》卷中说："瞷，目病也"，其训"瞷"为"目病"而未明言其为目病的若何之证。《广韵·上平声·二十八山》说："瞷，人目多白也"。"目多白"就是'戴眼"。"戴眼"之证，患者两睛上插，则其眼必露白多，故其曰"目多白"，亦即《周易·说卦》中所谓"多白眼"也。

《伤寒杂病论集》质疑

此所谓"《伤寒杂病论集》"者，乃指《伤寒论》前所列"余每览越人入虢之诊"云云之文也。此文就其内容和列于书首之位置看，似是书之一篇"序文"，然此却题曰"伤寒杂病论集"，义实未明，疑此下脱一"序"字，原当作"《伤寒杂病论集》序"。故一些《伤寒论》注本改题之曰"自序"，其亦似有可商之处，因其非但删去了"《伤寒杂病论集》"六字这一书名，且误以为此文为张仲景之原作也。

前曾有人提出，此文非张仲景所作，似亦有说，盖因第一，《备急千金要方·序》引此文前段从"当今居世之士"句起，至"夫何荣势之云哉"句止，明言其为"张仲景曰"，而《备急千金要方》卷一第三载此文后段从"夫天布五行"句起，至"夫欲视死别生，固亦难矣"句止，虽文字稍有差异，但大体则是，而未言引自张仲景；第二，此文开头即说："余每览越人入虢之诊，望齐侯之色，未尝不慨然叹其才秀也"。如此文为张仲景原作，则张仲景生当东汉末季，其不当直书"秀"字而不避东汉光武帝刘秀讳也。

此文中说："撰用《素问》《九卷》《八十一难》《阴阳大论》《胎胪》《药录》并平脉辨证，为《伤寒杂病论》合十六卷"。由是，人们已公认其书为"十六卷"，书名为《伤寒杂病论》。然《隋书·经籍志》却称："《伤寒杂病论》三十六卷，张仲景撰"。而《外台秘要·伤寒百合病方七首》记载"仲景《伤寒论》"所述"百合病"之"证候""转归"及其"百合知母汤证""百合滑石代赭汤证""百合鸡子汤证""百合生地黄汤证"和"百合洗方""栝楼牡蛎散证"等，林亿新校正谓其"并出十七卷中"；《外台秘要·霍乱脐上筑方三首》记载"仲景论……霍乱四逆吐少呕多者，附子粳米汤主之……"林亿新校正又谓

"出第十七卷中";《外台秘要·肺痈方九首》记载"仲景《伤寒论》"所述"肺痈病"之"桔梗白散证",林亿新校正谓其"出第十八卷中",《外台秘要·肺胀上气方四首》记载"仲景《伤寒论》"所述之"小青龙加石膏汤证"和"越婢加半夏汤证",林亿新校正则谓其"并出第十八卷中"。其所谓"仲景《伤寒论》"者,乃"张仲景《伤寒杂病论》"之简称也。彼既一则曰"十七卷",再则曰"十七卷",三则曰"十八卷",四则曰"十八卷",皆已超过此"十六卷"之数,因而,与其信之为"十六卷",不如信之为"三十六卷"接近正确。再参以题曰"伤寒杂病论集"之字,疑此文"合"字,本为"亼""三"二字,后乃被误并合在一起,而才成为"合"之一字者。《说文·亼部》说:"亼,三合也,从入一,象三合之形。凡亼之属皆从亼,读若集"。亼,字与"集"通。古书乃竖写,草书"三"字误被连于"亼"字之下而又变作"口"形,遂误成之为一"合"字耳。若然,则此文即为"撰用《素问》《九卷》《八十一难》《阴阳大论》《胎胪》《药录》并'平脉辨证',为《伤寒杂病论亼》三十六卷"矣。其"《伤寒杂病论亼》"者,即"《伤寒杂病论集》"也。据此,则《伤寒杂病论集》应是张仲景著作之全名焉。至于"论集"一词,古人多有用之者,如赵岐《孟子注疏题辞解》说:"于是退而论集所与高第弟子公孙丑、万章之徒难疑答问",宋咸《注〈孔丛子〉序》说:"论集先君仲尼、子思、子上、子高、子顺之言及己之事"是其例,其义则亦犹《素问》书中各篇所题之"论篇"也。

《伤寒论》考义八则

一、啬啬恶寒　淅淅恶风

《伤寒论·辨太阳病脉证并治上第五》说："太阳中风，阳浮而阴弱，阳浮者热自发，阴弱者汗自出，啬啬恶寒，淅淅恶风，翕翕发热，鼻鸣干呕者，桂枝汤主之。"

按：此文"恶寒"何谓"啬啬"？"恶风"何谓"淅淅"？诸注虽多有释，然皆未确，而"啬啬恶寒"和"淅淅恶风"二者之关系如何？则注皆无说，兹特为之释。

"啬啬"者，《备急千金要方》卷九第五，《千金翼方》卷九第一及卷十第二载此文皆作"濇濇"，义同。《说文·啬部》说："啬，爱涩也，从来向。来者向而臧之，故田夫谓之啬夫"。是"啬"之义为"爱涩"，则非此文之义也。然"啬"读若"所力切"，当声转为"灑"，读"色懈切"。此文"啬啬"，犹言"灑灑"也。《尔雅·释乐》说："大瑟谓之灑"，《玉篇·水部》说："灑……又瑟也"。是"瑟""灑"可互训。郝懿行义疏《尔雅·乐释》谓"古音'灑''瑟'以声转为义"是也。而《白虎通·礼乐》则说："瑟者，啬也"，故"啬"字宜声转为"灑"也。《国语·晋语一》说："以庬衣纯，而珏之以金铣者，寒之甚矣"，韦昭注："铣，犹'灑'。灑，寒也。"是"灑"之义训为"寒"。其重言之则曰"灑灑"。《神农本草经》卷一说：阿胶主"灑灑如疟状"、牡蛎主"温疟灑灑"等是其例。灑灑，乃此文"啬啬"字之正，为状恶寒之词也。故《太素·厥心痛》说："心痛，腹胀，啬啬然，大便不利，取足太阴"，杨上善注："啬啬，恶寒之貌也"。

灑，与"洒"通。《礼记·内则》说："灑扫室堂及庭"，陆德明释文："灑，本又作洒"；《集韵·上声上·十二蟹》亦说："灑，洒也"。是"灑"通于"洒"之例也。《诗·国风·山有枢》说："子有廷内，弗洒弗埽"，毛苌传："洒，灑也"；《周礼·夏官司马下·隶僕》说："掌五寝之埽除粪洒之事"，郑玄注："洒，灑也"。是"洒"通于"灑"之例也。"灑""洒"转相为注，义互通也，故《灵枢·邪气藏府病形第四》说："虚邪之中身也，灑淅动形"，而《针灸甲乙经》卷四第二上载之则作"虚邪之中身也，洒淅动其形"；《伤寒论·辨脉法第一》说："灑淅恶寒"，而《金匮要略·疮痈肠痈浸淫疮脉证并治第十八》载之则作"而反洒淅恶寒"；《伤寒论·辨痓湿暍脉证第四》说："灑灑然毛耸"，而《金匮要略·痓湿暍病脉证第二》载之则作"洒洒然毛耸"也。从而可见"灑灑""洒洒"二者之义相通无疑也。

然则此文"淅淅"者，《说文·水部》说："淅，汰米也，从水，析声"，非此义。然"淅"从"析"声，读若"先击切"，字与"洒"通，《广雅·释诂》卷二下说："淅，洒也"，是其证。《素问·风论篇第四十二》说："腠理开则洒然寒"，王冰注："洒然，寒貌"。是"洒"之字有"寒"义，重言之则曰"洒洒"。《灵枢·经脉第十》说："是动则病洒洒振寒"，《素问·至真要大论篇第七十四》说："民病洒洒振寒"，《金匮要略·痓湿暍病脉证第二》说："小便已，洒洒然毛耸"，《诸病源候论·癥瘕病诸候·癥瘕候》说："四体洒洒，常如发疟"。如此，则"洒洒"乃状病者"恶寒"之词也，故《素问·诊要经终论篇第十六》说："令人洒洒时寒"，王冰注："洒洒，寒貌"。然《难经·五十六难》说："令人洒淅寒热"，《脉经》卷六第七引之作"病洒洒寒热"；其《金匮要略·妇人妊娠病脉证并治第二十》"葵子茯苓散证"说："洒淅恶寒"。《脉经》卷九第二引之作"洒洒恶寒"。是"洒""淅"字通，则"淅淅"之义同"洒洒"也。

此文"嗇嗇"读"灑灑"，通作"洒洒"，而此文"淅淅"亦与"洒洒"通，故此文"嗇嗇""淅淅"义同，皆状病者之"恶寒"也。"嗇嗇""灑灑""洒洒""淅淅"，字虽异而义则同。

至于此文之"恶寒""恶风"者，两"恶"字皆读"去声"，为"厌恶"之"恶"。虽伤寒学家有"恶风"为"有风"始"恶"、而

"恶寒"则"无风"亦"恶"之说，然与之释此文则有未当。盖以"恶风"虽不必见"恶寒"，而"恶寒"则未有不"恶风"者，且在张仲景之《伤寒论》中，"恶寒""恶风"并不强分，如桂枝汤证，《伤寒论》第 13 条说："太阳病，头痛，发热，汗出，恶风，桂枝汤主之"，同书第 164 条则说："伤寒，大下后，复发汗，心下痞，恶寒者，表未解也……当先解表……解表宜桂枝汤"。前者曰"恶风"，后者曰"恶寒"，是"恶风""恶寒"义通之一例也，又如白虎加人参汤证，《伤寒论》第 168 条说："伤寒，若吐若下后，七八日不解，热结在里，表里俱热，时时恶风，大渴，舌上干燥而烦，欲饮水数升者，白虎加人参汤主之"，其下条即 169 条则说："伤寒，无大热，口燥渴，心烦，背微恶寒也，白虎加人参汤主之"。前此曰"时时恶风"，后者曰"背微恶寒"，是"恶风""恶寒"义通之又一例也。还有《伤寒论》第 3 条说："太阳病，或已发热，或未发热，必恶寒，体痛，呕逆，脉阴阳俱紧者，名曰伤寒"，古今公认在《伤寒论》中，麻黄汤为治"必恶寒"之"伤寒"主方，然其书第 35 条则说："太阳病，头痛，发热，身疼，腰痛，骨节疼痛，恶风，无汗而喘者，麻黄汤主之"，而又称其证为"恶风"，亦证"恶风""恶寒"之义可通，故《备急千金要方》卷九第五载此文"恶寒""恶风"互易其位置，作"涩涩恶风，淅淅恶寒"也。

据上所述，则此文"啬啬""淅淅"之文义通，而"恶寒""恶风"之义无别。是故此文之"啬啬恶寒"与"淅淅恶风"二句之义为复，殊觉无谓也。是则此文之"淅淅恶风"一句，乃为"啬啬恶寒"句之古注语而被误入于正文者。

二、目瞑

《伤寒论·辨太阳病脉证并治法中第六》说："太阳病，脉浮紧，无汗，发热，身疼痛，八九日不解，表证仍在，此当发其汗，服药已，微除，其人发烦，目瞑，剧者必衄，衄乃解，所以然者，阳气重故也。麻黄汤主之。"

按：此文"目瞑"一词，究竟是论述的怎样一个临床证候，古注

《伤寒论》之书者多未释。考《说文·目部》说："瞑，翕目也，从目、冥，冥亦声。"所谓"翕目"者，言"合目"也，如《金匮要略·五藏风寒积聚病脉证并治第十一》中"合目欲眠"之"合目"，倒言之，则为"目合"，《伤寒论·辨少阳病脉证并治第九》中所谓"但欲眠睡，目合则汗"之"目合"是也。张令韶《伤寒直解》于此文下注说："目开主阳，目瞑主阴，热伤经荣，干于阴分，故目瞑也。"以"目瞑""目开"为对，其"目瞑"之义正与《说文》"翕目"同，即今人俗谓"闭目养神"之"闭目"也，故 1964 年上海科学技术出版社出版的中医学院试用教材重订本《伤寒论讲义》注亦论："……出现心中发烦，并有合目畏光之感"，且其画蛇添足又增"畏光"之义耳。

然《灵枢·寒热病第二十一》说："阴跻阳跻，阴阳相交，阳入阴，阴出阳，交于目锐眦。阳气盛则瞋目，阴气盛则瞑目。"《说文·目部》说："瞋，张目也，从目，真声"。彼"瞋"字之义训"张目"，而"瞋目"与"瞑目"对，则其"瞑目"即为"翕目"，或称"合目"，或称"闭目"无疑矣。瞑目，倒言之即为"目瞑"。目瞑，瞑目，其义一也。《灵枢》所述"瞋目"者，乃由于"阳气盛"，所述"瞑目"者，乃由于"阴气盛"，而此文之"目瞑"则明谓是"阳气重故也"。是二者的发生原因不同，则其证候表现亦当有异也。

根据《灵枢·寒热病第二十一》所载"阳气盛则瞋目，阴气盛则瞑目"之义，则此文缘于"阳气重故也"之"目瞑"，似乎绝对不会是"瞑，翕目也"之"合目"一证，而当是临床的另一证候。

然"目瞑"究竟是何种证候，现在就来从"瞑"字的结构考察一下"瞑"字之义训。其"瞑"之为字，"从目、冥"。是"瞑"字之内涵具有"冥"义也。《说文·冥部》说："冥，幽也，从日，从六，冂声"，高氏《文字形义学概论》第五章第五节第二类"冥"字条下谓"六是古陆字，大阜也。日迫近大阜，是日暮天暗之象也。冂声，或曰：'冂象云形，冂在日上，象云蔽日也'。"日迫近大阜，乃日暮天暗之象；云蔽日，则为阴暗；且其所训之"幽"字亦有"暗"义，《素问·天元纪大论篇第六十六》说："幽显既位，寒暑弛张"，而《素问·至真要大论篇第七十四》"幽明之配，寒暑之异也"下新校正引《太始天元册》文则作"幽明既位，寒暑弛张"。是"显"字之义与"明"通，而其"幽"字与"显"字为对，则"幽"字之义即为"暗"矣。从而表明了"冥"字之义可训为"暗"，故《广雅·释训》说："冥冥，暗也"。其"冥"可训"暗"，而"暗"亦可训"冥"，古"暗""闇"字通，故《小尔雅·广训》所谓"闇，冥也"就是其例。

"冥"字之义训为"暗"，而"瞑"字"从冥"故亦有"暗"义，王冰注《素问·气厥论篇第三十七》正谓"瞑，暗也。"

《方言》卷三："凡饮药傅药而毒……东齐海岱之间谓之瞑，或谓之眩"。是"瞑"字与"眩"通，《仓颉篇》卷中说："眩，视不明也。"其所谓"不明"也者，即是"昏暗"之谓者也。这就足以证明"目瞑"之词，可以训为"目视昏暗"也。此文之"目瞑"，正是其义。

在古典医学著作里，"目瞑"或"瞑目"之义，乃谓"目视昏暗"，也是屡有所见、用之非一的，如《素问·气厥论篇第三十七》中"传为衄蔑瞑目"，《素问·六元正纪大论篇第七十一》中"凡此少阴司天之政……目瞑目赤"，《素问·至真要大论篇第七十四》中"岁少阴在泉……目瞑"，"少阴司天，客胜则……耳聋目瞑"，《金匮要略·血痹虚劳病脉证并治第六》中"时目瞑兼衄"等等"目瞑"或"瞑目"均是。

三、必额上陷脉紧急

《伤寒论·辨太阳病脉证并治第六》说："衄家，不可发汗。汗出，必额上陷脉紧急，直视不能眴，不得眠。"

按：本条亦见于《金匮要略·惊悸吐衄下血胸满瘀血病脉证治第十六》中，惟其文少一"发"字，义则全同。一些《伤寒论》注家对此条之文，往往于"陷"字断句，读为"必额上陷"，而"脉紧急"三字则为另一句。如此，则其证即为"额部陷塌"而"寸口脉紧急"矣。然验之临床，衄家发汗后，阴重伤而邪独盛，引起寸口之脉紧急固属可有，但导致额部陷塌者则未之见，亦未之闻也。据此，其于"陷"字断句实有未当，似以读"必额上陷脉紧急"为句较妥。句中"陷脉"二字为词，已早见于《黄帝内经》之书，如《灵枢·九针十二原第一》所谓"针陷脉则邪气出"、《素问·骨空论篇第六十》所谓"腨下陷脉灸之"等均是。所谓"陷脉"也者，乃指"骨鳞陷者之中脉"也，王冰注《素问·骨空论篇第六十》"腨下陷脉灸之"句所说"承筋穴也，在腨中央陷者中"之文可证。《素问·骨空论篇第六十》所谓"腨下陷脉"，是指"腨部陷者中脉"，本条所谓"额上陷脉"，自当是指"额部陷者中脉"无疑。其"额上陷者中脉"何在？《素问·三部九候论篇第二十》所谓"上部天，两额之动脉也"的"两额动脉"是也。"两额"者，"额角"也。《素问·刺疟论篇第三十六》说："先头痛及重者，先刺头上及两额两眉间出血"，王冰注："两额，谓悬颅"，《甲乙经》卷三第十则说："悬颅，在曲周颞颥中"，正所谓"头角"之部。古代"额"可概"角"而"角"亦称"额"，故常"额""角"连用。《释名，释形体》说："角者，生于额角也"；《灵枢·经筋第十三》说："足少阳之筋……循耳后，上额角"；《甲乙经》卷三第一说："头维，在额角发际侠本神两旁各一寸五分"；《素问·缪刺论篇第六十三》说："此五络皆会于耳中，上络左角"，王冰注："此五络皆会于耳中而出络左额角也"；《汉书·诸侯王表》说："汉诸侯王厥角䭫首"，应劭注："角者，额角也"，等等，均是"额""角"二字连用而为"额角"之词。《礼记·内则》说："男角女羁"，郑玄注："夹囟曰角"。角居于头囟两侧，故曰"两额"。额上陷脉，即两额角陷中之动脉，亦古人候脉部位之一，且临床所见邪实的急性发热病人，每有两额陷中动脉紧急而显呈于目视中者。

四、如狂　发狂

《伤寒论·辨太阳病脉证并治第六》说："太阳病不解，热结膀胱，其人如狂，血自下，下者愈。其外不解者，尚未可攻，当先解外，外解已，但少腹急结者，乃可攻之，宜桃核承气汤方"。"太阳病，六七日，表证仍在，脉微而沉，反不结胸，其人发狂者，以热在下焦，少腹当鞕满，小便自利者，下血乃愈。所以然者，以太阳随经瘀热在里故也，抵当汤主之"。"太阳病，身黄，脉沉结，少腹鞕，小便不利者，为无血也，小便自利，其人如狂者，血证谛也，抵当汤主之"。

按：此太阳病"蓄血见狂"三条，其行文或曰"如狂"，或曰"发狂"。然其二者之间究竟有无差别？在临床表现上又是何种证象？这对于按辨证施治的要求来说，非常重要，因而必须将其弄明白，决不能只停留在病机的研讨和叙述上。然而历代注家却恰恰是多探讨和论述了它的病机，而对"狂"的临床表现，则多略而未释，或者释而未明。如成无己注说："其人如狂者，为未至于狂，但不宁尔"，"其人发狂者，热结在膀胱也，《经》曰：'热结膀胱，其人如狂'，此'发狂'则热又深也"；方有执注说："狂，心病也……心虽未病，以火无制而反侮所不胜，故谵乱颠倒，语言妄谬，与病心而狂者无异，故曰'如狂'也"，"发狂，则主血之心亦病，而重于'如狂'"；吴谦注说："如狂者，瘀热内结，心为所扰，有似于狂也"。是成无己、方有执、吴谦等注，均以"如狂"为"有似于狂"而"未至于狂"，较"发狂"为轻也。果如此，则此"抵当汤证"二条，何以一作"发狂"、一作"如狂"？柯琴注此，谓"'如'字语助辞"，并申之曰："若以'如'字实讲，与蓄血发狂分轻重则谬矣"。甚是。本文"发狂""如狂"，其义一也。至于本文"狂"之临床证象为何，据成无己之注，其"未至于狂"者但"躁扰不宁"，如其"已至于狂"则当为"弃衣而走，登高而歌"矣，然则太阳蓄血证何必一至于此？而方有执注谓"谵乱颠倒，语言妄谬"者，太阳蓄血证亦未必尽如是也。惟柯琴"知觉昏昧"之注稍近之，然有"语焉不晰"之嫌也。

考《说文·心部》说："怳，狂之皃，从心，况省声"。皃，即"貌"字，外部表象也。所谓"狂之皃"者，犹言"狂之象貌，狂之表现"也。"狂"之表现为"怳"，是"狂""怳"之义相通也。

《广雅·释诂》说："怳，狂也"，王念孙疏证："怳之言恍忽也"。恍忽，在古代文献中多见之，《文选·宋玉神女赋》说："晡夕之后，精神恍忽"，《淮南子·原道训》说："鹜怳忽"和"怳兮忽兮，用不屈兮"，《文选·枚叔七发》说："怳兮忽兮，聊兮傈兮，混汩汩兮"，魏源《老子本义》第十八章说："道之为物，惟怳惟忽。忽兮怳，其中有象，惚兮忽，其中有物"。然"惚忽"为双声字，又作"荒忽"，《楚辞·九歌·湘君》说："荒忽兮远望，观流水兮潺湲"，《后汉书·马融传》说："超荒忽，出重阳"可证。又作"恍忽"，杨倞注《荀子·议兵篇》"感忽悠闇"句说："感忽，恍忽也"，可证。

惚忽，倒言之则曰"忽惚"，《文选·潘安仁寡妇赋》说："意忽惚以迁越兮，神一夕而九升"，《淮南子·人间训》说："使忽惚而后能得之"是；又作"忽荒"，《文选·贾谊鵩鸟赋》说："廖廓忽荒兮，与道翱翔"是；又作"惚恍"，《文选·潘安仁西征赋》说："廖廓惚恍，化一气而甄三才"是。

据上所述，本文"狂"之为证，则自当为"惚忽"矣。惚忽，今皆写作"恍惚"。恍惚者，不精明也，为人之神识"不明爽慧憭"也，与"阳明蓄血"之"喜忘"义同。《灵枢·本神第八》将"狂""忘"二字连用组成叠词同义的"狂忘"之词，也证明着这一点。伤寒邪热传里而致蓄血，无论其在太阳或阳明，均为血蓄于里，《灵枢·营卫生会第十八》说："血者，神气也"。血蓄于里，不能正常流布于全身，以致神明失聪而证见"恍惚"，在太阳则称之曰"发狂"，在阳明则称之曰"喜忘"，二者字虽异而义则同也。惟其一在太阳，则证兼见"少腹急结或鞕满，小便自利"等；一在阳明，则证兼见"屎虽鞕，大便反易，其色必黑"等。然其病均为"蓄血在里"，故仲景概以"攻蓄血之法"为治也。

五、脉结代

《伤寒论·辨太阳病脉证并治下第七》说："伤寒，脉结代，心动悸，炙甘草汤主之。"

按：此文所论脉证方治，医者多喜称道而援用之。然于"脉结代"之文，古代注家少有释其义者，而今之医人又每引之以证己之治例，似乎其脉确为"结而且代"之"结、代并见"案例也。吾人甚为疑焉。根据下文张仲景氏自己对此'结''代'二脉所下之定义："脉按之来缓，而时一止复来者，名曰结。又脉来动而中止，更来小数，中有还者反动，名曰结，阴也。脉来动而中止，不能自还，因而复动，名曰代，阴也，得此脉者，必难治"。是"结"脉，为"脉来动而中止，更来小数，中有还者反动"，而"代"脉，则为"脉来动而中止，不能自还，因而复动"也。如此，则病者"脉来动而中止"，如见"结"之"更来小数，中有还者反动"脉象，必无"代"之"不能自还，因而复动"现象出见；反之，如有"代"之"不能自还，因而复动"脉象，必无"结"之"更来小数，中有还者反动"现象出见。以脉之"中有还者"与"不能自还"二者，不可能同出而并见也。成无己此文注说："结代之脉，动而中止，能自还者，名曰结；不能自还者，名曰代"。更浅显地注明"结""代"脉象，犹易明其二者不可并见。

《脉经》卷一第一论脉象，谓"结脉往来缓，时一止，复来。代脉来数，中止，不能自还，因而复动"。是"结"脉之"止"见于"缓"，而"代"脉之"止"见于"数"。其脉"数"者不可"缓"，其脉"缓"者亦不可"数"，二者必不同见也。

如以后世医家论脉者，谓脉来无定数而"止"者曰"结"，有定数而"止"者曰"代"。然脉止"有定数"者，不可又"无定数"，而脉止"无定数"者，何以又能"有定数"？脉止"有定数"与"无定数"，绝无同时并见于指下之理！

从上述三点中之任何一点，都表明"结""代"二脉在临床上不可能同出并见。据《金匮要略·血痹虚劳病脉证并治第六》附方载："《千金翼》炙甘草汤，治虚劳不足，汗出而闷，脉结，悸，行动如常，不出百日，危急者十一日死"。彼有脱文，此或有误衍。否则，此文"脉结代"之义，证诸临床，其脉必为"或结或代"即"时而见结"，"时而见代"也。今之医人引用此文以证己之治案者，其治例果为"结""代"二脉同出并见耶？何其之不以诚相见耶？

六、更来小数　中有还者反动

《伤寒论·辨太阳病脉证并治法下第七》说："脉按之来缓，而时一止复来者，名曰结。又脉来动而中止，更来小数，中有还者反动，名曰结，阴也。""脉来动而中止，不能自还，因而复动者，名曰代，阴也，得此脉者，必难治。"

按：此文"中有还者反动"之"反"，义当训"复"，此"反动"，即下文"代脉"之"复动"也。此作"反"，下文作"复"，变文耳。脉之"结"象，既然必见于"缓"中，何能又"更来小数"？以"缓""数"二脉必不能并出兼见也。故疑其"更来小数"一句，本在"代脉"之"不能自还"句下，而被讹误于此者。

七、奄然发狂

《伤寒论·辨阳明病脉证并治第八》说："阳明病，欲食，小便反不利，大便自调，其人骨节疼，翕翕如有热状，奄然发狂，濈然汗出而解者，此水不胜谷气，与汗共并，脉紧则愈。"

按：此文"奄然发狂"之词为何义，即是其为怎样的一个临床证候，诸家之注似均未是，如成无己注说："奄，忽也。忽然发狂者，阴不胜阳也，《内经》曰：'阴不胜其阳，则脉流薄疾，并乃狂'。"方有执注说："奄然，忽然也。发狂，阳明之所作也。"尤怡注说："奄然发狂者，胃中阳胜，所谓'怒狂生于阳'也。"等等，均将"奄然"释之为"忽然"亦即"遽然"，将"发狂"释为"阳明热甚"之"躁狂"，此似是而实非也。假如"奄然发狂"之义果为"忽然躁狂"，试问其病何以会旋即"濈然汗出而解"？《伤寒论》中有是理乎？临床工作中有是事乎？

细究"奄然发狂"之句，与下句之"濈然汗出"同例。《文选·南都赋》："流湍投濈"，李善注引《埤苍》说："濈，水行出也"，故张令韶《伤寒直解》谓"濈，汗出貌"。是"濈然"之义乃形容"汗出"之貌，而"奄然"之义则为形容"发狂"之状也。

"狂"字之义，在古代具有较广泛的概念。《广雅·释诂》说："狂诗，痴也"，《群经音辨·犬部》亦说："狂，痴也"，而《说文·广部》亦说："痴，不慧也"。是人之神识不慧憭即谓之为"狂"。其"狂病"可出现"怒骂叫呼，躁动奔走"之象，然其不必定以"怒骂叫呼，躁动奔走"为特征也。

《说文·心部》说："怳，狂之皃，从心，况省声。"是"怳"即为

"狂"之一种状貌，即"狂"的临床表现之一。然则何为"恍"？《广雅·释诂》说："恍，狂也"，王念孙疏证："恍之言恍忽也"。《文选·神女赋·序》说："晡夕之后，精神恍忽"，李善注："恍忽，不自觉知之意"。是"恍忽"为"狂之貌"而"不自觉知"，与"神识不慧憭"的"狂痴"义近，故《脉经》卷二第四将其连用，说"其人皆苦恍惚狂痴"也。"恍惚"与"恍忽"同。

神识不慧憭，知觉迷乱，目视茫昧，见不真切，正是此文"狂"字之义，故其"发狂"字上特以"奄然"二字形容之。

《晏子春秋》卷三第八说："奄然寡闻"，吴则虞集释引孙星衍注："奄然，闇然。"是"奄然"者，即"闇然"也。《礼记·中庸》说："故君子之道，闇然而日章；小人之道，的然而日亡。"其"闇然"与"的然"为对文，"的"有"明"义，则"闇"义即为"昏"矣，《礼记·祭仪》说："夏后氏祭其闇"，郑玄注："闇，昏时也。"亦证"闇"为"昏"义。《周礼·春官宗伯下·眂祲》说："五曰闇"，郑玄注："闇，日月食也"，贾公彦疏："云'闇，日月食也'者，以其日月如光消，故蒙闇也。"是"闇"字之义为"昏蒙"。人之神识昏蒙，则人之神识即"不慧憭"，故此文以"奄然"而形容其"发狂"之状也。是此文之"奄然发狂"者，乃为"昏蒙恍惚"之证候也。

《说文·大部》说："奄，覆也"，《国语·楚语下》说："犹蒙耳也"，韦昭注"蒙，覆也"。是"奄""蒙"二字俱训"覆"而其义相通，故《尔雅·释言》说："蒙，奄也"，《广韵·上平声·一东》说："蒙，覆也，奄也。"而"蒙"字之义又与"冒"通，《周礼·夏官司马下·方相氏》说："掌蒙熊皮"，郑玄注："蒙，冒也"，《吕氏春秋·先识览·知接》说："蒙衣袂而绝乎寿宫"，高诱注："蒙，冒也"，是"蒙"训为"冒"；《群经音辨·冃部》说："冒，蒙也"，是"冒"训为"蒙"也。二字之义可互训，故鲍彪注《战国策·秦策》说："蒙，冒同"，《小尔雅·广诂》说："蒙，冒，覆也。"据此，则"奄""蒙""冒"三字之义可通也。然则此文所谓"奄然发狂，濈然汗出而解"者，正犹本书即《伤寒论·辨太阳病脉证并治中第六》所谓"冒家汗出自愈"也。

八、却治其厥

《伤寒论·辨厥阴病脉证并治第十》说："伤寒，厥而心下悸者，宜先治水，当服茯苓甘草汤，却治其厥，不尔，水渍其胃，必作利也。"

按：此文"却治其厥"之"却"，伤寒家有读其为虚辞无义，谓"服茯苓甘草汤"以"治其厥"者，于文未当，则非仲景此文之意也。细究此句"却"字，与上句"宜先治水"之"先"字为对，义当训"后"，不得读之为虚辞。《玉篇·卩部》说："卻，却略切，又居略切，节卻也。俗作却"，《广韵·入声·十八乐》说："卻，退也，去约切。却，俗"。是"却"为"卻"之俗写而义训为"退"，故《战国策·秦策一·张仪说秦王》说："战卻而却"，姚宏注："却，退也"。然则"退"者，《说文》作"復"，其《彳部》说："復，卻也，一曰行迟也，从彳，从日，从夂"。是"却""退"二字可互训。退，古文作"退"，《方言》卷十二，《广雅·释诂》卷二上并说："退，缓也"。缓、迟义相近。《广雅·释诂》卷三上说："迟，后，穉，晚也"，王念孙疏证："穉，亦迟也，《说文》：'穉，幼禾也'，晚种后孰者"。是"迟"有"后"义，而"后"亦训"迟"，《说文·彳部》说："後，迟也，从彳幺，夂者后也"，可证。

"却""退"二字转相为训，而《说文》于"退"字训"一曰行迟"，于"后"字训"迟也"，是"退""后"二字义通，足证"却"字可训为"后"也。《释名·释形体》说："脚，却也，以其坐时却在后也"，亦证"却"字有"后"义也。其实，成无己注此文，正以"后"为释，义甚明晓，且"却"训"后"义，与"先"为对，仲景书中每有之，《伤寒论·辨太阳病脉证并治上第五》载"初服桂枝汤，反烦不解者，先刺风池风府，却与桂枝汤则愈"，《金匮要略·呕吐哕下利病脉证并治第十七》载"先呕却渴者，此为欲解。先渴却呕者，为水停心下，此属饮家"等文即是。再者，彼文"先渴却呕者，为水停心下，此属饮家"等句，在其前《痰饮欬嗽病脉证并治第十二》载之，则作"先渴后呕，为水停心下，此属饮家"，其"却"字正作"后"。益证此文"却治其厥"者，乃谓"后治其厥"也，无庸置疑矣。否则，茯苓甘草汤之方，果能愈其寒甚之手足厥冷乎？

《伤寒论》考义八则

论《金匮要略》一书的形成

张仲景在《伤寒论·伤寒杂病论集》中说:"感往昔之沦丧,伤横夭之莫救,乃勤求古训,博采众方,撰用《素问》《九卷》《八十一难》《阴阳大论》《胎胪》《药录》并平脉辨证,为《伤寒杂病论》合十六卷……"。张仲景在大疫之后,抱着"感往昔之沦丧,伤横夭之莫救"的悲痛心情,奋发钻研古代医学理论知识,广泛采集各家医疗方法和治病经验,在自己医疗实践的基础上,写出了《伤寒杂病论》一书,将古医经、经方两家冶于一炉,创立了中医学理、法、方、药全备的辨证施治体系,其内容达十六卷之多。惜其书早已亡佚,早在北宋时期甚或以前即已亡佚无传了!今所传《伤寒杂病论》一书较晚出,未可遽信为张仲景《伤寒杂病论》之原书也。

现在广泛流传的《伤寒论》和《金匮要略》两书,学术界一般公认为其确系张仲景著作,为《伤寒杂病论》的两个组成部分。然《伤寒杂病论》一书怎样成为现在流传的《伤寒论》和《金匮要略》两书了呢?过去有人认为是晋代王叔和所分,有人认为是宋代林亿等人所分。其实,《伤寒杂病论》分成《伤寒论》和《金匮要略》两书,既不是分自晋代王叔和,也不是分自宋代林亿等人,而是在它长期流传过程中逐渐地自然形成的。

众所周知,张仲景所写的《伤寒杂病论》,经过数十年后,在晋代,王叔和对其"伤寒"部分进行了整理,从而出现了《伤寒论》一书的流传。到唐代,孙思邈《千金翼方》"卷九""卷十"两卷中所论述的"伤寒",以"方证同条,比类相附"的方式,全载今本《伤寒论》中从"痉湿暍病"到"阴阳易差后劳复食复病"的内容,且明谓这是对张仲景《伤寒大论》"鸠集要妙,以为其方"而"用之多验"

的。这里所谓的《伤寒大论》，就是王叔和整理的《伤寒论》之书。然而在王焘所撰的《外台秘要》一书里，所引现在流传的《伤寒论》和《金匮要略》两书的内容，却概称引自《伤寒论》。王焘《外台秘要》所谓的《伤寒论》一书，是既包括有今本《伤寒论》的内容，又包括有今本《金匮要略》的内容。说明了这个所谓《伤寒论》，实是《伤寒杂病论》书名的简称。从而也表明了在唐代时，王叔和整理的《伤寒论》和张仲景原著的《伤寒杂病论》二书在同时流传。

迨至北宋仁宗之朝，林亿、孙奇、高保衡等奉敕校正医书时，王叔和整理的《伤寒论》继续在流传，而张仲景所著《伤寒杂病论》原书则早已亡佚而无传本了，故林亿等谓"张仲景为《伤寒杂病论》合十六卷，今世但传《伤寒论》十卷，杂病未见其书"也。

根据林亿等《金匮要略方论序》载："翰林学士王洙在馆阁日于蠹简中得仲景《金匮玉函要略方》三卷，上则辨伤寒，中则论杂病，下则载其方并疗妇人，乃录而传之士流才数家耳。尝以对方证对者施之于人，其效若神。然而或有证而无方，或有方而无证，救疾治病，其有未备，国家诏儒臣校正医书，臣奇先校定《伤寒论》，次校定《金匮玉函经》，今又校成此书，仍以逐方次于证候之下，使仓卒之际便于检用也；又采散在诸家之方，附于逐篇之末，以广其法。以其'伤寒'文多节略，故所自'杂病'以下终于'饮食禁忌'，凡二十五篇，除重复合二百六十二方，勒成上、中、下三卷，依旧名曰《金匮方论》。"表明了宋翰林学士王洙在蠹简中发现的《金匮玉函要略方》，"上则辨伤寒，中则论杂病，下则载其方并疗妇人"，一共只有三卷，显然不是张仲景所写十六卷本的《伤寒杂病论》原本，而是唐、宋间人对张仲景《伤寒杂病论》的内容进行了不少删削而摘录其自己认为重要的部分编为上、中、下三卷，是《伤寒杂病论》的一个删节本，故将其名更之曰《金匮玉函要略方》。从其书更名曰《金匮玉函要略方》，也可看出是《伤寒杂病论》的删节本，所谓"金匮玉函"者，乃"珍贵""宝贵""贵重""保慎"之意，犹《新书·胎教》所谓"书之玉版，藏之金匮"也。所谓"要略"者，西汉刘安所著《淮南子》书末有"要略"一篇，乃分别概述《淮南子》书中《原道训》《俶真训》《天文训》

《地形训》等二十篇的主旨，故东汉许慎注其篇名《要略》说："略数其要，明其所指，字其微妙，论其大体"也。要，略也；略，要也。"要""略"二字，义可互训也。然此文"要略"者，乃谓其是医学精要中之最精要者。同时，我们也确实发现了一些现在流传的《伤寒论》和《金匮要略》两书所未记载的张仲景著作的遗文，如《备急千金要方》卷二十六第一载："仲景曰：人体平和，惟须好将养，勿妄服药。药势偏有所助，令人藏气不平，易受外患"，《外台秘要·疗疟方》载："张仲景《伤寒论》辨疟病……疟岁岁发，至三岁发，连日发不解者，以胁下有痞也。疗之不得攻其痞，但虚其津液，先其时发汗，其服汤已，先小寒者，渐引衣自覆，汗出小便利则愈。疟者，病人形瘦，皮上必粟起"，《素问·厥论篇第四十五》新校正按："张仲景云：少阴脉不至，肾气微，少精血，奔气促迫，上入胸膈，宗气反聚，血结心下，阳气退下，热归阴股，与阴相动，令身不仁，此为尸厥"，等等均是。这就足证王洙于蠹简中发现的《金匮玉函要略方》一书乃后人对张仲景《伤寒杂病论》的删节本。林亿等在校正此书时，以其书中伤寒之文甚为简略，且另有《伤寒论》一书在行世，故删其上卷，而将其下卷所载之方，又逐方次于证候之下，仍分上、中、下三卷，依旧名曰《金匮方论》。这就是现在流传的所谓《金匮要略方论》《新编金匮要略方论》《金匮玉函要略方》以及简称为《金匮要略》等本的来源。

据上所述，现在流传的《金匮要略》一书，是现在流传的《伤寒论》一书的姐妹篇，是张仲景《伤寒杂病论》中的"杂病部分"，也是中医学的经典著作之一，它汇粹了后汉及其以前的医学知识，整理了后汉及其以前的医疗经验，以阴阳五行、藏府经络、营卫气血以及六淫、七情等学说为基础，以病名为纲，创造性地发展了具有整体观念的辨证施治的中医学理论，而为中医学说明着病因病机、诊断、预防和治疗方法。它是一部理论结合实际的医学专著，第一篇为总则，第二篇至第十七篇为内科病，第十八篇为外科病，第十九篇为琐碎病（暂如此称之），第二十至第二十二篇为妇产科病，第二十三篇为杂疗方，第二十四至第二十五篇为饮食禁忌。其中包括痉病、湿痹、中暍、百合病、狐蜮、阴阳毒、疟疾、中风、历节、血痹、虚劳、肺痿、肺痈、肺胀、胸痹、心痛、短气、奔豚气、腹满、寒疝、宿食、五藏风寒、肝著、肾著、脾约、三焦病、大肠病、小肠病、积聚、癫狂、痰饮、咳嗽、消渴、小便利、淋病、水气病、黄疸病、惊悸、出血、瘀血胸满、呕吐、哕证、下利（泄泻、痢疾）、创伤、痈疡、肠痈、浸淫疮、跌蹶、手指臂肿、转筋、阴狐疝、蚘虫病、尸厥、客忤和妇人胎前诸疾、产后诸疾、妇科杂病等数十种病证及其辨证治疗以及溺死、缢死的解救方法。它在以辨证施治为特点的中医学里，又具有"分类简明、辨证切要、文字质朴、经验可靠"的优点，所以它一千七百年来一直是在指导着中医临床工作的实践，它实为中医治疗内、妇科疾病的一部宝贵典籍，因而它也就是我们每个修习中医和研究中医学的一部必读之书。

《金匮要略》的学习方法

《金匮要略》成书于一千七百年前的后汉时代，文字既古奥，内容又颇多错讹和脱简，如不运用一定的学习方法，是不容易把它学好的。现在将我个人对《金匮要略》一书的读法介绍出来，以供《金匮要略》的读者参考。

（一）学习主要精神，不死抠字眼或死于句下

由于现行《金匮要略》之书，为宋代翰林学士王洙在馆阁日于蠹简中发现，其中错简脱误颇多。例如《五藏风寒积聚病篇》五藏各有中风、中寒，今脾只载中风不载中寒，而肾中风、中寒均不载；又如《痉湿暍病篇》第七、八节错脱等等，再加上汉代的文字古奥，笔法古老，学习时应该掌握其主要的精神实质，不能光钻牛角尖死扣字眼以辞害义。如《藏府经络先后病篇》第十三节说："风中于前，寒中于暮"、《百合狐惑阴阳毒病篇》第十一节说："百合病……每溺时头痛者，六十日乃愈，若溺时头不痛淅然者，四十日愈，若溺快然但头眩者，二十日愈"。前者是说"热邪归阳，寒邪归阴"，邪气总是循着"物从其类"的规律伤人；后者是说百合病证现"溺时头痛的"为病重而愈期较慢，证现"头不痛淅然的"为病较轻而愈期较快，证现"溺快然但头眩的"为病更轻而愈期更快。绝对不能机械地把前者理解为风邪只在上午伤人而下午不伤人，寒邪只在下午伤人而上午不伤人，也不能机械地把后者理解为出现不同证候的百合病，一定是"六十日乃愈""四十日愈""二十日愈"，一天也不能多，一天也不能少。如果这样死死地去理解，就将与临床实际情况不相合。再如《血痹虚劳病脉证并治》第三节说："夫男子平人，脉大为劳，极虚亦为劳。"意思是说人的形体虽无症状

而脉象已出现了"大"或"极虚",这是虚劳之渐,精气内损,已将成为虚劳病证。所谓"男子",是指病由房劳伤肾,并不是本节之病只害男子而女子不害。所谓"平人",是指脉病形不病,并不是真正健康的人,与《素问·平人气象论篇第十八》中所谓"平人者,不病也"的"平人"一词的意义不同。否则,何以解释其"大"或"极虚"的脉象?

(二)参阅汉代及其前后相距不远时代的医学著述

如《黄帝内经》《八十一难经》《神农本草经》《伤寒论》《金匮玉函经》《甲乙经》《脉经》《肘后方》《诸病源候论》《备急千金要方》《千金翼方》以及《外台秘要》等等,来帮助学习。其作用有二:一因其著作年代与《金匮要略》的成书年代相距不远,因而,其语言文字和学术思想都比较相近,可以相互会通,这就大大地便利于学习时能够比较正确地理解《金匮要略》内容的原意;一因其记载有《金匮要略》的某些内容,可以校正《金匮要略》某些文字的谬误,使其出现本来面貌而便于学习。

关于前者,例如《黄疸病脉证并治》第十五节说:"黄疸病,茵陈五苓散主之"。文中只有"黄疸病"三字,而没有具体症状,然茵陈五苓散又不能主治所有的黄疸病,这就需要考究《素问·平人气象论篇第十八》"溺黄赤安卧者,黄疸""目黄者,曰黄疸"之文,才可了解本节黄疸病有"目黄""溺黄赤""安卧"等证在内;再例如《肺痿肺痈咳嗽上气病脉证治》第八、九节说:"咳而脉浮者,厚朴麻黄汤主之""脉沉者,泽漆汤主之"。然仅凭"咳而脉浮"或"脉沉"就无法运用"厚朴麻黄汤"或"泽漆汤",这在《备急千金要方》和《脉经》上记载较详:《备急千金要方》卷十八第五:"咳而大逆上气,胸满,喉中不利,如水鸡声,其脉浮者,厚朴麻黄汤""夫上气,其脉沉者,泽漆汤",《脉经》卷二第三:"寸口脉沉,胸中引胁痛,胸中有水气,宜服泽漆汤"。

关于后者,例如《腹满寒疝宿食病脉证治》第十七节说:"寒疝绕脐痛,若发则白津出,手足厥冷,其脉沉紧者,大乌头煎主之"。何为

"白津"？《外台秘要·寒疝腹痛方门》载："仲景《伤寒论》寒疝绕脐苦痛，若发则白汗出，手足厥寒，若脉沉弦者，二物大乌头煎主之"，表明了所谓"白津"乃"白汗"之误（赵本《金匮要略》亦作"白汗"）。再例如《痉湿喝病脉证》第二十二节说："风湿，脉浮，身重，汗出，恶风者，防己黄芪汤主之。防己黄芪汤方：防己一两，黄芪一两一分，甘草半两炙，白术七钱半，右剉麻豆大，每抄五钱匕，生姜四片，大枣一枚，水盏半，煎八分，去滓温服，良久再服。喘者加麻黄半两，胃中不和者加芍药三分，气上冲者加桂枝三分，下有沉寒者加细辛三分。服后当如虫行皮中，从腰下如冰，后坐被上，又以一被绕腰下，温令微汗，差。"其方的煎法及药物用量何以与《金匮要略》中其它方剂的煎法及药物用量不一样？《备急千金要方》卷八第八载："治风湿脉浮，身重，汗出，恶风，方：汉防己四两，甘草二两，黄芪五两，生姜、白术各三两，大枣十二枚。右六味㕮咀，以水六升，煮取三升，分三服，服了坐被中，欲解如虫行皮中，卧取汗。"表明了其方的煎法和药物用量均为后人所改定，而不是《金匮要略》的原方。

另外，《金匮要略》一书中的少数内容，还要运用"训诂学"知识才能对它得到正确理解。如《五藏风寒积聚病脉证并治》第十二节说："阴气衰者为癫，阳气衰者为狂。"如用现在一般理解的字义，把"衰"字当作"虚少"解释是不能把它读通的，必须根据《说文·衣部》所谓"衰，草雨衣"之义，作"重叠"讲，始与《难经·二十难》"重阳者狂，重阴者癫"之义相符合。

（三）读于无字处

对于《金匮要略》书中的内容，不仅要从其文字的正面、反面、侧面去进行学习，进行理解，而且要从其没有字句的地方找出问题，发现内容。

1. 从下文找出上面内容。在《金匮要略》的文章中，往往有省笔法的出现，这必须从下文中发现上面的内容，如《痰饮咳嗽病脉证并治》第十八节说："病者脉伏，其人欲自利，利反快，虽利，心下续坚满……"从"心下续坚满"之句，就可确定其"病者脉伏"句下，原有"心下坚满"之证存在;再如《黄疸病脉证并治》第十三节说:"谷疸之为病,寒热不食,食即头眩,心胸不安,久久发黄为谷疸,茵陈蒿汤主之。茵陈蒿汤方:茵陈六两,栀子十四枚炒,大黄三两。右三味,煮取三升,去滓,分温三服,小便当利,尿如皂荚汁状,色正赤,一宿腹减,黄从小便去也"。从其文的"小便当利"和"一宿腹减"之句,就可确定其病原有"小便不利"和"腹满"之证存在。

2. 以方测证,即从方药中找出证状。《金匮要略》书中,很多条文叙述的证候不详而包括在所用的方药之中,这叫做"证以方略",或者说"寓证于方"。例如《痉湿暍病脉证》第二十节说:"湿家身烦疼,可与麻黄加术汤,发其汗为宜……"仅只"湿家身烦疼",是无法确定"可与麻黄加术汤"的。既然是可与麻黄加术汤,这就表明其病还有"麻黄汤"的"头痛,身痛,发热,恶寒,无汗而喘,脉浮紧"等证象存在。再例如《痰饮咳嗽病脉证并治》第十七节说:"夫短气,有微饮,当从小便去之,苓桂术甘汤主之,肾气丸亦主之。"同一微饮"短气"(当然还有"小便不利"之证)而方治何以有二?这又必须从方药中找出二方的主治病证:苓桂术甘汤为温化中阳而利小便之剂,其病当有"心下逆满"之证,肾气丸为温化肾气而利小便之剂,其病当有"腰部痠痛"之证。

3. 以证测方,即从病证中找出方药。《金匮要略》书中,也有很多条文叙述病证较详而未出方治,这必须从病证中找出方治来,因为方治是包括在病证之中,这叫做"方以证略",或者说是"寓方于证"。例如《水气病脉证并治》第十一节说:"……病水,腹大,小便不利,其脉沉绝者,有水,可下之"和《惊悸吐衄下血胸满瘀血病脉证治》第十一节说:"病者如热状,烦满,口干燥不(原误为"而"今改)渴,其脉反无热,此为阴状,是瘀血也,当下之"。从其叙述的病证上,前者"有水",知其可用"十枣汤类"下其水,后者"是瘀血也",知其当用"下瘀血汤类"下其瘀血。

(四) 前后条文连贯读

前面说过,《金匮要略》一书的文章中有很多省笔法,除以下文找出上面内容和从方药中找病证、从病证中找方药外，还必须把前后条文连贯起来读，才能对条文内容掌握得更完全，理解得更好。例如《痓湿暍病脉证》第一节说："太阳病，发热无汗，反（衍文，当删）恶寒者，名曰刚痓"，第二节说："太阳病，发热汗出，而不（此"不"字衍，当删）恶寒，名曰柔痓"等等，均须连接该篇第七节上半"病者身热足寒，颈项强急，恶寒，时头热，面赤目赤，独头动摇，卒口噤，背反张者，痓病也"读，否则，前者即为"伤寒"，后者即为"中风"，而无能区别其为"痓病"了；再例如《痰饮咳嗽病脉证并治》第二十一节说："脉沉而弦者，悬饮内痛。病悬饮者，十枣汤主之"，须连接该篇第二节"饮后水流在胁下，咳唾引痛，谓之悬饮"读，才能更好地确定"十枣汤"之治"悬饮"的具体适应证。该篇小青龙汤加减五法的第三十四至第三十九节，共六节更是需要紧密地连贯在一起读。

（五）前后条文、前后疾病比较读

在《金匮要略》一书里，和在中医学的其它书中一样，每个疾病都有着一定的特点，而各个疾病的每一发展过程同样也都有着自己的特点，但是许多疾病和各个疾病的许多发展过程又都有着相互联系和相类似的症状。这必须依据各自的特点，才能区别于其它疾病或疾病的其它过程。因此，学习时必须将前后条文、前后疾病进行比较，才能得出同中之异和异中之同，而达到掌握辨证施治的法则。例如《胸痹心痛短气病脉证治》第三节说："胸痹之病，喘息咳唾，胸背痛，短气，寸口脉沉而迟，关上小紧数，瓜蒌薤白白酒汤主之。瓜蒌薤白白酒汤方：瓜蒌实一枚捣，薤白半斤，白酒七升。右三味，同煮取二升，分温再服"，第四节说："胸痹不得卧，心痛彻背者，瓜蒌薤白半夏汤主之。瓜蒌薤白半夏汤方：瓜蒌实一枚捣，薤白三两，半夏半升，白酒一斗。右四味，同煮取四升，温取一升，日三服"。其第三节为胸痹病的主证主方，而第四节则是在第三节的基础上多"不得卧"一证，为痰气阻塞，故瓜蒌薤白半夏汤为瓜蒌薤白白酒汤加"半夏"以化痰。

（六）和《伤寒论》内容联系读

《金匮要略》和《伤寒论》二书，原是《伤寒杂病论》这一部书的内容，是《伤寒杂病论》在流传过程中逐渐被人分开出来的。它们的内容之间实有许多相联结之处，所以在学习《金匮要略》中的某些内容时，必须和《伤寒论》中的某些内容相联系才能把它读好，如《消渴小便利淋病脉证并治》第四节说："脉浮，小便不利，微热，消渴者，宜利小便发汗，五苓散主之"，第十三节说："脉浮，发热，渴欲饮水，小便不利者，猪苓汤主之"。这两节文字虽有不同，其所述证候则均为"脉浮""发热""口渴""小便不利"等四证。然在治疗上，前者用"五苓散"发汗、利小便，后者用"猪苓汤"育阴、利小便。这就必须根据《伤寒论》中《太阳病篇》的"五苓散证"和《阳明病篇》的"猪苓汤证"加以理解，以区别二者在临床上的证候。

（七）正确理解倒装文法和自注文法条文

在《金匮要略》一书中，有许多倒装文法和自注文法的条文，必须加以认识，才能对其条文内容进行正确理解。所谓"倒装文法"，是文章中某些句子进行倒装的排列，如《疮痈肠痈浸淫病脉证并治》第四节说："肠痈者，少腹肿痞，按之即痛如淋，小便自调，时时发热，自汗出，复恶寒，其脉迟紧者，脓未成也，可下之，当有血；脉洪数者，脓已成，不可下也。大黄牡丹皮汤主之"。这里"大黄牡丹皮汤主之"之句，应当移于"当有血"句下，读为"肠痈者……其脉迟紧者，脓未成，可下之，当有血，大黄牡丹皮汤主之；脉洪数者，脓已成，不可下也"等等。所谓"自注文法"是文章中自行注释，即条文中某些句子又是另一些句子的注释，如《妇人产后病脉证并治》第二节说："产妇郁冒，其脉微弱，呕不能食，大便反坚，但头汗出，所以然者，血虚而厥，厥而必冒，冒家欲解，必大汗出，以血虚下厥，孤阳上出，故头汗出。所以产妇喜汗出者，亡阴血虚，阳气独盛，故当汗出，阴阳乃复。大便坚，呕不能食，小柴胡汤主之。"其中从"所以然者"句起到"阴阳乃复"句止等十三句，就是层层注释本节产后郁冒病证的发病和病愈机制。

（八）从写作文例来确定其内容的是非

《金匮要略》一书年代久远，其纸烂虫蛀，臆添妄改，辗转抄误均在所难免，在学习过程中，除以汉代及其前后相距不远时代的医学著作进行会通和校勘外，还应该从《金匮要略》的写作文例来确定其内容的是非，如《呕吐哕下利病脉证治》第十九节说："吐后渴欲得水而贪饮者，文蛤汤主之。兼主微风脉紧头痛"。这一节若据《金匮要略》文章先叙病证、后列方药的文例，则其"兼主微风脉紧头痛"一句就不是《金匮要略》的原文，而是《金匮要略》的注者不究文蛤汤为文蛤散之误遂妄加注释，又被后人抄写将注语混入正文之中的。另外，有些内容，通过古代书籍的校考和医学理论的会通以及临床实践的体会也无法理解，这就应该阙疑，不要死死地钻牛角尖和强加解释，因为这样做是徒劳无益的。如《奔豚气病脉证并治》第一节说："师曰：病有奔豚，有吐脓，有惊怖，有火邪，此四部病，皆从惊发得之"，这是于理难通的，自应当付之阙如，以待将来。

总之，《金匮要略》是一部理论结合实际的古代医学著作，是中医治疗内、妇科等疾病的重要典籍，在指导中医内、妇科的临床实践上，实有着不可移易的地位，因而，对每一个中医内、妇科学者就具有不容忽视的重要价值。——当然，它的经验还是一千六七百年前的经验，这点我们还是应该看到的。

《金匮要略》考义二十四则

  《金匮要略》一书，是后汉张仲景所著《伤寒杂病论》的杂病部分。它记述了内、妇等科各种疾病的病因、证候、诊断和治疗。它和《伤寒论》一样，理、法、方、药全备，理论结合实际，辨证施治原则贯穿于全书的始终。它在内容的叙述上，对疾病"分类简明，辨证切要"，实为中医治疗内、妇科疾病的宝贵典籍。然它写成于一千七百年以前，文字比较简奥，内容脱误甚多，令人实难卒读，故历代注释《金匮要略》者辈出，而对《金匮要略》之义颇多阐发，但也见到其中注释对《金匮要略》的内容，望文生义者有之，随文敷衍者有之，牵强附会者有之，妄改原文者有之，这就有必要对《金匮要略》中的某些内容从新加以探讨。

一、其脉如蛇

  《金匮要略·痉湿暍病脉证（并治）第二》说："病者身热足寒，颈项强急，恶寒，时头热，面赤目赤，独头动摇，卒口噤，背反张者，痉病也。若发其汗者，寒湿相得，其表益虚，即恶寒甚。发其汗已，其脉如蛇。"原注："一云'其脉浛浛'。"

  又说："暴腹胀大者，为欲解；脉如故，反伏弦者，痉。"

  按：此两条文字，前一条上段即从"病者"句起，至"痉病也"句止，在《伤寒论》《金匮玉函经》和《脉经》中，均为独立一条，乃论述痉病主证，其下段和后一条，文字讹误错乱较甚。故历代注家未能确释甚或遗而未释。其"若发其汗者，寒湿相得，其表益虚，即恶寒甚"等句，《伤寒论》《金匮玉函经》《脉经》等书均未载，故日人丹波元坚《金匮玉函要略述义》引轩邨宁熙"'若发其汗'以下十七字，盖《湿病》中之文，今错在此也"之说似是。"发其汗已，其脉如蛇"两句，《脉经》卷八第二、《金匮玉函经》卷二第一所载，均冒于后一条之首，作"痉病，发其汗已，其脉浛浛如蛇，暴腹胀大者，为欲解；脉如故，反伏弦者，必痉"（伏，《金匮玉函经》误为"复"）。其说"暴腹胀大"为痉病"欲解"之候，有些注家还作了机制解释，但终于临床无征，故吴谦等《订正仲景全书》以"暴腹胀大者"一句为衍文，主张删去。然据《五十二病方·婴儿病间（痫）方》"间（痫）者，身热而数惊，颈项强而复（腹）大"之文，则"腹胀大"乃痉病证候，当居于"为欲解"一句之下，其"暴""者"则属上句读，作"其脉浛浛如蛇暴者，为欲解"。下文"脉如故，反伏弦者"二句，既曰脉象"如故"，又曰脉象"反伏弦"，于文实有未安，故丹波元坚《金匮玉函要略述义》说："按'如故'二字难解。"其实，按文义，"脉"字当移于"反伏弦者"句上，"如故"二字连上"腹胀大"为句，作"腹胀大如故，脉反伏弦者"。这样，此两条文字，除论述痉病主证之文为一条外，其余文字理顺为"痉病发其汗已，其脉浛浛如蛇暴者，为欲解；腹胀大如故，脉反伏弦者，必痉。"

　　本文"其脉如蛇"或"其脉浛浛如蛇暴者"之义，周扬俊《金匮玉函经二注》注："试言其脉，则因误汗逼令真阳脱入湿中，所以形容其'如蛇'也。言脱出之阳，本疾急亲上，轻矫若龙，为湿气所纽，则迟滞如蛇之象，尽力奔进，究竟不能奋飞矣"，尤怡《金匮要略心典》注："其脉如蛇者，脉伏而曲，如蛇行也。脉本直，汗之则风去而湿存，故脉不直而曲也"，陆渊雷《金匮今释》注引沈氏说："其脉坚劲，动犹如蛇，乃譬挣纽奔迫之状"，今人谭日强氏《金匮要略浅述》注："其脉如蛇，即筋脉拘急已极的真藏脉，参见《五藏风寒积聚篇》'肝死藏'条"，杨百茀氏《金匮集释》注："脉如蛇，指脉来坚劲，脉象起伏屈曲如蛇状"，等等。总之皆谓其脉"坚劲拘急，纽结奔进，屈曲而如蛇行"。然细察本文，只言"其脉如蛇"。而无"行"字，试问其"蛇"何来之"行"？其"蛇"既无"行"，其体未必定"屈曲"？且既尚在论其"蛇"之"行"，又何必定有"坚劲"之象？诸家注"蛇"添"行"，实亦"画蛇添足"之比也。注解《金匮要略》之书，见一"蛇"字，即视为《五藏风寒积聚病篇》之"曲如蛇行"，岂不太粗疏乎！

蛇，一作"虵"，《集韵·平声一·五支》说："蛇……或作虵"，可证。其实，古"它""也"作字之偏旁常通用，如"华陀"又作"华佗""呼沱"又作"呼池"是也。蛇、施声转，二字可通，《刘涓子鬼遗方·治痈疽神仙遗论·决生死法》说："发于股阴，曰赤蛇疽"，《灵枢·痈疽》《太素·痈疽》均作"发于股阴，名曰赤施"，明"蛇""施"二字义通无疑。又作"弛"，故《甲乙经》卷十一第九下、《千金翼方》卷二十三第一均作"发于股阴，名曰赤弛"。施，亦与"弛"通，《周礼·地官司徒·小司徒之职》说："凡征役之施舍"，郑玄注：'施，当为弛'；《集韵·上声上·四纸》说："施，舍也，改易也，通作弛"，是"施"通"弛"也；《春秋·左襄十八年传》说："乃弛弓而自后缚之"，陆德明释文："弛，式氏切，本又作施，音同"，《集韵·去声上·五寘》说："弛，改易也，通作施"，是"弛"通"施"也，故郝懿行《尔雅·释诂下》"弛，易也"义疏说："施、弛古通"。又通作"㢮"，《后汉书·光武帝纪》说："遣骠骑大将军杜茂将众郡施刑屯北边"，又说："遣谒者分将施刑补理城郭"，李贤注前者说："施，读曰㢮"，注后者说："施，与'㢮'同"。㢮、弛字又同，《广雅·释诂》卷二上说："㢮，缓也"，王念孙疏证："㢮，本作弛"，《广雅·释诂》卷四下说："㢮，舍也"，王念孙疏证："《周官·大司徒》云：'舍禁弛力'。弛与㢮同。"是"蛇""虵""施""弛""㢮"并字异而义同也。

本文"蛇"字，既与"施""弛""㢮"等字通，然其义果为何哉？《广雅·释诂》卷二上说："㢮，缓也"，《素问·皮部论篇第五十六》说："热多则筋弛骨消"，王冰注："弛，缓也"。又训"纵"，《淮南子·齐俗训》说："纵体施发"，许慎注："施，纵也"，而"纵"亦"缓"也，故《说文·糸部》《群经音辨·糸部》并说："纵，缓也"。纵、缓义同，故古每连用而为"纵缓"之词，《素问·生气通天论篇第三》说："有伤于筋，纵"，王冰注：筋络内伤，机关纵缓"，《素问·

刺要论篇第五十》:"肝病则春病热而筋弛",王冰注:"弛,犹纵缓也"等是其例。字又训"解",《汉书·翟方进传》说:"其后少弛威严",颜师古注:"弛,解也",《文选·潘安仁西征赋》说:"于是弛青鲲于网钜",李善注:"杜预《左氏》注曰:'弛,解也",《文选·曹子建七启》说:"收旌弛旆"李善注:"弛,解也"。解,亦"缓"也,《周易·序卦传》说:"解者,缓也",《周易·杂卦传》说:"解,缓也"。

总之,蛇、虵,字通"施""弛""弛"。其"施"训"纵"、"弛"训"缓"训"解"、"弛"训"解",而"纵""解"又皆训"缓"。是本文"其脉如蛇"者,乃谓"其脉如缓"也。《素问·通评虚实论篇第二十八》说:"乳子中风,热……喘鸣肩息者,脉实大也,缓则生,急则死",王冰注:"缓,谓如纵缓;急,谓如弦张之急,非往来之缓急也"。本文痉病发汗已"其脉如缓"者,亦谓其"脉体纵缓",非谓其脉来迟缓也。

此文原注谓"一云'其脉滃滃'。"或据《脉经》调整后此文作"其脉滃滃如蛇暴者"之"滃滃"二字,《金匮》诸家多未之释,福州市人民医院《脉经校释》谓:"滃,水和泥也。滃滃,形容滑利之象"。训"滃"为"水和泥",盖本《玉篇·水部》。然则"滃滃"为"滑利",不知其何所据。

考:滃,字通"涵",《诗·小雅·巧言》说:"乱之初生,僭始既涵",毛苌传:"涵,容也"。涵,与"涵)"同,《说文·水部》说:"涵,水泽多也,从水,圅声。《诗》曰:'僭始既涵'。"段玉裁注:"《小雅·巧言》文。传曰:'僭,数。涵,容也'。按:'圅'训'容'者,就'受泽多'之义而引申之"。且"滃""㴓"俱谐"含"声,二字可通,《方言》卷六说:"㴓,受也",钱绎笺疏:"㴓之言含也",《广雅·释诂》卷三上说:"㴓,受,盛也",王念孙疏证:"㴓,通作'含'。凡言堪受者,即是容盛之义"。是"含"有"容"义也。钱绎《方言》卷六笺疏:"《释名》:'含,合也,合口亭之也'。通作'函'。《文选·张平子南都赋》说:"巨蟒函珠",李善注:"函,与'含'

同"。《礼记·曲礼上》说:"席间函丈",郑玄注:"函,犹'容'也",《广韵·下平声·二十二覃》《集韵·平声四·二十二覃》亦皆说:"函,容也"。冾、涵、溶、䜭、含、函并字异而义同。"含"训"容","容"亦训"含",《史记·乐书》说:"广则容奸",张守节正义:"容,含也"。含、容互训,二者义通,故可同训,《广雅·释诂》卷三上说:"含,容,宽也"。事既宽容,其情缓矣,故"容"有"缓"意。今人犹谓"宽容"曰"包涵",得到包涵,则情势必缓解矣。容,缓意也,重言之则曰"容容",《汉书·翟方进传》说:"何持容容之计",《后汉书·左雄传》说:"容容多后福",《楚辞·山鬼》说:"云容容兮而在下",马茂元注:"容容,通作'溶溶'……"《汉书·扬雄传》说:"沈沈容容,遥噱虖纮中",《文选·扬子云羽猎赋》则作"沉沉溶溶,遥噱乎紘中",可证。《楚辞·九叹·逢纷》说:"扬流波之潢潢兮,体溶溶而东回",《楚辞·九叹·愍命》说:"心溶溶其不可量兮,情澹澹其若渊",《素问·离合真邪论篇第二十七》说:"此邪新客,溶溶未有定处也"。其"溶溶""容容",犹"冾冾"也。冾,通"溶",训为"水泽多",故"冾冾"则用以形容"广大混同无定"也。然"冾"又训"容",而"容"有"缓"意,则"溶溶"又用以形容"缓懈松弛"之象,《难经·二十九难》说:"带之为病,腹满,腰溶溶若坐水中",吕广注:"带脉者,迥带人之身体,病则其腹缓,故令腰溶溶也",滑寿注:"溶溶,无力貌"。无力,亦即"弛缓"也。

本文"如"字,与下"按之紧如弦"之"如"同,读为"而",《经传释词》卷七说:"如,犹'而'也"。至于本文"暴"字之义,《后汉书·桓谭冯衍列传》说:"远征万里,暴兵累年",李贤注:"暴,露也",《汉书·扬雄传下》说:"今乐远出以露威灵",颜师古注:"露,谓显暴不深固"。是"暴""露"可互训,故每连用而为"暴露",《春秋·左襄三十一年传》说:"亦不敢暴露"、《汉书·田叔传》说:"吾王暴露",是其例。《广雅·释诂》卷四上说:"襮,外,表也",王念孙疏证:"……'暴'与'襮'声近而义同",《尚书·尧典》说:"光被四表",蔡沈注:"表,外(也)"。是"暴"为"显露表见"之义也。

如上所述，则所谓"其脉浍浍如蛇暴"者，乃谓"其脉缓懈无力
而纵弛显见"也。痉脉沉伏而紧急弦直，发汗后变为缓懈无力而纵弛显
见，为邪去而正亦受损之象。痉为邪实之病，正虽有损而邪已消除，无
邪则正将自复，故其病"为欲解"。

下文"腹胀大如故"，为痉病之一证候。故，乃"鼓"字之借。
"故""鼓"声同，例得通假，故《金匮要略·水气病脉证并治第十四》
说："皮水……其腹如鼓"，而《诸病源候论·水肿病诸候·皮水候》
则作"腹如故"。痉邪内盛，气机窒塞，故其病见"腹胀大如鼓"也。

二、一物瓜蒂汤

《金匮要略·痉湿暍病脉证第二》说："太阳中暍，身热疼重，而
脉微弱，此以夏月伤冷水，水行皮中所致也，一物瓜蒂汤主之。一物瓜
蒂汤方：瓜蒂二十个。右剉，以水一升，煮取五合，去滓，顿服。"

按：此条"一物瓜蒂汤"之治"中暍……伤冷水，水行皮中"之
病，诸注均未确。以其皆未究瓜蒂之为药，因给药方式之不同，而在人
体之作用亦异也。其混同瓜蒂散视之，无怪乎其释此条之义为乖误。

瓜蒂，又作"瓜蔕"，一名"瓜丁"，一名"瓜当"。以其为"甜
瓜"之"蒂"，故又名"甜瓜蒂"，以其味"极苦"，故又名"苦瓜蒂"
"苦丁香"也。瓜蒂之药，常因其给药方式之殊，在人体发生之作用有
别，而主治之病证亦不同。瓜蒂为散内服，则涌吐，以治胸膈中痰涎宿
饮或食停上脘，如《伤寒论·辨太阳病脉证并治下第七》所谓"病如
桂枝证，头不痛，项不强，寸脉微浮，胸中痞鞕，气上冲咽喉，不得息
者，此为胸有寒也，当吐之，宜瓜蒂散"和《金匮要略·腹满寒疝宿
食病脉证并治第十》所谓"宿食在上脘，当吐之，宜瓜蒂散"等是其
例；瓜蒂研末外用㗜鼻，则引出鼻流黄水，以治黄疸病，如《千金翼
方》卷十八第三所载"黄疸，目黄不除，瓜丁散方：瓜丁细末，如一
大豆许内鼻中，令病人深吸取入，鼻中黄水出，差"是其例；瓜蒂研末
布包塞鼻，以治鼻中息肉，如《备急千金要方》卷六上第二所载"治

齆鼻有息肉，不闻香臭，方：瓜丁、细辛，右二味各等分，末之，以绵裹如豆大许，塞鼻中，须臾即通"是其例；瓜蒂研末为丸内服，则大便泻下，以治鼓胀病证，如《医方考·鼓胀门》所载"香枣丸：苦丁香一物为末，熟枣肉和丸，梧子大，每三十丸，空心枣汤下。诸鼓胀内热者，此方主之"是其例；瓜蒂全物为汤内服，则利小便，以治夏月伤水，水行皮中而身面四肢浮肿和湿热郁蒸肌肤而面目身体黄疸等病证，如此文所谓"太阳中暍，身热疼重，而脉微弱，此以夏月伤冷水，水行皮中所致也，一物瓜蒂汤主之"和《金匮要略·黄疸病脉证并治第十五》所载附方"瓜蒂汤，治黄疸"等是其例。

《神农本草经》卷一说："瓜蒂，味苦寒，主大水身面四肢浮肿，下水，杀蛊毒，咳逆上气，及食诸果病在胸腹中，皆吐下之。生平泽。"此条瓜蒂一物为汤内服，利其小便，以泄行于皮中之水，使其尽从小便而出，且苦寒以清暍，正与《神农本草经》所述瓜蒂主治之证合，何得谓此"方与证不对"或"药证不相对"？丹波元简、陆渊雷、谭日强等氏，皆谓《伤寒论》《金匮玉函经》《脉经》三书载此条之文并无"一物瓜蒂汤主之"七字，以其七字为衍文，盖亦疏矣！殊不知《伤寒论》载《辨痉湿暍脉证》一篇，止以其三病"与伤寒相似"，列之以为辨，非论其三病之治疗，故通篇无方药，不得独谓"无瓜蒂汤"也，而《金匮玉函经》《脉经》二书于此文下，均载有"瓜蒂汤主之"之字，何得谓之"无"？著述带着随意性，不严肃认真，似不是一种良好之学风，时至今日，可以休矣！

三、身体魁羸

《金匮要略·中风历节病脉证并治第五》所载"桂枝芍药知母汤证"中，其"诸肢节疼痛"文下一句，明代流传下来三个版本记载各异，赵开美本作"身体魁羸"，徐镕本作"身体尪羸"，俞桥本作"身体尫羸"。而三者都是叙述历节病"桂枝芍药知母汤证"的同一证候，但"魁羸""尪羸""尫羸"三者的含义却不相同，其中必有讹误。兹特为之考证如下：

1. 魁羸：赵开美本所作"魁羸"二字，正与元刊本《金匮要略》

之文同，而《脉经》卷八第五作"魁瘰"。魁羸，魁瘰，字异而义同，叠韵字也。又作"陮隗"，《说文·𨸏部》说："陮隗，高也"。段玉裁注："陮隗，犹'崔巍、'嵳峩，叠韵字也"；又作"碨碟"，《文选·江赋》说："玄蛎碨碟而碨硪，"李贤注："碨碟，碨硪，不平之貌"，又作"锒鐺，《骈雅·释诂》说："锒鐺，不平也"；又作"膭脄"，《玉篇·肉部》说："膭脄，肿皃"；又作"胎脄"，《玉篇·肉部》《广韵·上声·十四贿》并说："胎脄，大肿皃"，《骈雅·释训》作"大瘣也"；又作"魁壘"，《楚辞·九思·疾世》说："魁壘挤摧兮常困辱"，洪与祖补注："魁壘，盘结也"；又作"魁瘣"，"碨磊""傀偏"《尔雅·释木》说："枹遒木，魁瘣"，郭璞注："谓树木丛生，根枝节目盘结碨磊"，邢昺疏："木丛攒迫而生者，名枹遒木。魁瘣，读若碨磊，谓根节盘结处也"，郝懿行义疏："……碨磊，本或作'傀偏'。然则'魁瘣'、'碨磊'皆字之叠韵，亦论声不论字也"。其树木根节盘结则自曲屈而不平也。是则"魁羸""魁瘰""魁壘""魁瘣""碨磊""碨碟""锒鐺""膭脄""胎脄""傀偏""陮隗""崔巍""嵳峩"等，皆字之叠韵，以声训而不论字，其义高而肿起不平，正状历节病"桂枝芍药知母汤"的"身体魁羸"也。此所谓"身体"者，乃指上文"诸肢节疼痛"之"诸肢节"也，所谓"身体魁羸"者，是谓历节病发作时的肢体关节疼痛肿大而不与关节上下部位相平也。

2. 𩩲羸：徐镕本作"𩩲羸"之"𩩲"，不成字，字书皆无载，乃"魁"字之坏文无疑。

3. 尩羸：俞桥本作"尩羸"之"尩"字，本作"尫"，作"尩"，亦作"尪"，古文作"尢"。"尩""尫""尩""尪""尢"五者形虽异而字同也。《说文·尢部》说："尢，跛也，曲胫人也，从大，象偏曲之形，凡尢之属皆从尢。尫，篆文从㞷"，段玉裁注：本从'㞷'声，省作'尢'。"大徐本《说文·人部》说："偻，尢也，从人，娄声。周公韡偻，或言背偻"，《礼记·檀弓下》说："天久不雨，吾欲暴尫而奚若"，郑玄注："尫者面向天"，《吕氏春秋·季春纪·尽数》说："苦水所，多尫与伛人"。高诱注："突胸仰向疾也"，《尚书·洪范篇》说：

"六曰弱"，孔安国传："尪劣"，《春秋·左僖二十一年传》说："夏大旱，公欲焚巫尪"，杜预注："巫尪，女巫也"，孔颖达疏："并以巫尪为女巫，则尪是劣弱之称，当以女巫尪弱，故称尪也。或以为尪非巫也，巫是祷神之人，尪是瘠病之人，二者非一物也"，《通俗文》卷上说："短小曰尪"。是"尪"字之义训，为"人之一侧胫曲而见跛"，为"脊骨前曲而偻俯"，为"脊骨后曲而面仰向天"，为"短小"，为"劣弱瘦瘠"也。足证"尪"之一字有多义。此文"尪"字下连"羸"字构成"尪羸"之词，《说文·羊部》说："羸，瘦也"，则此"尪"字之义，惟训之为"劣弱瘦瘠"始较恰当。然训为"劣弱瘦瘠"，其历节病患者有的可能出现劣弱瘦瘠，但劣弱瘦瘠之证不是历节一病所专有，而是许多疾病都有可能出现的证候，因而它不体现出历节病的临床证候特征，它未与历节病的证候特征相符，是此文"尪"字为误也，乃浅人不识"魁"为"魁"字之坏而又见其下有"羸"字，遂妄改之作"尪"也，殊不可从。自当是以赵开美本"身体魁羸"之文为确。历节病每次发作则肢体关节疼痛肿大而不与关节上下部位相平，久久不愈，则肢体关节皮肉虽不肿起，而骨节亦显见其突起不与其上下部位相平，成为《千金要方》卷八第三所论"历节病"之"骨节蹉跌"，今人所谓之"骨节变形"也。

四、酸削不能行

《金匮要略·血痹虚劳病脉证并治第六》说："劳之为病，其脉浮大，手足烦，春夏剧，秋冬瘥，阴寒精自出，酸削不能行。"

按：此文"酸削不能行"句，《金匮衍义》《金匮要略心典》等随文敷衍，顺笔带过，未为之释，而释之者又多有望文生训之嫌，如《金匮要略本义》注说："腿脚酸软，肌肉瘦削，遂不可行立而骨痿不能起于牀矣。"《金匮要略浅述》注说："酸削，指腰膝酸疼瘦削，无力行走。" 1985 年 10 月版高等医药院校教材《金匮要略讲义》注说："酸削，指两腿疫痛消瘦，"又说"故两腿疫痛瘦削，不能行动。"诸注谓"酸"为"酸疼"或"疫痛"则是，谓"削"为"瘦削"或"消瘦"于此文义则似未确。虚劳病人尽管在临床上可有"消瘦"一证出现，但此文"削"字与"酸"字连用而构成古代常用之"酸削"一词,则不当望文生训以分而释之也。朱骏声《说文通训定声·小部第七》谓"酸削双声连语",可证。

在我国古代文献里,"酸削"一词是屡见不鲜的,如《周礼·天官冢宰下·医师职》:"春时有痟首疾",郑玄注:"痟,酸削也";《备急千金要方》卷八第二说:"寸主心风,腹胀满,食不消化,吐血,酸削……";《备急千金要方》卷十二第六说:"吐血,酸削,灸肝输百壮";《备急千金要方》卷十四第五说:"鼍甲汤,治邪气梦寐,寤时涕泣,不欲闻人声,体中酸削……";《千金翼方》卷十五第四说:"建脾汤,治脾气不调,使人身重如石,饮食即呕,四肢酸削不收";《外台秘要·蛊注方三首》说:"范汪疗蛊注百病,癥瘕积聚酸削……"等等。这充分表明"酸削"在我国古代是一个常用之词。

酸削,一作"酸消",《备急千金要方》卷四第二"干姜丸,治妇人寒热羸瘦,酸消……"。《医心方·治虚劳梦泄精方》"僧深方云:禁精汤,主失精,羸瘦,酸消……"。《神农本草经》卷二"慈石,味辛寒,主……洗洗酸消"等文是;又作"酸痟",《说文·疒部》"痟,酸痟"、《列子·黄帝篇》殷敬顺释文"痟瘵,酸痟也"等文是;又作"酸慚",《备急千金要方》卷四第一"紫石英柏子人丸,治女子……酸慚,恍惚,不能起居"、《神农本草经》卷二"木䖝,味苦平,主……寒热,酸慚,无子"等文是;又作"酸嘶",《周礼·天官冢宰下·医师职》贾公彦疏"酸削则酸嘶"文是;又作"瘦痟",《备急千金要方》卷十九第五"……手足瘦痟,耳鸣色黑,是骨极之至也"、《千金翼方》卷十五第一"七伤为病,令人……身寒汗出,肌肉瘦痟"等文是;又作"瘦癓",《玉篇·疒部》"癓,思移、思兮二切,瘦癓也"、《龙龛手镜·疒部·平声》"瘦,苏官反,瘦癓也"、《广韵·上平声·五支》"癓,瘦癓"、《广雅·释诂》卷一上王念孙疏证"酸削犹瘦癓"等文是。酸削,酸消,酸痟,酸慚,酸嘶,酸痟,瘦削,瘦痟,瘦癓,并字异而义同。然则临床上其证为何?《广韵·上平声·五支》及其《十二齐》皆说:"瘦癓,疼痛也",《龙龛手镜·疒部·平声》亦谓:

"疫瘥，疼痛也"。是此文"酸削"之义为"疼痛"无疑也。

至于此文"不能行"之义，必不如诸注所谓"不可行立""不能行动"之说。虚劳失精之证，何必皆有如此之甚！其虽"春夏剧"，然仍能"秋冬瘥"也，何至于"不能起于床"？此文"不能行"之"能"字：当读为"耐"。《汉书·食货志上》说："能风与旱"，颜师古注："能读曰耐也"，《词诠》卷二说："能，外动词，与'耐'同。"《素问·阴阳应象大论篇第五》说："能冬不能夏"，《甲乙经》卷六第七载之则作"耐冬不耐夏"；《荀子·正名篇》说："能有所合谓之能"，杨倞注："能，当为耐，古字通也。耐，谓堪任其事。"是此文"不能行"，当读为"不耐行"，乃谓其"不堪任行走"，即是"难以坚持正常行走"而非"不能行动"也。

五、桂枝加龙骨牡蛎汤

《金匮要略·血痹虚劳病脉证并治第六》说："夫失精家，少腹弦急，阴头寒，目眩，发落，脉极虚芤迟，为清谷、亡血、失精。脉得诸芤动微紧，男子失精，女子梦交，桂枝（加）龙骨牡蛎汤主之。桂枝加龙骨牡蛎汤方：桂枝，芍药，生姜各三两，甘草二两（炙），大枣十二枚（擘），龙骨，牡蛎各三两。右七味，以水七升，煮取三升，分温三服。"

按：此条前段即从"夫失精家"句起，至"为清谷、亡血、失精"句止，和后文"天雄散方"为一条，是论述"滑精"的证治；后段即从"脉得诸芤动微紧"句起，至末尾"分温三服"句止为一条，乃论述"梦遗"的证治，余已在下文"天雄散"中考证而详述，惟对其病机未置一词，这里特将"桂枝加龙骨牡蛎汤证"的病机加以阐述。

关于桂枝加龙骨牡蛎汤证的病机，历代《金匮要略》注家中，有释为"阳虚"者，有释为"阴虚"者，有释为"阴损及阳"者，有释为"阴虚阳强"者，有释为"阴阳两虚"者，有释为"阴阳并乖而伤及其神与精"者，有释为"精虚火浮"者，黄坤载之释虽有"郁而生风"之说，但却以其为"阳虚"所致，总之，均以其证的病机属"虚"也。恐非是。

考此文"桂枝加龙骨牡蛎汤方"所主治之病证。除"芤动微紧"之脉象外，其证在"男子"则为"失精"，在"女子"则为"梦交"。从"女子梦交"句，可知"男子失精"句之"失精"字上有"梦"字，而为"梦失精"，殆即后世之所谓"梦遗"。其无"梦"者，省文耳，以"男子失精""女子梦交"为对句也。《外台秘要》引深师方，称此文曰"桂心汤"，言其主治病证即为"虚喜梦与女邪交接，精为自出"，而《外台秘要》也正载此方证于"虚劳梦泄精"门中。是"桂枝加龙骨牡蛎汤"之主治病证为"梦失精"无疑。

然则此文"梦失精"形成之病机如何？《诸病源候论·虚劳病诸候下·虚劳梦泄精候》说："肾虚为邪所乘，邪客于肾则梦交接。肾藏精，今肾虚不能制精，因梦感动而泄也。"据此，则"梦失精"一证之形成，乃"肾虚"而又"为邪所乘"使然，非独"虚"也。此正是"邪之所凑，其气必虚"之义。所谓"邪"者，本泛词，指一切不正之气，《群经音辨·邑部》说："邪，不正也"，颜师古《汉书·元帝纪》注说："邪者，言非正气也"，《素问·藏气法时论篇第二十二》王冰注说："邪者，不正之目，风寒暑湿饥饱劳逸皆是邪也，非唯鬼毒疫疠也"等等，均说明此点。其例尚多，不胜枚举。但有时却又单指"风"邪，如《灵枢·邪气藏府病形篇第四》说："身半已上者，邪中之也，身半已下者，湿中之也"，而《素问·太阴阳明论篇第二十九》则说"故伤于风者，上先受之，伤于湿者，下先受之"；再如《金匮要略·五藏风寒积聚病篇》说："邪入（原作"哭"，误，今改）使魂魄不安者，血气少也。血气少者属于心，心气虚者其人则畏，合目欲眠，梦远行而精神离散，魂魄妄行。阴气衰者为癫，阳气者为狂"。而《诸病源候论·风病诸候下》中之《风癫候》与《风狂病候》则说："风癫者，由血气虚，邪入于阴经故也。人有血气少则心虚，而精神离散，魂魄妄行，因为风邪所伤，故邪入于阴则为癫疾"，"狂病者，由风邪入并于阳所为也。风邪入血，使人阴阳二气虚实不调，若一实一虚，则令血气相并，气并于阳则为狂"，《诸病源候论·妇人杂病诸候·癫狂候》也说："……皆由血气虚，受风邪所为。人禀阴阳之气而生，风邪入并于阴则为癫，入并于阳则为狂"；又如《灵枢·九针论》说："邪入于阴则为血痹"，而《金匮要略·血痹虚劳病篇》则设为问答说："问曰：血痹病从何得之？师曰：夫尊荣人骨弱肌肤盛，重因疲劳汗出，卧不时动摇，加被微风，遂得之"，《诸病源候论·风病诸候上·血痹候》也说："血痹者，由体虚邪入于阴经故也。血为阴，邪入于血而痹，故为血痹也。其状形体加（原作"如"，误，今改）被微风所吹，此由优乐之人，骨弱肌肤盛，因疲劳汗出，卧不时动摇，肤腠开，为风邪所侵也"等等，皆是其例。然"邪"既可是"风"，则此条"桂枝加龙骨牡蛎汤"所治"梦失精"之证，上引《诸病源候论·虚劳病诸候下·虚劳梦泄精候》所说"肾虚为邪所乘"之"邪"，自可属之"风邪"矣。《素问·阴阳应象大论篇第五》说："风气通于肝"，肝藏魂，风邪乘肝则魂扰而喜梦，肾藏精，为生殖之本，风邪客肾则因梦而交接精失，以致形成"梦失精"之证发生。《伤寒论·辨太阳病脉证并治》中说："欲救邪风者，宜桂枝汤。"此条"梦失精"之证，乃"风邪乘于肝肾"所致，故治用"桂枝加龙骨牡蛎汤"方，以"桂枝汤"治风去邪，加"龙骨、牡蛎"收涩固精，且以安镇神魂。本篇上文所载之"小建中汤证"，亦以"桂枝汤"治风去邪而除其"梦失精"，惟彼之重心在中气虚弱，故特加"膠饴"为君以补虚而建立中气也。有谓"桂枝汤"，外感得之"调营卫"，内伤得之"和阴阳"者，其言是则是矣，然只是言其末耳，未能究其本也。其所以能使"营卫调"或"阴阳和"者，实在于桂枝汤之治风去邪以奏效也。

六、天雄散

《金匮要略·血痹虚劳病脉证并治第六》载："天雄散方：天雄三两炮，白术八两，桂枝六两，龙骨三两。右四味，杵为散，酒服半钱匕，日三服，不知，稍增之。"

按：本方孑然独立于此，未载明其所主病证，与本书他方之例不合。本书原方均为先述病证后列方，附方则均为方名下述其主治病证，而本方"天雄散"之体例独异，故除各注家有"原方""附方"之争外，其《医宗金鉴》竟疑而删之。其实，天雄散一方，实为张仲景之原方，惟文字讹误而致人生疑窦耳。

考本方上文所载："夫失精家，少腹弦急，阴头寒，目眩（原注："一作目眶痛"），发落，脉极虚芤迟，为清谷亡血失精。脉得诸芤动微紧，男子失精，女子梦交，桂枝（加）龙骨牡蛎汤主之。桂枝加龙骨牡蛎汤方：桂枝、芍药、生姜各三两，甘草二两，大枣十二枚，龙骨、牡蛎各三两。右七味，以水七升，煮取三升，分温三服。"这里"男子失精"与"女子梦交"并称，且同治以"桂枝加龙骨牡蛎汤"之方，说明其"失精"为"梦失精"，殆即后世之所谓"梦遗"，与首句"夫失精家"之"失精"指后世之所谓"滑精"者不同。在这一条文字中，前半既曰"失精家"（指滑精），后半又曰"男子失精"（指梦遗）；前半既曰"脉极虚芤迟，后半又曰"脉得诸芤动微紧"（疑此句亦有字误），这样的文章结构，明是两条而被讹误并混在一起的，《脉经》卷八第六载此说："夫失精家，少腹弦急，阴头寒，目眶痛（原注："一作目眩"），发落，脉极虚芤迟，为清谷亡血失精。"又说："脉得诸芤动微紧，男子失精，女子梦交通，桂枝加龙骨牡蛎汤主之。"正作两条，可为明证。如此，则其文通而理亦顺矣。

《外台秘要·虚劳梦泄精方》载："深师……桂心汤，疗虚喜梦与女邪交接，精为自出。方：桂心、牡蛎熬、芍药、龙骨、甘草各二两炙，大枣三七枚（一方十枚），生姜五两。右七味㕮咀，以水八升，煎取三升，去滓，温分三服。忌海藻、菘菜、生葱。"又载："《小品》龙骨汤，疗梦失精，诸脉浮动，心悸，少（腹）急，隐处寒，目眶痛，头发脱者，常七日许一剂，至良。方：龙骨、甘草炙各二分，牡蛎三分熬，桂心、芍药各四分，大枣四枚擘，生姜五分。右七味切，以水四升，煮取一升半，分再服。虚羸浮热汗出者，除桂，加白薇三分、附子三分炮，故曰'二加龙骨汤'。忌海藻、菘菜、生葱、猪肉、冷水。"此"桂心汤""龙骨汤"二方的药用份量，虽与"桂枝加龙骨牡蛎汤"一方有异，但其三方均为"桂枝""芍药""甘草""大枣""生姜""龙骨""牡蛎"等七味药物所组成，观"桂枝加龙骨牡蛎汤方"文下之注，是宋人已认《小品》"龙骨汤"即仲景"桂枝加龙骨牡蛎汤"矣。这就进一步表明"桂枝加龙骨牡蛎汤"所治"男子失精"为后世之所谓"梦遗"更无疑义。

《诸病源候论·虚劳病诸候下·虚劳失精候》说："肾气虚损，不能藏精，故精漏失。其病小腹弦急，阴头寒，目眶寒，发落"。此足证"夫失精家，少腹弦急……"等文乃论述后世之所谓"滑精"者，而非桂枝加龙骨牡蛎汤所主治。《外台秘要·虚劳失精方》中载"范汪疗男子虚失精，三物天雄散方：天雄三两炮，白术八分，桂心六分。上药捣，下筛，服半钱匕，日三，稍稍增之。忌猪肉、冷水、桃、李、雀肉、生葱。"原注："张仲景方有'龙骨'。"这就清楚地告诉人们"夫失精家，少腹弦急……"之证是治以"天雄散"，而"天雄散"一方是用以治疗"夫失精家，少腹弦急……"之滑精证的。从而不难看出：在"夫失精家，少腹弦急……"等文之下脱落了"天雄散主之"一句，而"天雄散"全方之文又被误置于"桂枝加龙骨牡蛎汤"方药之后，且前后两条之文又被并混在一起，遂致"天雄散"之方孑然独立而无所归属矣。

综上所述，本方"天雄散"和上条之文，如改正后则应作：

"夫失精家，少腹弦急，阴头寒，目眩，发落，脉极虚芤迟，为清谷亡血失精，天雄散主之。天雄散方：天雄三两炮，白术八两，桂枝六两，龙骨三两。右四味，杵为散，酒服半钱匕，日三服，不知，稍增之。"

"脉得诸芤动微紧，男子失精，女子梦交，桂枝加龙骨牡蛎汤主之。桂枝加龙骨牡蛎汤方：桂枝、芍药、生姜各三两，甘草二两，大枣十二枚，龙骨、牡蛎各三两。右七味，以水七升，煮取三升，分温三服。"

七、弦则为减，减则为寒

《血痹虚劳病脉证并治第六》说："脉弦而大，弦则为减，大则为芤，减则为寒，芤则为虚，虚寒相搏，此名为革。妇人则半产漏下，男子则亡血失精。"

按：此文亦见于本书《惊悸吐衄下血胸满瘀血病脉证并治第十六》《妇人杂病脉证并治第二十二》和《伤寒论·辨脉法第一》等篇。其中"弦则为减""减则为寒"句之两个"减'字，诸注均释为"减少""减损"之义，如尤怡注说："脉弦者，阳不足，故为减为寒"，陈念祖注说："弦则为阳微而递减……减则阳不自振为诸寒"，吴谦等注说："弦则为劲，减其中取之劲，外急象也"等等。其诸注之文虽各异，而对此文"弦则为减""减则为寒"之"减"字释为"减少"之义则相同，这是与此文原意不相合的。此文原意，是以"弦""大"二脉以形容"革"脉的形状，又以"弦则为减，大则为芤，减则为寒，芤则为虚"等四句阐明"弦""大"之义，并进一步阐明"革"脉形状及其病变机理。然这"弦则为减，大则为芤，减则为寒，芤则为虚"四句，是一种对偶性文句，其"弦则为减""大则为芤"二句相对为文，"减则为寒""芤则为虚'，二句相对为文。这里"芤"字，是一个脉象名词，如把"减"字释为"减少"之"减"，就成了一个量动词而与文理不顺了。

《伤寒论·辨脉法第一》说："脉浮而紧者，名曰弦也。弦者，状如弓弦，按之不移也；脉紧者，如转索无常也。"说明"弦""紧"二脉劲急相类，惟"弦"脉"状如弓弦，按之不移"，而"紧"脉则"按之如转索"左右弹也。据此，本节"减"字，当为"紧"之借字。"紧""减"一声之转，故本节"紧"字借作"减"。所谓"弦则为减"者，即"弦则为紧"也；所谓"减则为寒"者，即"紧则为寒"也。

本书《腹满寒疝宿食病脉证治》说："胁下偏痛（此下原衍"发热"二字，今删），其脉紧弦，此寒也"是"弦""紧"二脉均主寒，且该篇还说："寒疝绕脐痛，若发则白汗（原误为"白津"，今改正）出，手足厥冷，其脉沉紧者，大乌头煎主之"，而《外台秘要·寒疝腹痛方门》引此文"沉紧"作"沉弦"，脉象弦急如转索即为"紧"脉，故本节说："弦则为紧"；寒邪伤人可见紧脉，紧脉每见于寒邪，故《伤寒论·平脉法第二》说："诸紧为寒"，而本节说："紧则为寒"。关于"紧则为寒"之句，在本书和《伤寒论》中是屡见不鲜的，如本书《中风历节病脉证并治第五》说："寸口脉浮而紧，紧则为寒……"本书《黄疸病脉证并治第十五》说："趺阳脉紧而数……紧则为寒"，《伤寒论·辨脉法第一》说："寸口脉浮而紧……紧则为寒"，《伤寒论·平脉法第二》说："趺阳脉微而紧，紧则为寒……"等等均是。

本节"减"字读为"紧"，为一脉象名词，始与"芤"为对文。这样，"弦则为紧"与"大则为芤"为一对偶句，"紧则为寒"与"芤则为虚"为一对偶句，文理始通。如把"减"字读为"减少"之"减"，则于文理为未通而与医理亦牵强矣！正因为本节"减"为"紧"之借字，故《妇人良方·崩中漏血生死脉方论》引此文作"寸口脉弦而大，弦则为紧，大则为芤，紧则为寒，芤则为虚，虚寒相搏，其脉为革"而把"减"字直接写作"紧"字了。

八、肺癰

《肺痿肺癰咳嗽上气病脉证治第七》说："肺癰，胸满胀，一身面目浮肿，鼻塞，清涕出，不闻香臭酸辛，咳逆上气，喘鸣迫塞，葶苈大枣泻肺汤方之。"原注："方见上。三日一剂，可至三四剂，此先服小青龙汤一剂乃进。"

按：本节文后林亿等注谓"方见上"，即指本篇前文"肺癰，喘不得卧，葶苈大枣泻肺汤主之"后所列药方："葶苈大枣泻肺汤：葶苈熬如黄色捣丸如弹丸大，大枣十二枚。右先以水三升，煮枣取二升，去枣，内葶苈煮取一升，顿服。"据《备急千金要方》卷十七第七所载此文，则本节当紧接前文"肺癰，喘不得卧，葶苈大枣泻肺汤主之"一节之次，乃承其文进一步论述肺癰病葶苈大枣泻肺汤的证治。然本节现居于本篇之末者，当为后人编次之误也。《金匮要略》注家有据之以为附方者，盖疏于考核耳。

本节"葶苈大枣泻肺汤"之治的所谓"肺癰"一病，《金匮要略》注家多释为肺部"蓄结痈脓"的"肺痈病"，如赵良、尤怡、吴谦、魏念庭、陈念祖等均是。他们谓"葶苈大枣泻肺汤"是治"肺痈病"始萌之时"血结而脓未成"者，似属望文生训，实有商榷的余地。

考本篇前文说："问曰：病咳逆，脉之何以知此为肺痈，当吐脓血，吐之则死？其脉何类？师曰：寸口脉微而数，微则为风，数则为热，微则汗出，数则恶寒。风中于卫，呼气不入；热过于荣，吸而不出。风伤皮毛，热伤血脉。风舍于肺，其人则咳，口干，喘满，咽燥不渴，时唾浊沫，时时振寒；热之所过，血为之凝滞，蓄结痈脓，吐如米粥……"这表明"蓄结痈脓"的"肺痈病"，其病因病机，是风热之邪始伤皮毛而后入于肺之血脉，遂壅塞于血脉之中蓄结不解，腐败气血而化为痈脓的。如果本节所述确为这个"肺痈病"的"血结而脓未成"，治疗上为何不"活血以散结"，而用葶苈大枣泻肺汤"以泻肺之气闭"？如果本节所述确为"蓄结痈脓"的"肺痈病"，其风热未全入里而表证尚在时，自当先服以辛凉解表药，而《备急千金要方》卷十七第七于此文后何谓"先服小青龙汤一剂"以辛温发表？林亿等此文后何以偏据《备急千金要方》卷十七第七注谓"此先服小青龙汤一剂"以辛温发表？说实在话，亦未见有用"葶苈大枣泻肺汤"治愈"蓄结痈脓"的"肺痈病"者。

本篇两节"葶苈大枣泻肺汤"之治的所谓"肺癕"，实在都不是指的"风热壅遏，蓄结痈脓"的"肺痈"一病，而是指"水饮之邪逆于肺中"所导致的"肺气壅塞"。是"肺癕"者，言"肺壅"也。特此文之"肺壅"兼有寒邪束表之证也。

癕，壅也。在古代医学文献里，"壅塞"之"壅"，每有写作"癕"字者，如：

《素问·大奇论》说："肺之雍，喘而两胠满"。雍，古与"壅"通，《汉书·元帝纪》说："是故壬人在位而吉士雍蔽"，颜师古注："雍读曰壅"；《骈字分笺》说："辟雍；……雍之为言壅也"，可证。是"肺之雍"，即"肺之壅"也，然《甲乙经》卷十一第八载此文，即作"肺之癕"。

《难经·五十六难》说："令人洒淅寒热，喘咳，发肺壅"，而《脉经》卷六第七引此文，即作"令人洒淅寒热，喘咳，发肺癕"。

还有《灵枢·论疾诊尺第七十四》说"视人之目窠上微癕，如新卧起状"，即"视人之目窠上微壅，如新卧起状"也；《素问·病能论篇第四十六》说"夫癕气之息者，宜以针开除去之"，即"夫壅气之瘜者，宜以针开除去之"也。

从上所述，是"癕"字在古代可作为"壅"用，则此文之所谓"肺癕"，据其"先服小青龙汤一剂"又治以"葶苈大枣泻肺汤"方，自当是"肺气壅闭"之"肺壅"，而不是"蓄结痈脓"的"肺癕"。现在再来考察一下本节的葶苈大枣泻肺汤。其方在张仲景的《伤寒论》

和《金匮要略》里，除见于本篇两节治疗所谓"肺痈"外，还见于本书《痰饮咳嗽病脉证并治第十二》"支饮不得息，葶苈大枣泻肺汤主之"一节。葶苈大枣泻肺汤方中主药为"葶苈"，《神农本草经》谓其"主癥瘕积聚结气，饮食寒热，破坚逐邪，通利水道"（见顾观光辑本卷四），陶弘景谓其"下膀胱水，伏留热气，皮间邪水上出，面目浮肿，身暴中风热痱痒，利小腹，久服令人虚"，甄权谓其"疗肺壅上气咳嗽，止喘促，除胸中痰饮"（均见《本草纲目》卷十六引）。汉唐时期这三家"本草"，只谓"葶苈"能除"饮食寒热""面目浮肿""风热痱痒""上气咳嗽"等证，均未述其有主治痈脓之效，而张仲景之用"葶苈"，除"葶苈大枣泻肺汤"一方之外，尚用于"鳖甲煎丸"方中，以治疗"疟母"的"外有寒热，内有癥瘕"（见本书《疟病脉证并治第四》）；用于"己椒苈黄丸"方中，以治疗"痰饮"的"水流肠间，腹满口干"（见本书《痰饮咳嗽病脉证并治第十二》）；用于"大陷胸丸"方中，以治疗"水结胸胁"的"结胸项强"（见《伤寒论·辨太阳病脉证并治下第七》）；用于"牡蛎泽泻散"方中，以治疗"大病差后，水溢下焦"的"腰以下肿"等，全与上述三家"本草"之论合，且甄权明谓葶苈"疗肺壅"，更足以证明本节所谓的"肺癥"，不是"蓄结痈脓"的"肺痈"，而是指的"肺气壅闭"。本节肺气壅闭，乃饮邪逆于肺部，息道闭塞难通，肺气失调，故证见"胸胀满……不闻香臭酸辛（"酸辛"二字乃衍文，当删，《备急千金要方》卷十七第七载此无"酸辛"二字），咳逆上气，喘鸣迫塞"，饮邪从肺之合而浸渍于皮肤，故证又见"一身面目浮肿"。葶苈大枣泻肺汤逐饮泄闭，正为的对之方，因本节之证兼有"鼻塞，清涕出"的"风寒表证"；故林亿等据《备急千金要方》卷十七第七之文于本节后注曰："此先服小青龙汤一剂乃进"。这既符合于中医学的基本理论和治疗原则，又符合于临床实际，如某女，17岁，住湖北省黄陂县。1963年秋，因突然发生全身浮肿而来汉就治于中医，证见恶寒，发热，咳嗽，气粗，小便短少色黄，全身洪肿，苔白，脉浮，面呈急性病容，西医检查血压增高，诊断为"急性肾炎"而收留住院治疗，一医投以小青龙汤一剂，寒热已而余证不减，另一医改为利水药加降压药服至数十剂而不效，后更一医本"葶苈大枣泻肺汤"之法，于前方利水药中加入"葶苈三钱"，服后即小便如涌，旋而诸证悉退而血压亦降至正常，病愈出院。这表明本节是张仲景给我们留下的宝贵遗产，惜历代《金匮要略》注家不识其义，有的曲为之释，有的删而不论，都给本节医学内容在指导临床医疗工作方面带来了不利作用，故这里特撰此文以析其疑。

九、胸痹缓急

《胸痹心痛短气病脉证治第九》说："胸痹缓急者，薏苡附子散主之。意苡附子散方：薏苡仁十五两，大附子十枚炮。右二味，杵为散，服方寸匕，日三服。"

按：本节"薏苡附子散"之治"胸痹缓急"，其所谓"胸痹"者，根据本节的读法，当然是指本篇前文所述的胸痹主证："喘息咳唾，胸背痛，短气"等，这是毫无疑义的，已为前代《金匮要略》注家所公认，然其"缓急"之义，则前代《金匮要略》注家的见解却颇有一些分歧：有谓是胸痹病的痛势时而急剧时而缓解，如李彣、吴谦、程云来等；有谓是"缓"字义从"急"，乃胸痹病的痛势危急已甚，如周扬俊、丹波元坚等；有谓是胸痹病兼有筋脉或缓或急，如尤怡、陈念祖等。前两种见解虽有不同，但对本节"缓急"之义，则均是作为形容词，形容胸痹病证痛势的，而第三种见解则把本节"缓急"释为"筋失养而或缓或急"，是作为一个临床证候。我是同意这第三种见解的，本节"缓急"之词，是疾病的临床证候。但"筋脉"的"或缓或急"，如不充分阐明，则仍易于被误为"痛势"的"或缓或急"。这里我对本节"缓急"证候补充一些古代文献根据。

本节的"缓急"，是胸痹病的临床证候。所谓"缓"，就是"筋脉缓纵不收"，所谓"急"，就是"筋脉拘急不伸"。这种"筋脉或缓或急"之证，亦见于其它疾病。一些疾病的这两种相反表现，一方面，可以各自出现，如《外台秘要·风湿方》中所载"七物独活汤"之治"中风湿缓纵不随"、《伤寒论·太阳病》中所载"桂枝加附子汤"之治"四肢微急，难以屈伸"说明了这一点；另一方面，也可以交互存在，《素问·生气通天论篇第三》所谓"大筋緛短，小筋弛长，緛短为拘，弛长为痿"者是也。在临床上，一般情况下，常是"筋脉'急'已即'缓'、'缓'过又'急'。"所以在医学文献上"缓""急"二字每连用而为"缓急"，如《神农本草经》卷一载"芎䓖"治"寒痹筋挛缓急"，载"狗脊"治"腰背强机关缓急"，《神农本草经》卷三载"天雄"治"历节痛拘挛缓急"，《千金翼方·本草上·草部上品之下》载"续断"治"腰痛关节缓急"，《千金翼方·草部上·草部中品之上》载"麻黄"治"五藏邪气，缓急"，《外台秘要·风半身不随方》中载《古今录验》"小续命汤"治"中风入藏，身缓急不随"，《本事方》卷三载"续断丸"治"筋脉缓急"等等，还有《神农本草经》卷一载"干漆"治"五缓六急，风寒湿痹"，载"黑雌鸡"治"风寒湿痹，五缓六急"等，这些"缓急"或"五缓六急"均为疾病的临床证候，从而也就证明本节的"缓急"是胸痹病伴有的一个临床证候了。

再说，本节"胸痹缓急"，是治以"薏苡附子散"方，而其方为"薏苡仁""附子"二药所组成，《神农本草经》明谓薏苡仁主"筋急拘挛，不可屈伸"（见卷一），附子主"寒湿，踒躄拘挛，膝痛，不能行步"（见卷三），二者合方，正是用以治疗"胸痹病"伴以"筋脉缓急"之证的。

十、两胠疼痛

《腹满寒疝宿食病脉证治第十》说："趺阳脉微弦，法当腹满。不满者，必便难，两胠疼痛，此虚寒从下上也。当以温药服之。"

按：此文"两胠疼痛"之义，诸注均理解为"两胁疼痛"，将"胠"字释为"侧胸部"的所谓"胠胁"，如吴谦等注说："趺阳，胃脉也，当缓而和，今见弦脉，是肝脉也，肝脉见于脾部，是木盛土虚也，法当腹满。今不腹满者，肝脉微弦不盛而脾不虚，故脾未受病也。肝自郁则失其条达之性，必本经自病，故便难、两胠痛也。然非肝火实病，此乃虚寒从下上也，当以温药服之"；尤怡注说："趺阳，胃脉也。微弦，阴象也。以阴加阳，脾胃受之，则为腹满。设不满，则阴邪必旁攻胠胁而下闭谷道，为便难，为两胠疼痛。然其寒不从外入而从下上，则病自生，所谓'肾虚则寒动于中'也，故不当散而当温"；徐彬注说："趺阳脉微弦,微者阳虚,弦者客寒,虚而受寒,腹者脾主之,焉得不满?《内经》曰:'藏寒生满病'。设不满,是脾胃素有热,邪即避实而袭虚,故寒束其热,而便反难;邪袭两胁而结于其下,乃两胁胅痛。微弦见于下之趺阳而痛发于胁胅,自比风从上受者异,故曰此虚寒从下上也";《金匮要略学习参考资料》引沈明宗注说:"脾与胃为表里,诊趺阳脉,则能定其虚实寒热。但脉微者,是脾胃之阳微,弦乃肝邪乘于脾胃,肾寒相随肝气上逆,即'藏寒生满病'之义,故当温药服之。或不满者,脉必弦数,乃挟心相来乘脾胃,与肾寒上逆不同,本经气滞,故作便难,两胁疼痛,又当凉剂之治矣"等等。诸注既误把"胅"释为"胁胅",又不知"此虚寒从下上也"之句乃是"此虚寒从上向下也"之误,故诸注或曰"肝郁失其条达之性",或曰"阴邪旁攻胅胁",或曰"肝邪乘于脾胃",或曰"肾虚则寒动于中",或曰"挟心相来乘脾胃",或曰"脾胃素有热"等等,不一而足,真是节外生枝,画蛇添足!

考《诸病源候论·大便病诸候·大便难候》说:"趺阳脉微弦,法当腹满。不满者,必大便难而脚痛,此虚寒从上向下也。"《外台秘要·淋并大小便难病门·大便难方》说:"趺阳脉微弦,法当腹满。不满者,必大便难而脚痛,此虚寒从下而上也。"说明本节的"胅"字,不应当读为"胅胁"之"胅",而应当读为"脚"字。"胅"乃"脚"之省文。马王堆汉墓出土帛书载"却谷食气"的"却"字省"卩"作"去"(见《文物》1975年第6期),则"脚"字自然也可以省"卩"作"胅",故《灵枢·经脉第十》载足太阳经脉所生病的"脚痛",马王堆汉墓出土医书则作"胅痛"(见《文物》1975年第6期);《素问·大奇论篇第四十八》载"肾雍脚下至少腹满",其"脚下"二字,《甲乙经》卷十一第八、《太素·五藏脉诊》则均作"胅下"。正因为"胅"字是"脚"字的省文,故本节"必便难,而两胅疼痛"之句,在《诸病源候论》和《外台秘要》中均作"必大便难而脚痛"。本节"微弦"之脉加于"趺阳",说明"虚寒"之邪病于"脾",脾居中焦而主腹,故"法当腹满"。如腹不满者,乃虚寒不留于腹而下趋,其邪结于下焦,阳气不通,故为"便难",为"脚痛",是即所谓"此虚寒从上向下也"。在中医学里，"脾病"而有"脚痛"之证，已早见于《黄帝内经》，如《素问·藏气法时论篇第二十二》所载"脾病者……脚下痛"之文，就是一例。

这里"脚"字，不只是指"足部"，而是指的"整个下肢"，殆即所谓"腿"也。脚，又作"脚"。《汉书·高五王传》说："股战而栗"，颜师古注说："股，脚也"；《韩非子·难言》说："孙子膑脚于魏"，所谓"膑脚"者，谓摘除其"膝盖骨"也；《玉篇·肉部》说："腘，曲脚也"；《广雅·释亲》说："脚，胫也"，王念孙疏证说："凡对文则膝以上为股，膝以下为胫"；《急就篇》说："股脚膝膑胫为柱"，颜师古注说："脚，足也"。"股"训"脚"，"膝"训"脚"，"腘胻"训"曲脚"，而"脚"又训"胫"，训"足"，是"脚"指"整个下肢"无疑。本书《趺蹶手指臂肿转筋狐疝蚘虫病脉证治第十九》说："转筋之为病，其人臂脚直"，这里把"脚"与"臂"对举，亦可证"脚"为"整个下肢"。

十一、若发则白汗出

《金匮要略·腹满寒疝宿食病脉证并治第十》说："腹痛，脉弦而紧，弦则卫气不行即恶寒，紧则不欲食，邪正相搏，即为寒疝绕脐痛，若发则白汗出，手足厥冷，其脉沈紧者，大乌头煎主之。"

按：《湖北中医杂志》1981年第三期所载"《金匮要略》断句一则"之文，指出了《金匮要略·腹满寒疝宿食病脉证治第十》中第十七条"寒疝绕脐痛，若发则白汗出"的"白汗"如释之为"冷汗"则欠妥，这是有一定道理的。因为此条所述寒疝痛甚而致"汗出"的"汗"虽然可能是"冷汗"，但"白汗"一词的本身意义并不是冷汗。然而，该文作者说"……再看其它中医典籍，亦只有'汗出''绝汗''劳汗''自汗'或单写'汗'字者，未曾出现'白汗'一词"，主张将"若发则白汗出"一句的读法改为"若发则白，汗出"，这却是值得商榷的。

首先其文如改作"若发则白"，则其义是未足的，必须于"白"字上，或加一"面"字，或加一"色"字，或加上"面色"二字，始能使其文句之义足，《金匮要略》一书正是这样用文的。如其《藏府经络先后病脉证第一》所载"色白者，亡血也"和"肝色青而反色白"，其《百合狐惑阴阳毒病证治第三》所载："其面目乍赤乍黑乍白"，其《血痹虚劳病脉证并治第六》所载"面色白，时目瞑兼衄"等等，均是如此。即如该文作者所引《灵枢·决气第三十》和《素问·诊要经终论篇第十六》之文，亦均于"白"上有一"色"字。可见，如其句只作"若发则白"，则于文即欠周而于义即嫌未足矣。然该文作者对其句作了"若发则白，汗出"这样的断句之后又接着解释说："……'白'者系指面色苍白；'汗出'则指冷汗出"。这是在"加字"以"足义"，似不是妥善的解经之法，我故未敢苟同！

至于说"再看其它中医典籍……未曾出现'白汗'一词"，这实在不合实际。"白汗"一词，在中医典籍里是有记载的，如《素问·经脉别论篇第二十一》所载："厥气留薄，发为白汗"，《备急千金要方》卷七第二所载"风湿相薄……白汗出而短气"等是其例。白汗，在《内经》一书里，又常写作"魄汗"，如《素问·生气通天论篇第七》说："魄汗未尽，形弱而气烁"，《素问·阴阳别论篇第七》说"魄汗未藏，四逆而起"，《素问·通评虚实论篇第二十八》说："魄气不尽，胞气不足，治在经俞"，《素问·至真要大论篇第七十四》说："魄汗不藏，四逆而起"，等等。这些所谓"魄汗"者，均是说的"白汗"，盖古时"魄""白"二字可通也。

考"白汗"一词，不仅每见于我国古代医学典籍里，而且在我国其他古代典籍中也是常被使用的。《淮南子·修务训》说："挈一石之尊，则白汗交流"，《论衡·主毒篇》说："孔子见阳虎，却行，白汗交流"，《战国策·楚策》说："蹄申膝折，尾湛胕溃，漉汁洒地，白汗交流"。鲍彪注："白汗，不缘暑而汗也。"根据中医学的观点，"暑则皮肤缓而腠理开"（见《灵枢·岁露论》），人身当出汗。其不缘暑而汗出，必因他故相迫使然，所以称其"汗"为"白汗"。是所谓"白汗"者，犹言其为"迫汗"也，他故迫然而致其汗出也。本条所述寒疝之"大乌头煎证"，乃寒实内盛而非暑热，其"汗出"乃痛甚所致，宜其称之谓"白汗出"也。

《淮南子·精神训》说："盐汗交流，喘息薄喉"，许慎注："白汗咸如盐，故称盐汗"。是"白汗"古时又称为"盐汗"也。

据上所述，"白汗"乃我国古代典籍里的一个常用之词，而《金匮要略·腹满寒疝宿食病脉证治第十》中第十七条之文，如读为"若发则白，汗出"，其"汗出"之义固可通，但"若发则白"之文实未足义，所以我的意见，还是按照历代注家的读法，读作"若发则白汗出"为句，似更恰当些，不知吴、陈二同志以为然否？

十二、邪哭阴气衰者为癫，阳气衰者为狂

《五藏风寒积聚病脉证并治第十一》说："邪哭使魂魄不安者，血气少也；血气少者，属于心，心气虚者，其人则畏，合目欲眠，梦远行，而精神离散，魂魄妄行，阴气衰者为癫，阳气衰者为狂。"

按：1. 邪哭，诸注归纳起来约有两种解释：一谓病人无故哭泣，如邪所凭，如尤怡、吴谦、陈念祖等；一谓"哭"字乃"入"字之误，"邪哭"当作"邪入"，如徐彬、沈明宗、黄坤载等。然病人妄言妄哭，仲景于"热入血室"而证见"昼日明了，暮则谵语"者，则曰"如见鬼状"；于"藏躁"而证见"喜悲伤欲哭"者，则曰"象如神灵所作"，均不以"邪哭"之文为用，盖因"邪哭"之字为义则于文理不通也。是此文之所谓"邪哭"者，当如徐彬等人所说，乃"邪入"之讹，以"入""哭"二字声近易于致误也。《素问·宣明五气篇第二十三》所载"邪入于阳则狂"、《灵枢·九针论第七十八》所载"邪入于阳则为狂"之文，正作"邪入"，可证。

王冰注《素问·藏气法时论篇第二十二》说："邪者，不正之目，风寒暑湿饥饱劳逸皆是邪也，非唯鬼毒疫疠也。"是"邪"的概念较广泛，凡不正之气皆为"邪"。然此文之"邪"，乃具体疾病的致病因素，实是指"风"。病因之"风"字，在古文献中，时有写作"邪"字者，如《素问·太阴阳明论篇第二十九》说："故伤于风者，上先受之；伤于湿者，下先受之"，而《灵枢·邪气藏府病形第四》则说："身半以上者，邪中之也；身半以下者，湿中之也"。此《素问》之文"风"与"湿"对，《灵枢》之文"邪"与"湿"对，是"邪"为"风"无疑。

《金匮要略》此文"邪入"者，言"风入"也。"风入"者，言"风邪侵入人体之中"也。风邪侵入人体，致令阴阳气相并，或并于阴或并于阳以致人体或阴盛或阳盛，从而发生或癫或狂的病证。《诸病源候论·妇人杂病诸候·癫狂候》说："癫者，卒发仆地，吐涎沫，口喎目急，手足缭戾，无所觉知，良久乃苏；狂者，或言语倒错，或自高贤，或骂詈不避亲疏，亦有自定之时。皆由血气衰，受风邪所为。人禀阴阳之气以生，风邪入并于阴则为癫，入并于阳则为狂。"正与《金匮要略》此文互发其义。根据其所述"癫""狂"临床证候看，《金匮要略》此文的"血气少"，与《素问·评热病论篇第三十三》中"邪之所凑，其气必虚"之义相类，所谓血气的"虚""衰""少"，只是相对的，是"邪实"而"正虚"，是所谓"邪去而正自复"的"正虚"，不是"虚则补之"而需要补益气血药物治疗的虚证。在张仲景的著作里，论邪实的病证而述病机为"虚"是不乏其例的，如《金匮要略·惊悸吐衄下血胸满瘀血病脉证治第十六》说："心气不足，吐血衄血，泻心汤主之。"张仲景用"大黄""黄连""黄芩"三药组成的"泻火清热"的"泻心汤"方，治疗"吐血衄血"，其病机明是邪热实盛，而说的却是"心气不足"；又如《金匮要略·血痹虚劳病脉证并治第六》说："五劳虚极羸瘦，腹满不欲饮食……内有干血，肌肤甲错，两目黯黑，缓中补虚，大黄䗪虫丸主之。"张仲景用"大黄""䗪虫""水蛭""虻虫""干漆""桃仁"等药物组成的"破血攻瘀"的"大黄䗪虫丸"方，治疗"腹满不欲饮食……肌肤甲错，两目黯黑"，其病机明是"内有干血"，而说的却是"五劳虚极"，且把治法叫做"缓中补虚"。这就足证此文"癫""狂"之病，乃风邪入侵，阴阳气相并的实证。有人丢掉此文"邪哭"二字，只据"血气少""心气虚"读两"衰"字为"衰弱"之"衰"而谓此文所述"癫""狂"为虚证，其乃望文生训，不识文字古义，特于仲景之学未通耳！

2. 此文"阴气衰者为癫，阳气衰者为狂"二句，诸注均误释其"衰"字，故于其二句之义亦多曲解，如吴谦等注说："'阴气衰者为癫'之'癫'字，当是'狂'字；'阳气衰者为狂'之'狂'字，当是'癫'字……心之血，阴也，阴过衰则阳盛，阳盛则为病狂也；心之气，阳也，阳过衰则阴盛，阴盛则为癫也"；唐宗海注说："夫魂附于阴血之中，阴气衰者，则阳魂浮而为癫；魄寓于阳气之内，阳气衰者，则阴魄扰而为狂"；魏荔彤注说："阴气衰者，正阴衰而邪阴盛也，癫乃不识不知之状，阴邪凝闭，而灵明之窍塞矣，故为癫；阳气衰者，亦正阳衰而邪阳亢也，狂乃如鬼如神之状，阳邪暴发，而礼让之意绝矣，故为狂"。是诸注均把"阴气衰者为癫，阳气衰者为狂"二句之"衰"字误释为"衰弱"之义，且吴谦等还以"癫""狂"二字为互错。如依吴谦之说，治狂则当补阴血，而治癫则当补阳气；如依唐宗海之说，则治癫当补阴血，而治狂又当补阳气；如依魏荔彤之说，则治癫当补正阴、泻邪阴，而治狂则当补正阳、泻邪阳。然在临床上，治疗"癫""狂"之病，多有用催吐、通下、化痰、泻火、开郁、通窍、重镇、安神等法者，用补法治"癫""狂"之病固不乏其例，但它毕竟不是治疗"癫""狂"的一般规律；尤其所谓"正阴衰而邪阴盛""正阳衰而邪阳亢"之说，治疗要用"补正阴而泻邪阴"或"补正阳而泻邪阳"之法，实属荒唐！黄树曾《金匮要略释义》一书，把《难经·二十难》所谓"重阴者癫"，指为"阴盛之癫"，所谓"重阳者狂"，指为"阳盛之狂"，而把本节所谓"阴气衰者为癫"，指为"心阴气衰之癫"，所谓"阳气衰者为狂"，指为"阳气衰之狂"，从而把本节"癫""狂"之义，同《难经·二十二难》中的"癫""狂"之义对立起来，这是不对的。考《伤寒论·伤寒杂病论集》中张仲景自己说过，他写《伤寒杂病论》是"撰用《素问》《九卷》《八十一难》……"的。本书是《伤寒杂病论》的杂病部分，在撰写过程中，自然是参考过《难经》一书的。《难经》所述如不误，张仲景在利用时就只会把它加以发展，而不会同它对立。在所论'癫''狂'这一点上正是如此。本节"阴气衰者为癫，阳气衰者为狂"，正与《难经·二十难》"重阳者狂，重阴者癫"完全同义。因这里两个"衰"字，不应作"衰弱"讲，而当是"重叠"之义。《说文·草部》说："蓑，雨衣，一曰'衰衣'，从衣，象形"；《说文·衣部》说："衰，草雨衣，秦谓之'蓑'，从衣，象形"；《群经音辨》卷三说："衰，雨衣"；《广雅·释器》说："蓑谓之衰"，王念孙疏证："《越语》曰：'譬如衰笠，时雨既至必求之'。《经》《传》或从草作'蓑'……"是"衰"即"蓑"字，《管子·禁藏》说："被蓑以当铠𦈌"，房玄龄注："蓑，雨衣，被著之，所惧雨露"；《山海经·西山经》说："其毫如被蓑"，郭璞注："蓑，辟（避）雨之衣也，音梭"。是"衰"乃以"草"编织而成的"避雨之衣"，今谓之"蓑衣"。衰，古作"𧝑"，像草织雨衣重叠襞复，故"衰"字有"重叠"之义。本节"衰"字读"蓑"而作"重叠"讲，则本节"阴气衰者为癫，阳气衰者为狂"，亦即《难经·二十难》所谓"重阳者狂，重阴者癫"之义也。

十三、三焦竭部　上焦竭　下焦竭

《金匮要略·五藏风寒积聚病脉证并治第十一》说："问曰：三焦竭部，上焦竭善噫，何谓也？师曰：上焦受中焦气未和，不能消谷，故能噫耳；下焦竭即遗溺失便，其气不和，不能自禁止，不须治，久则愈。"

按：本文三"竭"字，诸家均误释其义，如赵良仁《金匮方论衍义》注："竭者，涸也"，程林《金匮直解》注："竭，虚也"，而吴谦《医宗金鉴·订正仲景全书》训其为"虚竭"，尤怡《金匮要略心典》训其为"乏竭"，上海科学技术出版社 1985 年 10 版高等医药院校教材《金匮要略讲义》则亦训之为"机能衰退"。这些注释，总起来说均认为本文三"竭"字之义，为"正气衰乏"。果如此，则此证已见"遗溺失便"，何仲景告之为"不须治"而其病会"久则愈"？吴谦不是说下焦虚竭而"遗溺失便，未有不治能愈者"吗？

考：《说文·立部》说："竭，负举也，从立，曷声"，又《辵部》说："遏，微止也，从辵，曷声"。从而表明了"竭""遏"二字俱谐"曷声"也。《尔雅·释言》"遏，遾，逮也"条下郝懿行义疏说："凡借声之字，不论其义，但取其声"。是"竭""遏"二字可声借而为用矣。《墨子·脩身篇》说："藏于心者无以竭爱"，于鬯《香草续校书》注彼文说："竭当读为遏。《诗·文王篇》：'无遏尔躬'，注释云：'遏或作竭'。明'遏''竭'二字通用。《书·汤誓》云：'率遏众力'。彼'遏'当读为'竭'，说见前校。'竭'之读为'遏'，犹'遏'之读为'竭'矣。……下文云：'动于身者无以竭恭，出于口者无以竭驯'。两'竭'字并当一例读'遏'。"然则本文三"竭"字亦并当读为"遏"也。所谓"三焦竭部"者，乃言"三焦遏部"也；所谓"上焦竭善噫"者，乃言"上焦遏善噫"也；所谓"下焦竭即遗溺失便"者，乃言"下焦遏即遗溺失便"也。其实，在我国古典医学著作里，其"遏"字每有写作"竭"字而"竭"字借为"遏"字用者，如《素问·汤液醪醴论篇第十四》中所谓"五藏阳以竭也"者，即是言"五藏阳以遏也"也；《素问·举痛论篇第三十九》中所谓"阴气竭，阳气未入"者，即是言"阴气遏，阳气未入"也；《素问·缪刺论篇第六十三》中所谓"五络俱竭"者，即是言"五络俱遏"也。

然则"遏"字之为义若何？《说文·辵部》说："遏，微止也"，微止者，言"止"之于"幽微"也，故《尔雅·释诂下》亦谓"遏，止也"。"止"有"阻塞"意，而"阻塞"则为"壅遏"矣，故在我国古代文献中，"遏"字上每有冠以"壅"字而用为"壅遏"之词者，如《灵枢·决气第三十》中所载"壅遏营气，令无所避"、《灵枢·癰疽第八十一》中所载"壅遏而不得行"、《淮南子·主术训》中所载"守官者，雍（通"壅"字）遏而不进"者是。字又作"蔼"，如郝懿行《尔雅·释诂下》义疏引《周景功勋碑》中所载"陂隅壅蔼"者是。又通作"害"，如《素问·评热病论篇第三十三》中所载"壅害于言"者是。

据上所述，本文三"竭"字俱读为"遏"，义为"滞塞壅阻"也。人体上、中、下三焦分部阻遏，气机不顺，导致发生疾病，且随其阻遏部位之不同而临床见证各异。其阻遏在中焦者，气机不降而逆升于上焦，出于咽嗌，证见噫气；其阻遏在下焦者，气机不升而二便失其约束之用，不能自禁，证见遗溺失便。其病乃气机壅遏，正气未损，而人体正气总是以"流行不止"为特性，待正气流通，营卫气血和调，壅遏消去，气机复常，则其证自已，无论如本文所述其壅遏于何部而见何证也，故本文末特结而嘱之曰"不须治，久则愈"。

十四、淋秘不通

《金匮要略·五藏风寒积聚病脉证并治第十一》说："师曰：热在上焦者，因咳为肺痿；热在中焦者，则为坚；热在下焦者，则尿血，亦令淋秘不通。"

按：此文"淋秘不通"之证，赵良仁《金匮方论衍义》注谓"热在气，气郁成燥，水液因凝，故小便赤而淋闭不通。"其"淋"字仍连"闭不通"以读而上添出了"小便赤"三字，这就使此文"淋秘不通"为临床的一种表现而变成两种表现矣。若然，试问其既见"小便赤"，何以又谓其小便"闭不通"？如其小便果真"闭不通"，又何以能见其为"小便赤"？因为小便之色虽"赤"仍为"有尿"，而小便"闭不通"则为"无尿"。"无尿"不可谓"有尿"，"有尿"不可谓"无尿"。无尿，有尿，二者不可能同时兼见之。然而今人之注，却更于此文抽出"淋""秘"二字而明确分为之释，如《金匮要略浅述》注说："淋秘：淋指小便淋漓涩痛，秘指癃闭不通"，"下焦有热，热结膀胱，津液被伤，故小便出血，或淋漓涩痛，癃闭不通。"1985 年 10 月版高等医药院校教材《金匮要略讲义》注说："淋秘：淋是指小便滴沥涩痛，秘作闭字解，小便闭塞不通，就是癃闭"，"热在下焦者，肾与膀胱受到影响，络脉伤则尿血，热结气分，气化不行，则小便淋沥尿道刺痛或癃闭不通。"实属未妥。殊不知上句所谓"尿血"，就是"热在下焦"导致"小便淋漓涩痛而有血"的所谓"血淋"之病，《诸病源候论·淋病诸候·热淋候》说："热淋者，三焦有热，气搏于肾，流入胞而成淋也。其状小便赤涩；亦有宿病淋，今得热而发者。其热甚则变尿血。"又《血淋候》说："血淋者，是热淋之甚者则尿血，谓之血淋"可证。是此文上句"尿血"既为"血淋病"，而此句"淋"字必不得训为"小便淋漓涩痛"之义，当连下"秘不通"三字合读作"淋秘不通"。其"不通"二字，正状"淋秘"之证候也。

淋秘，《备急千金要方》卷二十一第二载此文作"淋闭"，《素问·六元正纪大论篇第七十一》于此病则作"淋閟"。秘，闭，閟，字虽异而义则同。然则此文"淋"者，乃读为"癃"也，后汉人避殇帝刘隆讳而改"癃"作"淋",故《伤寒论》《金匮要略》两书中均只用"淋"而未用"癃"字也。《汉书·高后纪》说:"南越侵盗长沙,遣隆虑候竈将兵击之",应劭曰:"隆虑,今林虑也,后避殇帝讳,故改之。"《汉书·地理志》说:"隆虑"。应劭曰:"隆虑山在北,避殇帝名改曰林虑也。"《后汉书·耿弇列传》说:"宝弟子承袭公主爵为林虑候",李贤注:"林虑,即上隆虑也,至此避殇帝讳改焉。"这可以充分证明后汉人因避殇帝刘隆讳而改"癃"作"淋",故此文"淋"即读为"癃"。是此文"淋秘"即"癃秘"而"癃秘"即"癃闷"或"癃闭"也。然"癃闷"一词,则见之于《黄帝内经》中,如《素问·五常政大论篇第七十》说:"涸流之纪,是谓反阳……其病癃闷",《素问·六元正纪大论篇第七十一》说:"凡此阳明司天之政,气化运行后天……民病……癃闷"是;而"癃闭"一词,《黄帝内经》则倒言之而作"闭癃",如《灵枢经·本输第二》说:"三焦下输……并太阳之正,入络膀胱,约下焦,实则闭癃",《灵枢经·经脉第十》说:"是主肝所生病者……闭癃","足少阴之别,名曰大钟……其病气逆则烦闷,实则闭癃"等是。然则《灵枢经·经脉第十》之"闭癃",《甲乙经》卷二第一上、下载之又作"癃闭"。癃闭,闭癃,其义一也,其临床证候则为"不得小便",故此文特著"不通"二字形容其"淋秘"之候而作"淋秘不通"。将此文"淋秘"一词,析为"淋""秘"二字分而释之,于文实不通之甚也。

十五、《消渴小便利淋病脉证并治》

《消渴小便利淋病脉证并治第十三》这一篇的内容包括三种病,就是消渴、小便利和淋病。这三种病有时单一出现,有时相兼并现,如:文蛤散证等是消渴病独现,蒲灰散证等是淋病独现,肾气丸证是消渴、小便利二病并现,五淋散证等是消渴、淋病二病并现。因为如此,《金匮要略》才将这三种病合为一篇。有些《金匮要略》的注家见到篇中没有"小便利病"的专证专方而有"小便不利"之文,就不加研究而贸然地把篇题中"小便利"中加一个"不"字,改为"小便不利",这是非常不妥当的。因为这样做，可以模糊本篇三种疾病的真象，可以贬低本篇在临床上的真实价值。有些人不是已经喊叫本篇文蛤散证、五苓散证、猪苓汤证、栝蒌瞿麦丸证等"非为"真消渴、淋病是"有论无方"吗？其实，本篇的篇题并没有错。现在所流传的《金匮要略》一书几个白文本均是作的这样一个篇题。另外，晋代王叔和《脉经》载此也没有这个"不"字，是作"平消渴小便利淋脉证第七"。表明这一篇题没有错，应是无庸置疑的。

本篇所述的一般消渴证的主要特点，是在于"善消而大渴"，不在小便的多少。篇中肾气丸证言渴而小便反多，五苓散证、猪苓汤证、栝蒌瞿麦丸证言渴而小便不利，文蛤散证、白虎加人参汤证言渴而不及于小便，这有力地表明了本篇所论述的一般消渴病证的主要证候并不关于小便之多。当然，消渴病也有尿多现象的，如本篇第四节里说："男子消渴，小便反多，以饮一斗，小便一斗"，《素问·气厥论篇第三十七》里说："心移寒于肺，肺消。肺消者，饮一溲二……"但这前者只是肾气丸证的"男子消渴"，后者只是死不治的"肺消"，它绝不能代表所有消渴病证的小便现象。然有的《金匮要略》注家认为消渴病一定要小便多，认为消渴病的主证是"善渴而多尿"，这种理解是不全面的。

至于病渴而又小便利多者，这不是消渴之病，而是《诸病源候论》《备急千金要方》《外台秘要》等书所记载的"随饮、小便是也"的"渴利"病证。

本篇所载"小便利"一病，除与消渴并现的肾气丸证之外，别无专文论述，这可能是本篇内容有所脱落之故。但是，绝对不能因此就把"小便利"中加一个"不"字，改为"小便不利"，也不能因此就认定"小便利"不是一个病。《诸病源候论》一书中载有"内消候"和"小便利多候"，前者说："内消病者，不渴而小便多是也"，后者说："小便利多者，由膀胱虚寒……不能温其藏，故小便白而多"，等等，这充分证明了"小便利"一病的确实存在。

本篇所载"淋病"包括"小便不利""小便不利"也包括"淋病"。篇中第八节至第十二节的排列及其内容的论述，清楚地表明了这一点。特别是第十二节，更有力地说明着篇中淋病和小便不利的关系。

第十二节说："小便不利者，蒲灰散主之，滑石白鱼散、茯苓戎盐汤并主之。"本节证状只说"小便不利"，其方却可以治"淋病"，《神农本草经》载滑石"主癃闭，利小便"，发"主五癃，关格不通，利小便水道"，这就说明了本篇"淋病"和"小便不利"的密切关系，足为本篇"淋病"包括"小便不利"，"小便不利"包括"淋病"的有力证明；另外，《中国医学大辞典》也载本节各方和栝蒌瞿麦丸等方于淋病条下。因此，说本篇淋病有论无方是无根据的。

在中医学古典著作里，"淋"又作"癃"。"淋"字和"癃"字，在古代是同声通用的，《黄帝内经》和《神农本草经》用"癃"多而用"淋"少，至后汉张仲景的著作——《伤寒论》和《金匮要略》尽用"淋"而未用"癃"，这可能是汉代因避汉殇帝名"隆"的所谓"御讳"所使然。《神农本草经》说："贝母主淋沥邪气（见卷二），白鲜主淋沥（见卷二），车前子主气癃（见卷一），斑蝥破石癃（见卷三），马刀破石淋（见卷二），桑螵蛸通五淋（见卷一），石龙子主五癃邪结破石淋（见卷三），石胆主石淋（见卷一），冬葵子主五癃（见卷一），燕屎破五癃（见卷二），豚卵主五癃（见卷三），贝子主五癃（见卷三），瞿麦主关格诸癃结（见卷二），发髪主五癃关格不通（见卷一），石韦主五癃闭不通（见卷二），滑石主癃闭（见卷一），石龙刍主淋闭（见卷一）；《黄帝内经》说："有癃者，一日数十溲"（见《素问·奇病论篇第四十七》），"膀胱不利为癃"（见《素问·宣明五气篇第二十三》），"胞移热于膀胱，则癃溺血"（见《素问·气厥论篇第三十七》），三焦者……入络膀胱，约下焦，实则闭癃"（见《灵枢·经脉篇第十》），"是主肝所生病者……闭癃"（见《灵枢·经脉篇第十》），"涸流之纪……其病癃闭"（见《素问·五常政大论篇第七十》），"民病……癃闭"（见《素问·六元正纪大论篇第七十一》），"……小便黄赤，甚则淋"（见《素问·六元正纪大论篇第七十一》），"热至则……淋闷之症生矣"（见《素问·六元正纪大论篇第七十一》），《金匮要略》说："热在下焦者，则尿血，亦令淋秘不通（见《五藏风寒积聚病篇第十九》），"淋之为病，小便如粟状……"（见本篇第八节）。这些就是

"淋""癃"二字在古医书上互用的明证。从《金匮要略·呕吐哕下利病脉证治》篇的"下利"包括连续大便而排出胶黏物的所谓"痢疾"和连续大便而排出水样便的所谓"泻泄"来看，本篇的"淋病"，包括"小便不通"和"小便涩痛"以及"小便不畅"等，也是一种自然的现象。有些《金匮要略》注家硬说本篇淋病"有论无方"，硬把本篇题中"小便利"的"利"字上面加个"不"字改为"小便不利"，而把"小便不利"和淋病对立起来，抹煞"小便利"一病的存在，这是非常不恰当的。

十六、寸口脉浮而迟　趺阳脉浮而数

《金匮要略·水气病脉证并治第十四》说："寸口脉浮而迟，浮脉则热，迟脉则潜，热潜相搏，名曰沈；趺阳脉浮而数，浮脉即热，数脉即止，热止相搏，名曰伏。沈伏相搏，名曰水。沈则络脉虚，伏则小便难，虚难相搏，水走皮肤，即为水矣。"

按：此文以"寸口脉浮迟""趺阳脉浮数"之脉象论述水气病形成之机制。然其"脉迟""脉数"同时并见于一人之手足者，诸注或以"文义不属"，置而不释，如吴谦、丹波元简等；或者随文敷衍，空论一通，如赵良仁、徐彬等，均未明释其义也。考《脉经》卷一第一说："数脉，去来促急"，小注："一曰一息六七至"。《脉经》同篇又说："迟脉，呼吸三至，去来极迟"。是"脉数"者，谓"脉来一息六至以上"也；"脉迟"者，谓"脉来一息三至以下"也。据斯，则此文"脉迟""脉数"二者同时并见于一人之身虽分之于手足亦殆不可能也。然细审此条全文及《脉经》卷八第八所载此文，亦未见其有讹误，因而必须进一步深究之，才能明其义。

寸口脉"浮而迟"者，上文说："浮则为风"，风为阳邪，《素问·阴阳应象大论篇第五》说："阴胜则热"，故此曰"浮脉则热"。《说文·辵部》说："遲，徐行也，从辵，犀声……𡑝遟，籀文遲从屖"，《说文·禾部》说："稺"，幼禾也，从禾，屖声"。是"稺"和籀文"遟"俱谐"屖"声，例得通假。《广雅·释诂》卷三上说："遲，稺，晚也"，王念孙疏证："稺，亦遲也"，足证"稺""遲"二字可通。此文乃假"遟"为"稺"也。《方言》卷二说:"稺,小也",张湛注《列子·天瑞篇》亦谓"稺,小也"。脉"小"为气血不充,乃阳气受阻而退藏所致,故此曰"遟脉则潜"。风邪激动水气上冲于外,阻遏阳气不用而退藏于内,故此曰"热潜相搏,名曰沈"。沈者,《国语·周语下》:"水无沈气",韦昭注:"沈,伏也。"水邪横溢,阳气失用而伏藏于下也。此乃病机,非谓脉象。

跌阳脉"浮而数"者,《伤寒论·辨脉法第一》说:"浮为风……风为热",故此曰"浮脉即热"。《说文·支部》说:"数,计也,从支,娄声",《说文·宀部》说:"窭,无礼居也,从宀,娄声"。二字俱谐"娄"声,义可通也。《释名·释姿客》说:"窭数,犹局缩,皆小意也",又通作"娄",《诗·鱼藻之什·角弓》说:"莫肯下遗,式居娄骄",毛苌传:"娄,敛也"。敛,亦有"小"意,王念孙《广雅·释诂》卷二上疏证说:"物敛则小",可证。是此脉之所谓"浮而数"者,为"浮而小",与上"浮而遟"同义,乃变文耳。此"数"字之义训"小",而脉小乃阳气深藏于下使然,故此曰"数脉即止"。止者,王念孙《广雅·释诂》卷三下疏证说:"止谓之底",《说文·止部》说:"止,下基也,象草木出有址,故以止为足"。而"足"居人体之"下"部,下极为底,故底有"下"意,《说文·广部》说:"底,止居也,一曰下也",《玉篇·广部》说;"底,丁礼切,止也,下也",可证。其"止"字义训为"下",而"下"有"潜"意,故此文之"数脉即止"者,亦犹上之"遟脉则潜"也。风邪激动水气泛滥于肌肤,阳气失却主外之用而退藏于下,故此曰"热止相搏,名曰伏"。伏者,《国语·晋语》说:"龙尾伏辰",韦昭注:"伏,隐也",《国语·晋语》说:"物莫于伏蛊",韦昭注:"伏,藏也",水邪充斥体表,阳气不用于外而藏隐于内也。此为病机,非谓脉象。是此文"热止相搏,名曰伏"者,亦犹上"热潜相搏,名曰沈"也。总之,此文"浮而数"云云者与上"浮而遟"云云,文虽异而义不殊也,只是仲景行文之变耳。

《庄子·外物篇》说:"慰悗沈屯",陆德明音义引司马云:"沈,深也",《国语·晋语八》说:"物莫于伏蛊",韦昭注:"伏,藏也",而《广雅·释诂》卷三上说:"藏,深也"。是"沈""伏"二字义同,均为"深藏"。其二字虽同训，然于此文则"沈"属"寸口脉"之病机，"伏"属"趺阳脉"之病机。阳气受遏而退藏，水被风激而外侵，故此曰"沈伏相搏，名曰水"。

阳气郁遏退藏，失其主外温络之用，而络脉不充，故此曰"沈则络脉虚"；失其化气行水之能，而水道艰涩，故此曰"伏则小便难"。络脉虚则易受邪，小便难则水无下出之路，于是水邪避实而走虚，浸渍于皮肤肌腠之中，而形成水气之病，故此曰"虚难相搏，水走皮肤，即为水矣"。此条文虽长而证不杂，只"身体浮肿，小便不利，寸口、趺阳脉均见浮而小"，似不必烦劳陈念祖先生为之创立"消水圣愈汤"即"桂甘姜枣麻辛附子汤加知母"以为治也。

十七、阳前通　阴前通

《金匮要略·水气病脉证并治第十四》说："师曰：寸口脉迟而涩，迟则为寒，涩为血不足；趺阳脉微而迟，微则为气，迟则为寒，寒气不足，则手足逆冷。手足逆冷，则荣卫不利，荣卫不利，则腹满胁鸣相逐，气转膀胱，荣卫俱劳，阴气不通即身冷，阴气不通即骨疼，阳前通则恶寒，阴前通则痹不仁。阴阳相得，其气乃行，大气一转，其气乃散，实则失气，虚则遗尿，名曰气分。"

按："此文"阳前通则恶寒，阴前通则痹不仁"二句，《金匮方论衍义》注说："阳虽暂得前通，身冷不得即温，斯恶寒也。阴既前通，痛应少愈，然营气未与卫之阳合，孤阴独至，故痹而不仁"，《金匮要略心典》注说："阳前通则恶寒、阴前通则痹不仁者，阳先行而阴不与俱行，则阴失阳而恶寒；阴先行而阳不与俱行，则阳独滞而痹不仁也"，《金匮要略浅述》注说："阳前通则恶寒，阴前通则痹不仁，阴阳两字恐系颠倒互误，只有阴前通而阳不与之俱通，才会恶寒；阳前通而阴不与之俱通，才会麻痹不仁"。诸注望文生训，故前者牵强，后者改字，殊为无谓之至。惟上海科学技术出版社 1985 年 10 月出版之《金匮要略讲义》注说："前通：前，《说文解字注》：'前，齐断也……前，古假借作剪。'前通，即断绝流通之意。"不蹈古人窠臼，义颇新颖。惜其不识字，谓"前"借作"剪"，还强加在段玉裁头上；且又不知书，混汉代许慎之文与清代段玉裁之注而不分。殊不知"前"乃"剪"之本字。其字从"刀"，见于《说文·刀部》，义训为"齐断"，正是"剪刀"之功用也。惟每有借此"前"字为"前后"之"前"者，然不能因此而抹煞"前"字之本读。至于"剪"者，乃后出之俗字耳。其"前，齐断也"等字，乃许慎之文，而非段玉裁之注也。

考此文之"前"，乃"歬"字之借。"歬"乃"前后"之"前"的本字。《说文·止部》说："歬，不行而进谓之歬，从止在舟上"。徐颢笺："人不行而能进者，惟居于舟为然，故从止舟。止者，人所止也"。人止在舟上，舟行而"止"亦进矣。然就"止"之本身言，止而不动，本当有行也，故"歬"有"止"意。《说文·止部》说："止，下基也……故以止为足。凡止之属皆从止"。徐颢笺引戴氏侗曰："进止由足，故不行因谓之止"。是"止"乃"不行"也。常所谓"止水"者，乃"不流之水"也，所谓"止血"者，乃"不使血出"也；所谓"止步"者，乃"不让再进"也，是"止"有"不"义无疑也。

综上所述，此文"前"乃"歬"之借字，"歬"有"止"意而"止"有"不"意，则此文之所谓"阳前通""阴前通"者，乃谓"阳不通""阴不通"也。然何以为之文作"阳前通""阴前通"者，是于上文"阳气不通""阴气不通"之变文也。"

十八、汗出必额上陷脉紧急

《金匮要略·惊悸吐衄下血胸满瘀血病脉证治第十六》说："衄家不可汗，汗出必额上陷脉紧急，直视不能眴，不得眠。"

按：此文亦见《伤寒论·辨太阳病脉证并治第六》，文字虽有小异，而义理则相同。其所谓"汗出必额上陷脉紧急"一句，诸注多于"陷"字读断，作"汗出必额上陷"，殊为无当。余在上文《伤寒论考义》第三则中已详论，兹再就"额上"之义补述之。此文所谓"额上"者，乃言"额部"，非谓"额部"之"上方"也。此文"上"字正与《素问·风论篇第四十二》所谓"诊在鼻上，其色黄"之"上"字同义。

《方言》卷十说："额，颡也，中夏谓之额，东齐谓之颡"，《说文·页部》说："颏，颡也，从页，各声"，徐铉等曰："今俗作额"，《玉篇·页部》即作"额"，说："额，雅格切，《方言》云：'中夏谓之额，东齐谓之颡'。……颏，同上"，是"额"本作"颏"，义训为"颡"，而《广雅·释亲》说："颡，颏也"，则"额""颡"二字可互训，义为"前额"，相书之所谓"天庭"也。

《素问·三部九候论篇第二十》说："上部天，两额之动脉，其'额'曰'两'"，故王冰注："在额两傍，动应于手，足少阳脉气所行也"，而《灵枢·经脉第十》说："胆足少阳之脉，起于目锐眦，上抵头角"，是"前额"两傍"头角"之处亦可称"额"也，故《素问》谓其"上部天"之"动脉"，可"以候头角之气"，盖以其"位在头角之分"（王冰注）也。且《素问·刺疟篇第三十六》亦说："先刺头上及两额、两眉间出血"，王冰注："两额，谓悬颅"，而注《素问·气府论篇第五十九》"额颅发际傍各三"句说："悬颅，在曲角上、颞颥之中"。是"额"之义可训"角"无疑。

《礼记·内则》说："男角女羁"，郑玄注："夹囟曰角"，《灵枢·经脉第十》说："三焦手少阳之脉……上项，系耳后，直上出耳上角"。是"角"在头囟之两侧、两耳之上方也。《素问·气府论篇第五十九》说："足少阳脉气所发者……两角上各二"，王冰注："谓天冲、曲鬓左右各二也"，其"角"曰"两"，则头囟左右皆称"角"，故《素问·缪刺论篇第六十三》《灵枢·经筋第十三》皆有"左角"之称也。

《汉书·诸侯王表》说："汉诸侯王厥角𥡴首"，应劭注："厥者，顿也。角者，额角也。𥡴首，首至地"。"𥡴""稽"字同。谓"首至地"，则其所谓"角"或"额角"自当为"前额"无疑，盖人之"稽首"从无"左角"或"右角"至地之说也。《后汉书·光武帝纪》说："身长七尺三寸，美须眉，大口，隆准，日角"，李贤注："郑玄《尚书中候注》云："日角，谓庭中骨起，状如日"，《灵枢·五色第四十九》说："庭者，颜也"，《广雅·释亲》说："颜，额也"，则"庭中骨"即"额骨"也，额骨隆起，形圆如日，曰"日角"，故《小知绿·形体》注"日角"说："角，额也"。《通雅·身体》也说："角者，额也"。

据上所述，其"额"字，义为"颡额"，亦可训作"头角"，而"角"字，义为"头角"，亦可训作"颡额"。二字之义，浑言之则通，析言之则别也。因其"额""角"二字之义可通，故古书每将其二字连用而构成"额角"之词。惟"额角"一词，或用作"头角"，《释名·释形体》谓"角者，生于额角也"之文是；或用作"颡额"，上引应劭注《汉书·诸侯王表》"厥角䭈首"句谓"角者，额角也"之文是。

此文"必额上陷脉紧急"句中之"额"，义为"头角"，所谓"两额"也。两额陷中之脉紧急，累见之于临床，如将此文"额"字训为"颡额"读作"额上陷，脉紧急"，衄家发汗后，寸口脉紧急者固可见，而"庭中骨塌陷"者实于临床无征也。我国文字，一字数义者多矣，何得于此文"额"字训"角"而少见多怪耶？

十九、气利

《金匮要略·呕吐哕下利病脉证治》说："气利，诃梨勒散主之。"

按：此文"气利"之临床证候，诸注皆与前文"下利气者，当利其小便"之"下利气"证候混同，如《金匮要略心典》说："气利，气与屎俱失也"，《医宗金鉴》说："气利……若所利之气不臭，所下之物不粘，则谓气陷肠滑，故用诃梨勒散以固肠"，《金匮要略浅述》说："气利，指气虚久利，气体与粘液杂下如蟹渤者而言"，高等医药院校教材《金匮要略讲义》（1985年10月版）说："气利，指下利滑脱，大便随矢气而排出"，等等，殊觉未当。考：利，俗作"痢"，《玉篇·疒部》说："痢，泻痢也"，泻与泄通。《集韵·去声上·六至》说："痢，下病"，《类篇·疒部》说："痢，力至切，下病"，其"下"同"疗"，亦与"泄"通。"下""泄"二字声转，故可通用。是"利"之义为"泄"也。《急就篇》卷四说："寒气泄注腹胪胀"，颜师古注："泄，利也"，泄，又作"疶"，作"瘬"，《集韵·入声·十七薛》说："疶，痢病"，《龙龛手镜·疒部·去声》说："瘬，痢病也"，《集韵·去声下·四十祃》说；"疗，利疾"，是"泄"之义为"利"也。"利"

"泄"二字互训，曰"利"，曰"泄"，其义一也，故《素问·平人气象论篇第十八》曰"后泄"，其《素问·玉机真藏论篇第十九》曰"后利"。后泄，后利，皆状大便之漏泄也。惟其"利""泄"义同，故古代每以二字连用，构成叠词复义之"泄利"一词而用之，如《素问·玉机真藏论篇第十九》所谓"泄利前后"，《伤寒论·辨厥阴病脉证并治第十二》所谓"泄利不止"、《释名·释疾病》所谓"泄利，言其出漏泄而利也"等等皆是也。

此文"利"字之义训为"泄"，则"气利"即"气泄"也。《玉篇·水部》说："泄……私列切，漏也"，《广韵·入声·十七薛》说："泄，漏泄也"。是"泄"之为义乃"漏泄"，故人身中凡水谷气血失常漏出于外皆曰"泄"，水谷下漏者，曰"水谷泄"；血漏下出者，曰"血泄"；气漏下出者，曰"气泄"。气虽无形，漏而外出，亦可曰"泄"，《龙龛手镜·水部·入声》说："泄，私列切，歇也"，而"歇"者，《说文·欠部》说："歇，息也，一曰气越泄"，《广韵·入声·十月》说："歇，气洩也"，可证。《素问·玉机真藏论篇第十九》说："下为气泄"，杨上善《太素·四时脉形》注彼文说："谓广肠洩气也"。从而表明此文"气利"乃"广肠泄气"，即《伤寒论》所谓"矢气"、俗所谓"放屁"也，故《玉篇·尸部》亦说："屁，匹避切，泄气也"。由于"气利"或"气泄"之证，是指气从后阴泄出，故又曰"气下泄"，《灵枢·癫狂第二十二》说："骨癫疾者……气下泄"，"筋癫疾者……气下泄"，《广韵·去声·六至》亦说："屁，气下泄也。"

此文"气利"，明谓其"利"皆"气"，乃肠滑失固而致其频频矢气，故用"诃梨勒散"一方，涩肠固滑以治之。然前文之"下利气"者，言其"下利而又矢气"也；此文之"气利"者，言其"利"止有"气"而毫无粪便也。二者有别，何得于此文"气利"之证添其"蛇足"以与前文"下利气"之证相混耶？

二十、甘草粉蜜汤

《跌蹶手指臂肿转筋阴狐疝蚘虫病脉证治第十九》说："蚘虫之为病，令人吐涎心痛，发作有时。毒药不止，甘草粉蜜汤主之。甘草粉蜜汤方：甘草二两，粉一两，蜜四两。右三味，以水三升，先煮甘草取二升，去滓，内粉、蜜，搅令和，煎如薄粥，温服一升，差即止。"

按：本节"甘草粉蜜汤"方中的"粉"，究竟应该是一种什么药物？是一种什么"粉"？长期以来，一直存在着两种不同的见解。一种见解认为是"铅粉"，一种见解认为是"米粉"。前者所持的理由是，米粉没有杀蚘的作用，只有铅粉才可能毒死蚘虫；后者的理由，则是方中单称"粉"，在古代即为"米粉"，而方后又有"煎如薄粥"句，这唯有米粉才能如此，铅粉是无论如何也不可能煎如薄粥的，且文中明谓"毒药不止"为已服毒药未见效果而又中毒，不能再服用有毒的药物铅粉，应该用米粉甘缓解毒而治蚘。两种意见相持不下，认识久久未能统一。我在1963年也曾经撰写过但未发表的《"甘草粉蜜汤"方中之"粉"辨疑》一文，以较充足的论据阐明了其方中的"粉"只能是"米粉"。但对本节文字存在的问题未予揭出，对甘草粉蜜汤的作用仍然说为和胃而治蚘，这是不确切的。因而，现在有必要再在这里发表一点看法。

本节"甘草粉蜜汤"方中的"粉"，我的看法是"米粉"仍然不变，因为方后"煎如薄粥"一句，就是"米粉"的一个不可动摇的证据，只要我们对"米粉""铅粉"二药的质态具有常识，就是不会产生疑义的，加之《备急千金要方》《千金翼方》《外台秘要》等书载此方均作"粱米粉"或"白粱粉"。为了弄清楚本节所含的医学内容，揭露其文的本来面貌，进一步确定甘草粉蜜汤方中是"米粉"，阐明甘草粉蜜汤主治的确切病证，这里且把它们所载此方的全文抄录在下面。

1.《备急千金要方·解毒并杂治·解百药毒第二》载："解鸩毒及一切毒药不止，烦懑方：甘草、蜜各四分，粱米粉一升。右三味，以水五升，煮甘草取二升，去滓，歇大热，内粉汤中，搅令匀调，内白蜜，更煎令熟如薄粥，适寒温，饮一升，佳。"

2.《千金翼方·杂病下·药毒第三》载："毒药不止，解烦方：甘草二两，粱米粉一升，蜜四两。右三味，以水三升，煮甘草取二升，去滓，歇大热，内粉汤中，搅令调，内白蜜煎，令熟如薄粥，适寒温，饮一升。"

3.《外台秘要·解诸药草中毒方》载："《千金翼》疗药毒不止，解烦闷方：甘草二两炙切，白粱粉一升，蜜四两。右三味，以水三升，煮甘草取二升，去滓，内粉汤中，搅令调，下蜜，煎令熟如薄粥，适寒温，饮一升。"

根据上面所引《千金翼方》和《外台秘要》所载之文，则本节和《备急千金要方》的"毒药不止"句，均为"药毒不止"之误，似乎已无疑义，特别是《备急千金要方》《千金翼方》《外台秘要》三书所载本方均见于解药毒门中，且无"蚘虫之为病，令人吐涎心痛，发作有时"等文，这就清楚地表明了本节上文"蚘虫之为病，令人吐涎心痛，发作有时"三句，是论述蚘虫病的临床证候的；本节下文"药毒不止，甘草粉蜜汤主之。甘草粉蜜汤方：甘草二两，粉一两，蜜四两。右三味，以水三升，先煮甘草取二升，去滓，内粉、蜜，搅令和，煎如薄粥，温服一升，差即止"等文为另一节，是一个解毒药方，因而"甘草粉蜜汤"方中的"粉"是"米粉"，就更是没有什么可疑的了。张仲景在其著作里，论述蚘虫病的证候和甘草粉蜜汤之解药毒，这本来是两回事，然却因文字脱误而在这里被混在一起了，从而使人们对"甘草粉蜜汤"方中的"粉"产生了疑窦，也对甘草粉蜜汤的主治病证产生了误解，以致数百年来莫衷一是而聚讼纷纭，争论不休。今特据古文献对其校而正之，恢复张仲景甘草粉蜜汤方证的本来面貌，以便正确地发挥"甘草粉蜜汤"的医疗作用，更好地为人民的健康服务。

又按：《金匮要略》一书里"甘草粉蜜汤"方中之"粉"究竟是何物，从明代赵良仁《金匮方论衍义》以来，一直就存在着两种不同的见解，一种见解认为是"米粉"，一种见解认为是"铅粉"。这两种不同见解曾在1958年的《中医杂志》上发生过激烈的争论，但可惜没有得到争论的结果而问题仍然存在。

这两种不同见解在争论中，虽各言之成理，持之有故，但张仲景在"甘草粉蜜汤"方中所用之"粉"总只是一种，是"米粉"就不会是"铅粉"，是"铅粉"就不会是"米粉"，绝对不会像颜师古注《急就篇》"芬薰脂粉膏泽筩"句之"粉"那样"粉，谓铅粉及米粉"两种同时存在，因为"甘草粉蜜汤"是在治疗一定证候的具体疾病，和装饰有所不同。

　　既然"甘草粉蜜汤"方中之"粉"只能是一种，这两种不同见解中就总有一种是不正确的，无论其怎样坚持自己的见解。《列子·说符》中记载着一个故事："昔齐人有欲金者，清旦衣冠而之市，适鬻金者之所，因攫其金而去，吏捕得之问曰：人皆在焉，子攫人之金何？对曰：不见人，徒见金。"《淮南子·汜论训》亦早简载此故事，且评其为"志所欲则忘其为"。研究问题，包括研究"甘草粉蜜汤"方中之"粉"在内，不能但凭其"志所欲"，而无视客观事物的真实存在，应该根据"甘草粉蜜汤"的"方证"全面研究，根据《金匮要略》一书的内容及其形成过程全面研究。否则，将会发生"忘其为"之举动矣，可不慎哉？

　　根据马克思主义的要求，讨论任何一个问题，都应该让资料来讲话，研究古文献内容尤其要这样。现在就从"甘草粉蜜汤"的"方证"中，从古文献记载的内容中，来对"甘草粉蜜汤"方中之"粉"加以讨论。为了讨论方便起见，还是将《金匮要略》此条全文抄录在下面：

　　"蚘虫之为病，令人吐涎，心痛，发作有时。毒药不止，甘草粉蜜汤主之。

　　甘草粉蜜汤方：

　　甘草二两　粉一两　蜜四两

　　右三味，以水三升，先煮甘草取二升，去滓，内粉、蜜，搅令和，煎如薄粥，温服一升，差即止。"

　　细读原文，加以考核，其方之"粉"，只能是"米粉"，而绝对不可能是"铅粉"。理由如次：

　　1.《释名·释首饰》："粉，分也，研米使分散也"，《说文·米部》："粉，傅面者也，从米，分声"，徐锴："《周礼》馈食有粉餈，米粉也。古傅面亦用米粉，故《齐民要术》有傅面粉，溃粉为之也"，段玉裁："许所谓傅面者，凡外曰面，《周礼》傅于饵餈之上者是也"，朱骏声："米末谓之粉……傅于饵餈之上，亦所谓傅面欤"。故《金匮玉函要略辑义》注中"古单称粉者，米粉也"之语，是有根据的。

　　2. 本方在《备急千金要方》《千金翼方》和《外台秘要》的蚘虫

门中俱不载，而载在解毒门中。且看三书是怎样记载的：

（1）《备急千金要方》卷二十四第二载，"解鸩毒及一切毒药不止，烦懑方：甘草、蜜各四分　粱米粉一升

右三味，以水五升，煮甘草取二升，去滓，歇大热，内粉汤中，搅令匀调，内白蜜更煎，令熟如薄粥，适寒温，饮一升，佳。"

（2）《千金翼方》卷二十第三载，"药毒不止，解烦方：

甘草二两　粱米粉一升　蜜四两

右三味，以水三升，煮甘草取二升，去滓，歇大热，内粉汤中，搅令调，内白蜜，煎令熟如薄粥，适寒温，饮一升。"

（3）《外台秘要·解诸药草中毒方》引《千金翼》"疗药毒不止，解烦闷方：

甘草二两炙切　白粱粉一升　蜜四两

右三味，以水三升，煮甘草取二升，去滓，内粉汤中，搅令调，下蜜，煎令熟如薄粥，适寒温，饮一升。"

上列三方，均作"粱米粉"或"白粱粉"，是本方之"粉"为"米粉"无疑，且本方明谓用于"药毒不止"，自当不是杀虫之剂，而为一和胃解毒之方。考古方多有用米粉解毒者，如：

（1）《肘后备急方》卷七第六十八载："中酖毒已死者方：

粉三合，水一升，和饮之。口噤，以竹管强开灌之。"

（2）《千金翼方》卷二十第三载："一切诸毒方：

甘草三两　粱米粉一合　蜜半两

右一味，以水五升，煮取二升，内粉一合，更煎，又内蜜半两，服七合，须臾更服之。"

（3）《外台秘要·解诸药草中毒方》载："疗一切诸药毒方：

甘草三两炙，以水五升，煮取二升，内粉一合，更煎三两沸，内蜜半两，分服，以定止。"

根据以上各方所述，表明了此方有缓解一切药毒之效，从而也表明了此文"毒药"二字，包括能够毒杀蚘虫的各种毒药在内。如谓系指铅粉以外的毒药，这就不无"想当然"之嫌了。

3. 此文方后有"煎如薄粥"之句，亦可证明此方之"粉"是"米

粉"。有谓"如薄粥，并不等于是粥"。的确，有一"如"字，表明它不等于就是粥，但究竟怎样理解它呢？这就只有先来考证一下"粥"。徐灏笺《说文解字注》说："……粥，本有鬻字，惟鬻字艰于书写，故以鬻代，又省为粥耳"，《说文·鬲部》说："鬻，鬻也"，《尔雅·释言》说："鬻，糜也"，《说文·米部》说："糜，糁也"，段玉裁注："以米和羹谓之糁，专用米粒为之谓之糁，糜亦谓鬻"，《广雅·释器》："糜，米屑也"，王念孙疏证："米屑之言屑屑也，《玉篇》：'米屑，碎米也'"，《释名·释饮食》："糜，煮米使糜烂也；粥，濯（段注《说文》引此作"淖"——笔者）于糜粥粥然也"，说明"粥"是用米加水在鼎中煮得糜烂而成。换言之，即米煮至糜烂致水亦胶粘如糊者为粥。只有米粉之性恋滞，加水煮熟即成糊状而如薄粥，惟其如糊状而无糜烂之米屑，似粥而非粥，且其究竟是用于治病的药方，故仲景说"煎如薄粥"。

4. "本草"之书谓"米"之味甘而功可益气，此方用"米粉"补中和胃，缓解药毒，可以长服久服，直到毒解为止。如果认为方后"仲景说'差即止'这三字大可体味，仲景只有使用毒性药时才会郑重提出，比如用乌头是。倘然是米粉，决不如此写法，因为'即止'二字是非常有力的笔调"（见《中医杂志》1958 年 4 月号）。"'差即止'三字，是说明本方乃有毒之剂，中病即止"（见《中医杂志》1958 年 12 月号）而为仲景"谆谆告诫之语"的话，这是和此文原意不相合的。考张仲景所用"乌头"的几个方子，确实比较慎重，总是指出要从少量服起，视服后效果逐渐增加，在"乌头汤"方后说"服七合，不知，尽服之"，在"赤石脂丸"方后说"先食饮一丸，日三服，不知，稍加服"，在"赤丸"方后说"先食酒饮下三丸，日再夜一服，不知，稍增之"，在"大乌头煎"方后说"强人服七合，弱人服五合，不差，明日更服，不可一日再服"，在"乌头桂枝汤"方后说"初服二合，不知，即服三合，又不知，复加至五合"，并没有"差即止"这样的语句。《广雅·释言》说："则，即也"，《经传释词》卷八说："'则'与'即'古同声而通用"。据此，则"差即止"的"即"字，可作"则"

字读，而"差即止"之句，则是说"这个病服用这个方，'差，则止；不差，则更作服'"，和《备急千金要方》卷二十一第一中所载"栝蒌粉治大渴秘方"的"取差止"，上引《外台秘要·解诸药草中毒方》中所载"疗一切诸药毒方"的"以定止"同义，一直服到病愈为止。

所谓"差即止"这种文句，在古典医学著作里是时常见用的。《备急千金要方》卷十五第七载："治积久三十年常下痢神方：赤松皮，去上苍皮，切一斗，为散，面粥和一升服之，日三，差即止"；《外台秘要·口疮方》载："疗口舌生疮，含煎方：升麻、大青、射干各三两，栀子、黄蘗各一升，蜜八合，蔷薇白皮五两，苦竹叶一升切，生地黄汁五合，生玄参汁五合，无，用干者二两，右十味切，以水六升，煎取二升，去滓，入生地黄汁、蜜，煎成一升如饧，细细含之，差即止"；《外台秘要·痈疽方》载："……阳气凑集，寒化为热，热盛则肉腐为脓也。又以酢和蜂蛤灰涂之，干即易，差即止"。难道此三方也都是"有毒之剂"，而方后所谓"差即止"也是孙思邈、王焘等人"谆谆告诫"之语？

至于仲景对人谆谆告诫之语，倒是在"桂枝汤"方后说过"若一服汗出病差，停后服，不必尽剂"的话，但"桂枝汤"并不是"有毒之剂"；在"百合地黄汤"方后也说："中病，勿更服"，而"百合地黄汤"更不是什么"有毒之剂"。其实，无论何物，只要是用于治病，就成为药物，而药物终究是药物，绝对不能无原则地长期用下去而用为人们生活之需。在达到其治病目的以后，当然没有必要再继续服用下去了。

5. 张仲景《伤寒论》和《金匮要略》二书用"粉"治病共有四方，即"温粉方""猪肤汤""蛇床子散"和此方。《伤寒论·辨太阳病脉证并治法》载服大青龙汤后"汗出多者，温粉粉之"，山田正珍氏在《伤寒论集成》中注说："温粉者，熬温之米粉也，同温针温汤之温"。是方中单称"粉"而与此方同。用于止汗，当然只有山田正珍氏所说之"米粉"，而不可能会是铅粉。用"米粉"止汗，在古代方书里确是屡见不鲜的，如：

（1）《外台秘要·黄疸遍身方》引《小品》"疗黄疸身目皆黄，皮肤曲尘出，三物茵陈蒿汤方：

茵陈蒿一把　栀子二十四枚

石膏一斤　《千金》加大黄三两

右三味，以水八升，煮取二升半，去滓，以猛火烧石膏，令正赤，投汤中沸定取清汁，适寒温，服一升，自覆令汗出周身遍，以温粉粉之则愈。"

（2）《备急千金要方》卷五上第五载：

①治少小头汗，二物茯苓散方：

茯苓　牡蛎各四两

右治，下筛，以粉八两，合捣为散，有热辄以粉，汗即自止。"

②"治少小盗汗，三物黄连粉方：

黄连　牡蛎　贝母各十八铢

右以粉一升，合捣，下筛，以粉身，良。"

（3）《备急千金要方》卷十第一"治盗汗及汗无时……方：

麻黄根　牡蛎　雷丸各三两

干姜　甘草各一两　米粉二升

右六味，治，下筛，随汗处粉之。"

（4）《外台秘要·盗汗方》载：

①"崔氏疗盗汗，夜睡中即汗，汗不休，止汗粉方：

麻黄根　牡蛎粉　败扇灰

栝蒌根各三两　白术二两　米粉三升

右六味，捣，诸药下筛为散，和粉搅令调，以生绢袋盛，用粉身体，日三两度……汗即渐止。"

②"《古今录验》疗盗汗，麻黄散方：

麻黄根三分　故扇烧屑一分

右二味，捣，下筛……又以干姜三分，粉三分，捣合，以粉粉之，大善。"

上述止汗各方，证明了张仲景用于止汗的"温粉方"中是"米粉"，而"温粉方"之"米粉"单称"粉"与此方同，则又证明此方所用之"粉"是"米粉"无疑。

6. 阅读任何一部古典医学著作，都首先应该忠实其原文，认识其本义，并进而给以发扬或批判，因而首要的任务就只能是暴露其本来面貌，如以别的东西来掩盖或改变其本义，是不恰当的。《本草经集注》和《备急千金要方》等书都明谓"铅粉"是一种"不宜入汤、酒"的药物，"甘草粉蜜汤"是一个"汤剂"，方中之"粉"怎么会是"铅粉"而不是"米粉"呢？

在一定历史时期内的文化艺术（包括语言文字），有一定历史时期的特点。用汉唐时代的文献，来研究《金匮要略》中"甘草粉蜜汤"方中之"粉"为何物，是比较可靠的。

二十一、葫蒜

《金匮要略·禽兽鱼虫禁忌并治第二十四》说："鸡不可共葫蒜食之，滞气"。原注："一云鸡子"。

按：此病"葫蒜"为何？考《说文》书中无"葫"字，止《草部》中有"蒜"字，说是"荤菜也"，且以"云梦之荤菜"为最优。《玉篇·艸部》说："蒜，苏乱切，荤菜也，俗作蒜。葫，户都切，大蒜也"。《千金翼方·本草下·菜部》说："葫，味辛温有毒，主散痈肿䘌疮，除风邪，杀毒气，独子者亦佳，归五藏，久食伤人损目明，五月五日采。蒜，味辛温有小毒，归脾肾，主霍乱腹中不安，消谷，理胃温中，除血痹、毒气，五月五日采之"。是《玉篇》《千金翼方·本草》皆谓"葫""蒜"为二物，段玉裁《说文·艸部》"蒜"字条下，亦注谓"《本草》大者名葫，小者名蒜"。盖中国古代原产之蒜，体形较小，止称为"蒜"，又名曰"䪞"，而"葫"乃西汉张骞出使西域带回中国者，以其气味与中国原产之"蒜"同而形体为大，遂又称其为"大蒜"，故《广韵·上平声·十一模》说："葫，大蒜也，张骞使大宛所得之"。中国原产之蒜小于葫，葫为"大蒜"，则蒜亦被称之为"小蒜"矣。始者以大蒜别于蒜，后复以小蒜别于大蒜。

然则此文所谓"葫蒜"之义，则不可析之为二作释，以其非谓"大蒜名葫，小蒜名蒜"也，乃谓一物"大蒜"也。大蒜来自西域，称之曰"葫"，葫乃"大蒜"，故又称其为"葫蒜"。在我国古文献里，大蒜多有称为"葫蒜"者，《东观汉记·李恂传》说："李恂为兖州刺史，所种小麦、葫蒜，悉付从事，一无所留"。《太平御览·菜茹部二·蒜》引谢承《后汉书》说："江夏费遂字子奇，为扬州刺史，悉出前刺史所种小麦、胡蒜付从事"，王应麟补注《急就篇》卷二"芸蒜荠芥茱萸香"句说："大蒜为葫，《广韵》云：'张骞使西域得大蒜……'以自胡中来，故名胡蒜"。《太平御览·菜茹部二·蒜》引崔豹《古今注》说："胡国有蒜，十子共为一株，二籇裹之，名曰胡蒜，俗人谓之大蒜"。此"胡"与"葫"通，则"胡蒜"即"葫蒜"，亦即一般之所谓"大蒜"也。

二十二、鲧鮧鱼

《金匮要略·禽兽鱼虫禁忌并治第二十四》说："食鲧鮧鱼中毒方：芦根煮汁服之，即解。"

按：此文"鲧鮧鱼"之为物，《医宗金鉴》注谓"河豚鱼"。然未出所据，此特考而证之。

《类篇·鱼部》说："鮧，才资切，鱼名，鲇也，江东语。"其"鮧"训"鲇鱼"，非此义。以此"鮧"字与"鲧"连文为"鲧鮧"也。《说文·鱼部》说："鲧，鱼名，从鱼，侯声"，朱骏声《说文通训定声·需部》注："鲧鲐也"。鲧，又作"鰕"，《龙龛手镜·鱼部·平声》说："鰕，音侯，鰕鲐鱼"；《山海经·北山经》说："其中多赤鲑"，郭璞注："今名鰕鲐为鮭鱼。"《文选·左思吴都赋》说："王鲔鰕鲐"，刘逵注："鰕鲐鱼，状如科斗，大者尺馀，腹下白，背上青黑，有黄文，性有毒，虽小，獭及大鱼不敢饮之。蒸煮饮之，肥美，豫章人珍之。"是其本作"鲧鲐"字也。故《说文·鱼部》说："鲐，海鱼也，从鱼，台声"；《玉篇·鱼部》说："鲐，他才切，鱼也。"《龙龛手镜·鱼部·平声》说："鲐，土来切，鱼名"；《广韵·上平声·十六咍》说："鲐，鱼也"；《类篇·鱼部》说："鲐，盈之切，鱼名"。据此，则"鲐"之读音有二："土来切"者，"台"音也；"盈之切"者，"饴"

音也。《诗·大雅·生民之什·行苇》说："黄耇台背"，郑玄笺："台之言鲐也"，陆德明释文："鲐，汤来反，鱼名，一音夷"；《史记·货殖列传》说："鲐鮆千斤"，张守节正义："鲐音台，又音贻。"明谓"鲐"字有此二读也。鲐，训"饴"，与"鮧"同声，故"鮧"假借为"鲐"。是"鯸鮧"者，即"鯸鲐"也。鯸鲐，一作"鯸鮧"，《玉篇·鱼部》说："鯸，胡沟切。鯸鮧，鲍也，食其肝杀人"；又说："鮧，亦之切，鯸鮧"；《广韵·下平声·十九侯》说："鯸，鯸鮧，鱼名"；《龙龛手镜·鱼部·平声》说："鮧，与之反，鯸鮧鱼"；《类篇·鱼部》说："鮧，盈之切，鱼名"，引《博雅》说："鯸鮧，鲀也，背青腹白，触物即怒，食其肝杀人。"鯸鲐，鯸鮧，鯸鮧，字虽异而义则同，其为物一也。而鯸鲐之为状，刘逵谓其"状如科斗，大者尺馀，腹下白，背上青黑，有黄文"（见《文选·郭璞江赋》注），陈藏器谓其"以物触之即嗔，腹如气球，亦名嗔鱼，腹白，背有赤道，如印，鱼目得合，与诸鱼不同"（见王念孙《广雅·释鱼》疏证引），寇宗奭谓其"多怒，触之则怒气满腹，翻浮水上"（见《本草衍义》卷十七），李时珍谓其"吴越最多，状如科斗，大者尺馀，背色青白（当作黑，因涉下"白"字而误），有黄缕文，无鳞，无腮，无胆，腹下白而无光，率以三头相从为一部，彼人春节甚珍贵之，尤重其腹腴，呼为西施乳"（见《本草纲目·鳞部》）。这表明了鯸鲐的形状、肤色和性态。

《骈雅·释虫鱼》说："鯸鲐，河豚也。"然鯸鲐为海鱼而不生于河，其状如科斗而又不似豚，何以名其为"河豚"？上引《玉篇·鱼部》说："鯸鮧，鲍也"。鲍之为言诃，《广雅·释诂》卷二上说："诃，怒也"，以其鱼触物即怒，故名之曰"鲍"。又上引《类篇·鱼部》引《博雅》说："鯸鮧，鲀也"，鲀之为言屯，《广雅·释诂》卷一上说："屯，满也"，以其鱼触物则怒气满腹，故名之曰"鲀"。是鯸鲐触物易怒则既名"鲍"又名"鲀"或称之为"鲍鲀"而声转为"河豚"也。河豚乃海鱼，有时则倒灌入江河，其肉肥美，其肝其血其子有大毒，须洗极净，蒸煮极熟食之。煮时忌尘灰煤及釜盖上汽水落入釜中。如中其毒者，始觉口麻，继而腹痛，甚者杀人，速煮芦根汁服之以解，或橄榄或甘蔗亦可解其毒。

二十三、蓴

《金匮要略·果实菜谷禁忌并治第二十五》说："蓴多病，动痔疾。"

按：此文"病"字，当为"食"字之讹。《备急千金要方》卷二十六第三说："蓴，味甘寒滑，无毒，主消渴热痹，多食动痔病"，可证。然则"蓴"之为物若何？《说文·艸部》说："蓴，蒲丛也，从草，专声"，蒲草丛生于水，则谓之"蓴"，读若"徒官切"，又《广韵·上平声·十八谆》说："蓴，蒲秀"，据《论语·子罕》所谓"苗而不秀者有矣夫，秀而不实者有矣夫"之文，则"秀"即"花"也，蒲花之生，簇聚于茎之顶端而作穗，故《广雅·释草》说："蒲秀谓之穗"，蒲穗皆紫茸四周，密密相次，长五六寸，形正圆。以其形圆，故亦谓之蓴。其蒲花中蕊屑，细若金粉，盖即《神农本草经·上品》之"蒲黄"也。然无论其为蒲丛或者蒲秀，则均非菜食之用，其何得而有"多食"云为？且蒲黄古亦用之治疗痔疾，如《备急千金要方》卷二十三第三说："治痔……又方：以蒲黄水服方寸匕，日三，良妙"，《外台秘要·肠痔方一十五首》引《肘后》说："疗患肠痔，每大便常有血，方：以蒲黄水服方寸匕，日三，差"，是其例，更不得谓其有"动痔疾"之弊也。从而表明彼训"蒲丛"或"蒲秀"之"蓴"非此文"蓴"字之义也。

此文之"蓴"，既云"多食"，则当为菜蔬，《玉篇·艸部》说："蓴，常伦切，蓴菜"是矣。上引《备急千金要方》卷二十六第三论"蓴"之文，正是载在其书之《食治·菜蔬》中。《千金翼方·本草下·菜部》亦谓"蓴，味甘寒，无毒，主消渴热痹"，而其上篇《虫鱼部》中尚有"鲫鱼……一名鲋鱼，合蓴作羹，主胃弱不下食；作脍，主久赤白痢"。是此文"蓴"为"菜蔬"无疑。

蓴菜，古亦名"茆"，《诗·鲁颂·泮水》说："薄采其茆"，毛苌传："茆，凫葵"，陆玑疏："茆与荇菜相似，叶大如手，赤（疑为"差"字之误）圆，有肥者著手中滑不得停，茎大如匕柄。叶可以生食，又可煮，滑美。南人谓之蓴菜，或谓之水葵，诸波泽水中皆有"，陆德明释文："茆，音卯，徐音柳，韦昭：'萌藻反，凫葵也'，干宝云：'今之鳬蹏草，堪为菹，江东有之'，何承天云：'此菜出东海，堪为菹酱也'，郑小同云：'江南人名之蓴菜，生波泽中"。是蓴菜古一名"茆"，又名"凫葵"，又名"水葵"，又名"鳬蹏草"，生于江南、江东诸波泽水中，形与荇菜相似。其嫩叶可生食，亦可煮食，还可醯以为菹，故《周礼》就有"醯人"以掌"茆菹麇臡"。

蓴菜，亦作"莼菜"，《广韵·上声·四十四有》说："茆，凫葵，水草。《诗》云：'言采其茆'，即莼菜也"，《集韵·平声二·十八谆》说：'莼，水菜，通作蓴"，段玉裁注《说文·草部》"茆"字条亦说："凫葵名茆，亦名挛，今之莼菜也"等，是其证也。今湖北利川市犹称之曰"莼菜"。其福宝山天湖所生莼菜之嫩叶，粘质尤多，置手中真"滑不得停"也。现已将其嫩叶开发加工，制成工业食品，远销日本矣。

二十四、犀角箸

《金匮要略·果实菜谷禁忌并治第二十五》说："犀角箸搅饮食沫出，及浇地坟起者，食之杀人。"

按：此文"犀角箸"者，乃以犀牛角为材所制今之所谓"筷子"者也。《尔雅·释兽》说："犀似豕"，郭璞注："形似水牛，猪头，大腹，痹脚，脚有三蹄，黑色，三角：一在顶上，一在额上，一在鼻上。鼻上者，即食角也，小而不椭，好食棘。亦有一角者"。

在古代，我国南方为犀牛栖息之地，《尚书·禹贡》说："荆州……厥贡羽、毛、齿、革、惟金三品"，孔安国传："土所出与扬州同"而谓"革"为"犀皮"也；《周礼·夏官司马下·职方氏》说："正南曰荆州……其利丹、银、齿、革"，郑玄注："革，犀兕革也"；《国语·楚语上》说："若杞梓、皮革焉，楚实遗之"，韦昭注："皮革，犀兕也"；同篇又说："巴浦之犀、氂、兕、象，其可尽乎"，韦昭注："今象出徼外，其三兽则荆、交有焉"；《国语·楚语下》载楚大夫王孙圉对赵简子说："龟、珠、角、齿、皮、革、羽、毛，所以备赋，以戒不虞者也。……此楚国之宝也"，韦昭注："革，犀兕也，所以为甲胄"；《国语·晋语四》载晋公子重耳对楚成王熊頵亦说："羽、旄、齿、革，则君地生焉"，韦昭注："革，犀兕皮"，《山海经·南山经》说："祷过之山……其下多犀兕"；《尔雅·释地》《淮南子·地形训》俱说："南方之美者，有梁山之犀、象焉"；孙星衍按《种农本草经》引《范子计然》说："犀角出南郡，上价八千，中三千，下一千"。是记正南方之犀也。东南方者，《尚书·禹贡》说："扬州……厥贡惟金三品，瑶、琨、篠荡、齿、革、羽、毛、惟木"，孔安国传："革，犀皮"；《周礼·夏官司马下·职方氏》说："东南曰扬州……其畜宜鸟兽"，郑玄注："鸟兽，孔雀、鸾、鹓鹐、犀、象之属"；《国语·吴语》说："奉文犀之渠"，韦昭注："文犀，犀之有文理者"；《国语·越语上》说："今夫差衣水犀之甲者，亿有三千"，韦昭注："水犀之皮有珠甲，山犀则无"；《淮南子·说林训》说："秦王……又利越之犀角、象齿、翡翠、珠玑"。西南方者，《汉书·扬雄传》说："璧马犀之瞵珶"，颜师古注："马犀者，马瑙及犀角也"；《文选·左太冲蜀都赋》说："戾犀角"；《汉书·西南夷传》说："谨北面因使者献白璧一双，翠鸟千，犀角十……"《千金翼方·本草中·人兽部》说："犀角……出永昌山谷及益州"；1986 年 3 月 24 日《武汉晚报》第一版据新华社重庆当日电："八十年代后期，地质学家在合川市三汇镇中尾洞黄色堆积物中，发现距今五十八点六万年的东方剑齿象、爪蹄兽、巨貘、中国犀、马鹿等，共十九种。此后中国，意大利联合洞穴科学考察探险队又在华蓥市、江津市等处发现三百余件史前动物化石，包括大熊猫、中国犀……"1993 年 7 月 19 日《中国中医药报》第三版载："1986 年贵州纤金县挖出重达 600 公斤的万年前犀角化石"等等。

从上所述资料，充分表明我国南方和东南、西南等地，在古代实为犀牛生存之地方，直到 1945 年以前西双版纳还有犀牛出没。

既然我国南方及其两侧之大块土地，为古代犀牛之栖息地，自然首先由其人民发现犀牛之形态、生活及其皮革之武备作用和犀角之物品制作与药治功效。

《神农本草经》卷二说:"犀角,味苦寒,主百毒虫(蛊)注,邪鬼,障气,杀钩吻、鸩羽、蛇毒,除邪(原脱"邪"字,今补),不迷或厌寐,久服轻身"。是犀角之用善解百毒也,故此文用"犀角箸"探测饮食中之毒,《尔雅·释兽》郝懿行义疏引《抱朴子》说:犀"角为叉导,搅汤解诸药毒",《肘后备急方》卷一第五说:"作犀角枕"可以"辟魔寐"。犀角并可用于治疗斑证、热狂、血热吐衄、热郁神昏、蛊毒下血如豚肝等病证,故古代每有用之者。今则因气候变迁,环境改异,致我国除动物园等养有少量犀牛外,山谷犀牛已绝迹。在世界范围内,由于偷猎太甚,亦为数不多矣,犀牛已成为濒临绝灭之物种!世界野生生物基金组织,为防止各种犀牛绝灭,发起禁止犀牛角贸易之世界性运动,我国政府亦明令禁止买卖和治病处方中使用犀牛角。据说印度、缅甸治病,现用幼犀尿液代替犀角,而我国医生则以水牛角代替之,惟用量加重十数倍耳。数年前,余曾用水牛角片30克代替犀角,配以茵陈蒿、红栀子等药,治愈一例因服用化学药品致肝藏损伤而见全身黄疸之女性患者,至今未复发。

《神农本草经》成书年代考

《神农本草经》，是我国较早的一部药物学专著，记载药物三百六十五种，分上、中、下三品。上品一百二十种，主养命以应天；中品一百二十种，主养性以应人；下品一百二十五种，主治病以应地，并较详细的论述了这上、中、下三品共三百六十五种药物的性味、功效、生长环境和采集时节，为我国古代医疗活动提供了用药依据，为我国古代药物学发展奠定了牢靠基础。惜原书早已亡佚，现在流传于世的《神农本草经》诸书，皆为后人之辑佚本。其《神农本草经》原书的成书时间，历来众说纷纭，莫衷一是，有谓是在先秦者，有谓在两汉者，有谓是在三国者，有谓是在六朝者。兹特再为考证之。

（一）《神农本草经》成书的时间上限

1. 《神农本草经》书名上冠"神农"二字，而"神农"则是我国传说中的上古帝王，又称"炎帝"。然当时人类文化未开，文字未兴，不可能有其书出现。《淮南子·修务训》说："世俗之人，多尊古而贱今，故为道者，必托之于神农、黄帝而后能入说。"其《淮南子》一书，乃西汉淮南王刘安著。是西汉及其前后的人著书多有托名于神农、黄帝者。

2. 《神农本草经》乃记述药物的名称、性味、功效、产地及有毒无毒等的专著而称之曰《本草经》。考"本草"一词，首见于《汉书》。该书《郊祀志下》说："成帝初即位……候神方士使者副佐，本草待诏七十余人皆归家"，又《游侠传》说："楼护字君卿，齐人。父世医也，护少随父为医长安，出入贵戚家。护诵医经、本草、方术数十万言"，又《平帝纪》说："元始……五年……征天下通知逸经、古记、天文、历算、钟律、小学、《史篇》、方术、《本草》及以《五经》《论语》《孝经》《尔雅》教授者，在所为驾一封轺传，遣诣京师，至者数千人。"是西汉后期始有"本草"之词出现。

3. 《汉书·高后纪》说："不疑为恒山王"，如淳曰："今常山也，因避文帝讳改曰常"；《汉书·地理志》说："常山郡"，张晏曰："恒山在西，避文帝讳，故改曰常山"；《后汉书·光武帝纪下》说："进右翊公辅为中山王，食常山郡"，李贤注："本恒山郡，避文帝讳改为常山"；《广雅·释山》说："常山谓之恒山"，王念孙疏证："汉避文帝讳，改恒山为常山"。然《神农本草经》卷三载有"恒山"之药，未避汉文帝刘恒讳改。

4. 《汉书·高后纪》说："南越侵盗长沙，遣隆虑侯竈将兵击之"，应劭曰："隆虑，今林虑也，后避殇帝讳，故改之"：《汉书·地理志》说："隆虑"，应劭曰："隆虑山在此，避殇帝名改曰林虑也"；《后汉书·耿弇列传》说："宝弟子承袭公主爵为林虑侯"，李贤注："林虑，即上隆虑也，至此避殇帝讳改焉"。后汉殇帝讳隆，故张仲景之《伤寒论》和《金匮要略》中，于病候无"癃"字而皆曰"淋"。然《神农本草经》中则"淋""癃"并用，如卷二载："石龙子……主五癃邪结气，破石淋"，卷三载："石蚕……主五癃，破石淋"，而不避殇帝刘隆讳也。

5. 《神农本草经》卷一说：独活主"痫痓"，髮髲"疗小儿痫，大人痓"，麝香主"痫痓"，牛黄主"热盛狂痓"，石蜜主"诸惊痫痓"；卷三说：鼠妇主"痫痓"。考"痓"字始见于张揖《广雅》。《广雅·释诂》卷三下说："痓，恶也"。《玉篇·疒部》亦说："痓，充至切，恶也"。是"痓"字从"疒"而训"恶"，其义当为"恶病"，而《备急千金要方》卷五上第三说："夫痫，小儿之恶病也"。故"痓"与"痫"连用为"痫痓"。其"痫痓"一词，亦见于《针灸甲乙经》卷四第一下，彼说："心脉满大，痫痓筋挛。肝脉小急，痫痓筋挛"。然"痓"字未见于《说文解字》，而《神农本草经》屡用之，可见其书为晚《说文解字》而出。

6. 《伤寒论·伤寒杂病论集》说："乃勤求古训，博采众方，撰用

《素问》《九卷》《八十一难》《阴阳大论》《胎胪》《药录》并'平脉辨证',为《伤寒杂病论》合十六卷",是张仲景在撰著《伤寒杂病论》时,所参考的药物学著作为《药录》,而非《神农本草经》,可见当时张仲景尚未见到《神农本草经》之书。

(二)《神农本草经》成书的时间下限

1. 《黄帝三部针灸甲乙经序》说:"伊尹以亚圣之才,撰用《神农本草》以为汤液";《文选·养生论》说:"故《神农》曰'上药养命,中药养性'者,诚知性命之理,因辅养以通也";《博物志·药论》说:"《神农经》曰:'上药养命',谓五石之练形,六芝之延年也,'中药养性',合欢蠲忿,萱草忘忧,'下药治病',谓大黄除实,当归止痛";《抱朴子·仙药》说:"《神农四经》曰:'上药令人身安命延……中药养性,下药祛病"。据文献资料分析,此所谓"《神农》",所谓"《神农经》",所谓"《神农四经》",所谓"《神农本草》",皆指今世流传之《神农本草经》一书也。而《针灸甲乙经》作者皇甫谧,《养生论》作者嵇叔夜,《博物志》作者张华,《抱朴子》作者葛洪,皆为晋代人。是《神农本草经》一书,在其四者之前已成书问世矣。

2. 《学林·啖袴》说:"晋武帝讳炎……故字之从'炎'者,多改易之"。然《神农本草经》卷三说恒山主"胸中痰结吐逆",巴豆主"留饮痰癖",两从"炎"字皆未改易。是《神农本草经》不避晋武帝司马炎讳。

(三)结语

综上所述,可见《神农本草经》书名上冠之"神农",实为西汉及其前后作者之讬名,而药物学著作称之为"本草"则为西汉后期始有之事,且《神农本草经》未避西汉文帝刘恒讳,也未避东汉殇帝刘隆讳,且屡用"瘆"字,生活在东汉末年的张仲景又未见到《神农本草经》,表明《神农本草经》成书的时间上限,绝对不会早于东汉末年,只能在其以后时间内;根据《针灸甲乙经序》《养生论》《博物志》《抱朴子》等晋代著作提到或引用《神农本草经》,而《神农本草经》

不避晋武帝司马炎讳，则其成书当在晋代司马炎即位之前矣，是乃所谓"三国"之时间内也。其时"服石"之风颇盛，故《神农本草经》特别重视金石类药，将金石类药列上、中、下三品的各品之首，体现了这一时代的特征。

在《神农本草经》中，还充斥有"轻身延年""不饥不老"的思想内容，如该书《上品》（卷一）说：丹沙"久服通神明不老"，玉泉"久服耐寒暑，不饥渴，不老神仙"，涅石"鍊食服之，轻身不老，增年"，滑石"久服轻身，耐饥，长年"，太一余粮"久服耐寒暑，不饥，轻身，飞行千里，神仙"，白青"久服通神明，轻身，延年不老"，鞠华"久服利血气，轻身，耐老延年"，柏实"久服令人悦泽美色，耳目聪明，不饥，不老，轻身延年"，龙骨"久服轻身通神明，延年"，又《中品》（卷二）说：雄黄"**铼**食之，轻身，神仙"，雌黄"久服轻身，增年，不老"，水银"久服神仙不死"，枲耳实"久服益气，耳目聪明，强志，轻身"，等等。它反映了我国古代神仙家的思想，而我国古代神仙家思想则产生于我国战国时代，至东汉年间则为我国土生土长的道教所吸收，从而表明了《神农本草经》之书为我国道教人士所撰写。

《神农本草经》考义二则

一、苦菜

《神农本草经》卷一说："苦菜，味苦寒，主五藏邪气，厌谷，胃痹，久服安心益气，聪察少卧，轻身耐老，一名荼草，一名选，生川谷。"

按：苦菜，为一菜蔬名称，既入食用，又入药用，《礼记·月令》说："孟夏之月……苦菜秀，"表明苦菜还是我国气候学"一年七十二候的物候之一"，《吕氏春秋·士容论·任地》也有"日至，苦菜死"的记载。

苦菜在我国古代文献中记录较早，春秋时代孔丘整理的《诗经》中就有多处论述，如《诗·国风·邶风·谷风篇》说："谁谓荼苦，其甘如荠"，毛苌传："荼，苦菜也"，《诗·大雅·文王之什·緜篇》说："周原膴膴，堇荼如饴"，毛苌传："荼，苦菜也"，《诗·国风·豳风·七月篇》说："采荼薪樗，食我农夫"，朱熹注："荼，苦菜也"，是苦菜亦单名"荼"，以其为"草"本，故《神农本草经》谓其"一曰荼草"。苦菜亦单称"苦"，如《诗·国风·唐风·采苓篇》说："采苦采苦，首阳之下"，毛苌传："苦，苦菜也"，孔颖达疏："此荼也。陆玑云：'苦菜生山田及泽中，得霜恬脆而美，所谓堇荼如饴，《内则》云濡豚包苦，用苦菜，是也"。亦通作"苦荼"，《礼记·内则》说："濡豚包苦实蓼"，郑玄注："苦，苦荼也"，《仪礼·公食大夫礼》说"鉶芼牛藿羊苦豕薇皆有滑"，郑玄注："苦，苦荼也"，《仪礼·士虞礼》说："鉶芼用苦"，郑玄注："苦，苦荼也"，此诸"苦荼"乃"苦菜"也，与《尔雅·释木》"檟，苦荼"之"苦荼"义别。

苦菜，又名"游冬"，《广雅·释草》说："游冬，苦菜也"是其证。

综上所述，则知苦菜之为物，既曰"苦菜"矣，又曰"选"，曰"苦"，曰"荼"，曰"荼草"，曰"苦荼"，曰"游冬"。名虽有"七"，而其为物则"一"也。

《尔雅·释草》说："荼，苦菜"，郭璞注："《诗》曰：'谁谓荼苦'，菜可食"，邢昺疏："此味苦可食之菜，一名荼，一名苦菜，《本草》一名荼草，一名选，一名游冬。案《易纬通卦险玄图》云：'苦菜生于寒秋，经冬历春，得夏乃成'，《月令》'孟夏苦菜秀'是也。菜似苦苣而细，断之有白汁，花黄似菊，堪食，但苦耳"。郝懿行义疏："……《诗·绵》正义引樊光曰：'苦菜可食者也'，《尔雅》释文引《本草》云：'苦菜名荼草，一名选，《别录》云：'一名游冬，生山陵道旁，冬不死'。《月令》：'孟夏之月苦菜秀'，《易通卦验玄图》云：'苦菜生于寒秋，经冬历春，得夏乃成'。今苦菜正如此，处处皆有，叶似苦苣，亦堪食，但苦耳。《颜氏家训·书证篇》云：'叶似苦苣而细，摘断有白汁，花黄似菊'。李时珍云：'稍叶似鹳嘴，故名老鹳菜'。合颜、陆、李三说，可尽荼菜之形状"。是苦菜生于秋，经冬、春至夏而成菜，其叶似苦苣而细，摘断则有白汁出，稍叶如鹳嘴，花黄如菊，味虽苦而堪食。南北皆有之。

此文苦菜因冒有"荼"名，且人久服则"少卧"，又凌冬不凋，陶弘景疑其为"茗"，而唐人已早指出其为误。然清代孙星衍等犹以"茗"注此文，岂不太粗疏哉！殊不知苦菜久服始少卧，茗则始服即少卧，久服则睡眠如常矣，二者见证有异，此其一；苦菜、茗，古代文献多两载之，如《尔雅》载"苦菜"于《释草》，载"茗"（其所谓"檟，苦荼"也）于《释木》。《新修本草》《千金翼方·本草》《证类备用本草》等均载"苦菜"于"菜部"，载"茗"于"木部"，二者记部有异，此其二；苦菜处处皆有，上引《诗》中之"邶""豳""周原"等地在我国北方，《月令》亦为中原文化，皆有苦菜，而茗独盛产于我国南方，北方无产也，二者产地有异，此其三。有此三别，其为二物甚明。药之同名异物者多矣，何得以"荼茗"之"二物"混之不分而谓此文之"苦菜"为"茗"哉？

二、彼子

彼子，乃彼树之果实，已早入药用，《神农本草经》卷三说："彼子，味甘温，主腹中邪气，去三虫、蛇螫、蛊毒、鬼注、伏尸，生山谷"，孙星衍等引陶宏景注说："方家从来无用此者，古今诸医及药家子不复识。又一名罴子，不知其形何类也。"按：陶注非是。"彼子"之"彼"，与"柀"字通，故借"彼"为"柀"。《尔雅·释木》说："柀，黏"，郭璞注："黏似松，生江南，可以为船及棺材，作柱埋之不腐"，邢昺疏："柀，一名黏，俗作杉（原误为"衫"，今改）"，陆德明《经典释文·尔雅音义下·释木》说："柀，音彼，又匹彼反。黏，字或作'杉'，所咸反，郭音芟，又音纤"。是"柀"又名"黏"通作"杉"也。

黏，《说文》作"樴"，《说文·木部》说："柀，樴也，从木，皮声"。樴，黏字同。《玉篇·木部》说："柀，碑诡切，杉木也，埋之不腐，樴，所咸切，木名；杉，同上"。亦证"柀"为今之"杉木"也。然段玉裁《说文》"柀"下注引罗氏愿《尔雅翼》说："柀似杉而异，杉以材偁，柀又有美实，而材尤文采，其树大连抱，高数仞，叶似杉，木如柏，作松理，肌理细软，堪为器用，古所谓文木也。其实有皮壳，大小如枣而短，去皮壳可生食。《本草》有'彼子'，即'柀子'也。"据罗氏之说，则'柀'与'杉'有别，而《尔雅》《说文》乃浑言之耳。析言之，则柀自柀，杉自杉；浑言之，则柀亦杉也，故"柀"有称之为"柀杉"者。

方以智《通雅·植物·木部》说："《尔雅》：'柀，黏'。黏，一作'樴'。汉安永初五年，合浦杉叶飞入洛阳以为瑞。嵇含言'柀杉'。……（邓）潜谷以'柀'似'杉'为'榧'，《别录》作'柟'，《神农本草经》有'柀子'……"是"柀"又作"柟"作"榧"。其果实"柀子"或"彼子"又作"榧子"，唐人已指出。《新修本草·木部下品》"榧实"下注说："此物是《虫部》'彼子'也。《尔雅》云'彼，杉也'。其树大连抱，高数仞，叶似杉，其树如柏，作松理，肌细软，堪为器用也（原作'堪器者'三字，不文，据《证类备用本草》引文校改）"。然因"彼子"何以为"榧子"之义未明，故人们至今仍不信"柀子"是"榧子"之说，而不知"彼子"即"榧子"也。

考《说文》"柀"字，读若"甫委切"，而"匪"字，读若"非尾切"，二字声同可通，"柀""彼"俱谐"皮"声，例亦通假，故《诗·小雅·甫田之什·桑扈》说："彼交匪敖"，《春秋·左襄二十七年传》引作"匪交匪敖"；《诗·小雅·甫田之什·采菽》说："彼交匪纾，天子所予"，《荀子·劝学篇》引作"匪交匪舒，天子所予"。杨倞注："《诗·小雅·采菽（菽，原误为"菜"，今改）》之篇。'匪交'，当为'彼交'。"是"彼""匪"二字可通之证也。然"榧"之为字，《说文》《玉篇》所无，其字"从木，匪声"，《类篇》读若"府尾切"，与"柀""匪"二字亦同声，例亦得通假为用也。以"柀子"为木之果实，故借"匪"为用时，特于"匪"字之左加一"木"旁以示其"从木"之义而作"榧子"。

上引《通雅·植物·木部》说："柀……《别录》作'枇'。"可见"皮""非"二字作为字之偏旁，古亦可通，故古"九针"中之"铍针"，亦可写作"鈚针"，如《灵枢·九针十二原第一》说："铍针者，末如剑锋，以取大脓"，而《素问·病能论篇第四十六》说：夫气盛血聚者，宜石而写之"，王冰注："石，砭石也，可以破大痈出脓，今以鈚针代之"。是"鈚针"即"铍针"也。

综上所述，彼子、柀子、榧子三者，字虽异而物则同也，乃柀杉之果实，医者用之以祛人体之寸白虫，今则通作"榧子"一名也。

《肘后备急方》考义二则

一、捣扁豆封

《肘后备急方》卷五第三十七说："恶疮连痂痒痛，捣扁豆封，痂落即差近方。"

按：此文"扁豆"一药，《证类备用本草·草部下品之下·萹蓄》条、《本草纲目·草之五·萹蓄》条引之作"萹竹"或"扁竹"。"萹""扁"字同。疑此文"豆"字误，当为"竹"。若然，则此文"扁豆"即为"萹竹"之药也。所谓"萹竹"者，《诗·国风·卫风·淇奥》说："绿竹猗猗"，毛苌传："竹，萹竹也"，《集韵·入声·一屋》说："竹，萹竹，草名"，《说文·艸部》说："萹，萹茿也，从草，扁声。茿，萹茿也，从草，筑有声"。萹茿，与"萹竹"同。是"萹竹"亦作"萹茿"，又可单称"竹"，单称"萹"，单称"茿"也。萹竹，又作"萹蓄"，《尔雅·释草》说："竹，萹蓄"，郭璞注："似小藜，赤茎节，好生道旁，可食，又杀虫"，郝懿行义疏："……陶注《本草》云："处处有之，布地生叶，节间白，叶细绿，人亦呼为萹竹，煮汁与小儿饮，疗蛔虫有验"。《神农本草经》卷三亦称为"萹蓄"，谓其"味辛平，主浸淫，疥搔，疽，痔，杀三虫。生山谷"。是萹竹之用，内以驱蛔，外以治疥搔疮痔也。此文用"萹竹"捣封，以治疗"恶疮连痂痒痛"之疾，正当其能。惜今人已不识"萹竹"此等功效，而惟用之于通利小便耳！

二、青蜂　分等　麝芮　毒之

《肘后备急方》卷七第五十六说："葛氏竹中青蜂螫人方：雄黄、

麝香、干姜分等捣筛，以麝芮和之，著小竹管带之行，急，便用传疮，兼众虵虺毒之，神良。"

按：1. 此文"青蜂"二字，在篇目《治卒青蛙蝮虺众虵所螫方》中作"青蛙"。二者皆与本篇内容不合，疑字有误，观下文"虵绿色，喜缘树及竹上，大者不过四五尺，皆呼为青条虵"，且"青蜂"上冠以"竹中"二字，可证其为"青虵"之误。青虵者，"青条虵"也，今人谓之"青竹虵"，最毒。

2. 此文"分等"二字误倒，当乙转，作"等分"，谓"雄黄""麝香""干姜"三味药用相等分量。

3. 此文"麝芮"之药，千顷堂印本作"射芮"。麝，乃"射"之借；芮，为"罔"之坏，即"射罔"。《神农本草经》卷三说："乌头……其汁煎之，名射罔"。是"射罔"乃"乌头"之"汁"也。乌头之治毒虵螫伤，在我国至少已有两千多年的历史，《淮南子·说林训》说："蝮蛇螫人，传以和堇则愈"，堇，即"乌头"。《国语·晋语二》说："寘堇于肉"，韦昭注："堇，乌头也"，可证。乌头可治疗蛇毒，故此文方中用乌头汁所为之"射罔"，与雄黄、麝香、干姜等末和之，以傅青竹蛇之螫疮。下文还有单用"麝芮"一味涂治虵毒者，云："虵毒……又方：以麝芮涂肿上，血出乃差"，而《备急千金要方》卷二十五第二亦载："治蝮蛇毒……又方：以射罔涂肿上，血出即愈"。是此文"麝芮"即为"射罔"无疑矣。

4. 此文"兼众虵虺毒之"句之"毒之"二字，亦为误倒，例当乙转，作"之毒"为是。

《新修本草注》考义一则

瓜 芦

《新修本草·菜部》注引《桐君药录》说："南方有瓜芦木，亦似茗，至苦涩，取其叶作屑，煮汁饮，即通夜不眠。煮盐人唯资此，尔交广最所重，客来先设，乃加以香芼辈尔"。

按：《茶经·七之事》引此文"《桐君药录》"，作"《桐君录》"，少"药"字；"取其叶作屑，煮汁饮，即通夜不眠"，作"取为屑茶饮，亦可通夜不眠"；"煮盐人唯资此"，作"煮盐人但资此饮"；"尔"后"而"，句中无"所"字；末句亦无"耳"字。

《证类备用本草·木部上品》引陈藏器说："皋芦叶，味苦平，作饮止渴，除痰，不睡，利水，明目，出南海诸山，叶似茗而大，南人取作当茗，极重之。《广州记》曰：'新平县出皋芦。皋芦，茗之别名也，叶大而涩'，又《南越志》曰：'龙川县出皋芦，叶似茗，味苦涩，土人为饮，南海谓之过罗，或曰物（疑为"拘"字之误）罗，皆夷语也'。"而《本草纲目·果部·果之四》载陈藏器引《南越志》"龙川县有皋芦"句下，尚有"一名瓜芦"四字。是"瓜芦"即"皋芦"也，又名"过罗"，亦曰"拘罗"，其叶似茗而大，味苦涩，南人以为饮，亦可作药用。李时珍也说："皋芦，状如茗，而大如手掌，捼碎泡饮，最苦而色浊，风味比茶不及远矣。今广人用之，名曰苦蘉，……清上膈、利咽喉"，并引李珣说："皋芦尚能'通小肠，治淋，止头痛烦热'之证。则"瓜芦"或"皋芦"亦名"苦蘉"也。

《通雅·植物·木部》说："皋芦，苦丁也。……广人又饮苦丁茶。按皋芦叶苦平，《南越志》曰：'龙川县出皋芦叶，叶大而涩，南海谓之过罗，今呼为苦芋'。"皋芦，与"枭芦"字同。苦芋，乃"苦荂"之声转也。

瓜芦，皋芦，过罗，拘罗，苦荂，苦芋等六名而一物也，今则通谓之"苦芋茶"。

《茶经·一之源》说："茶者，南方之嘉木也，一尺，二尺，乃至数十尺，其巴山峡川有两人合抱者，伐而掇之。其树如瓜芦……"而《新修本草·菜部》注引《桐君药录》则说："南方有瓜芦木，亦似茗"。是"瓜芦"自"瓜芦"，"茶茗"自"茶茗"，只相似耳。但《广州记》又说："皋芦，茗之别名也"，《骈雅·释草》亦谓"拘罗，过罗，皋芦，苦茗也"。则二者又为一物矣。然究诸实际，则瓜芦出南越而较茗叶为大，其味极苦涩，与茶茗相似而略有小异，故传树勤等《茶经·一之源》注说："瓜芦，即皋芦，是茶的大叶变种"也。

今之药市上，每有用"猫儿刺叶"或其他树叶伪作苦芋茶者。

《备急千金要方》考义八则

一、桑蠍虫矢

《备急千金要方》卷二第七说："治妊娠胎堕，下血不止……又方：桑蠍虫矢烧灰，酒服方寸匕。"

按：本方"桑蠍虫矢"之药，本书后卷十五下第九所载"治痔湿久下痢赤白，百疗不差"之"下部用药"方中，有"蠍虫屎"一药，其"屎"与"矢"同。然则"桑蠍虫矢"之为药若何？考《说文·虫部》说："蠆，毒虫也，象形。蠆，蠆或从蚰。"读若"丑芥切"，无"蠍字。蠆，诸书多作"蠆"，《诗·小雅·都人士之什·都人士》说："发卷如蠆"，毛苌传："蠆，螫虫也"，陆玑疏："蠆……幽州谓之蠍"；《春秋·左僖二十二年传》说："蜂蠆有毒"，孔颖达疏："《通俗文》云：'蠆长尾谓之蠍。蠍毒伤人曰蛆，张列反'。"《玉篇·虫部》说。"蠍，许谒切，螫人虫"。是"蠍"为"蠆"属，能毒螫人之虫，但皆未述及其与桑木有涉也，何以会有"桑蠍虫矢"之药哉？

细究之，此文"蠍"当为"蝎"之借。蝎，从虫，曷声，蠍，从虫，歇声，而"歇"则从欠"曷声"。二字俱谐"曷声"，故例得通假。"消歇"之"歇"，今则皆假"水尽"之"渴"字为之，可证。然则所谓"蝎"者，《国语·晋语一》说："虽蝎谮，焉避之"，韦昭注："蝎，木虫也"，《尔雅·释虫》说："蝎，蛣蜣"，郭璞注："木中蠹虫"。其"蝎"训"木虫"，训"木中蠹虫"。而"蠹"者，《说文·蚰)部》说："蠹，木中虫，从蚰，橐声。螙，蠹或从木，象虫在木中形"，段玉裁注："在木中食木者也"，《吕氏春秋·恃君览·达郁》说：

"树郁则为蠹"，高诱注："蠹，蝎，木中之虫。其"蠹"训"木中虫"，训"木中蝎虫"。表明"蝎""蠹"二字可互训，其义则为"在木中食木之虫"，今俗之所谓"蛀虫"也。虽然如此，而"蝎"之本义，则多指桑木中蠹虫，故《尔雅·释虫》说："蝎，桑蠹"，《玉篇·虫部》说："蝎，胡葛切，桑中蠹虫也"，《论衡·商虫篇》也说："桂有蠹，桑有蝎"等，是其证。

蝎，一名"蝤蛴"，《说文·虫部》说："蝎，蝤蠤也，从虫，曷声"。蠤，即"蛴"字。《诗·国风·卫风·硕人》说："领如蝤蛴"，毛苌传："蝤蛴，蝎虫也"，孔颖达疏："以在木中白而长……"《尔雅·释虫》说："蝤蛴，蝎"，郭璞注："在木中"，郝懿行义疏："蝤蛴色白，身长足短，口黑无毛，至春羽化为天牛"。《千金翼方·本草下·有名未用》所载"桑蠹虫，味甘无毒，主心暴痛，金疮肉生不足"者即其物，所谓"蝤蛴"或曰"蝎"也。是此文之"桑蠣虫矢"，乃"桑蝎虫矢"，即其"桑蠹虫之屎"也，殆无疑义矣。

二、桑木中蝎屎

《备急千金要方》卷四第三说："治崩中漏下赤白不止，气虚竭……又方：桑木中蝎屎烧灰，酒服方寸匕。"

按：此文"桑木中蝎屎"之"蝎"为何物？《龙龛手镜·虫部·入声》说："蝎，音亦，蜥蝎也"。遍查诸书，无"蜥蝎"之虫，其"蝎"当为"蝎"之讹，《尔雅·释鱼》说："蝾螈，蜥蜴。蜥蜴，蝘蜓。蝘蜓，守宫也"，可证。然其"蝎"字，则见于"蛈蝎"之名，《玉篇·虫部》说："蝎，耻郎切，蛈蝎"，《广韵，下平声·十一唐》说："蝎，蛈蝎，虫名"，是其例。然则"蛈蝎"之为物奈何？《尔雅·释虫》说："王蛈蝎"，郭璞注："即螲蟷，似䘍蟷，在穴中，有盖。今河北人呼蛈蝎"，郝懿行义疏："蛈蝎，又为螲蟷，又为颠当，俱变声字。《酉阳杂俎》云：'斋前雨后多颠当，窠深如蚓穴，网丝其中，土盖与地平，大如榆荚，常仰捍其盖伺蝇蠖过，辄翻盖捕之，才入，复闭，与地一色，无隙可寻，而蜂复食之。'秦中鬼谣云：'颠当颠当牢守门，蠼螋寇汝无处奔'，刘崇远《金华子》云：'长安间里中小儿，常以纤草刺地穴间，共邀胜负，以手抚地曰：颠当出来。既见草动，则钩出赤色小虫，形似蜘蛛。江南小儿谓之钓骆驼。其虫背有若驼峰然也'。今按此虫穴沙为居，其穴如釜而锐底，潜伏其下，游虫误堕，因爪取之，不见其形，俗谓哈喇模。小儿以发系虫为饵，谓之钓哈喇模。其形状一如《金华子》所说也。"是"蛈蝪"乃"蜘蛛类"，居地中，一名"螲蟷"，又名"颠当"，故《骈雅·释虫鱼》说："螲蟷，颠当，蛈蝪，土竈竈也"。土蜘蛛色赤，穴居沙地，捕食游虫，与"桑"无涉，何得谓之"桑木中蝪"？此文"桑木中蝪屎"之"蝪"，必为"蝎"字因形近致误而使然。"蝎"为桑木中食木之"蠹虫"，形似蚕，其"屎"正为"桑蝎虫屎"烧灰酒服，有治妇女前阴下血之效。上文"桑蠹虫矢"中，对"桑蝎虫"论之详矣，兹不复赘。

三、抵党汤　虎掌

《备急千金要方》卷四第四说："抵党汤，治月经不利，腹中满，时自减，并男子膀胱满急，方：虎掌《千金翼》作'虎杖'、大黄各二两，桃仁三十枚，水蛭二十枚。右四味，以水三升，煮取一升，尽服之。当下恶血为度。"

按：此文"虎掌"字下之"《千金翼》作'虎杖'"六字，当是宋人林亿等校《千金要方》时所加之注文，而非《千金要方》之本文也，以孙思邈氏在撰写《千金要方》之际，尚未有《千金翼方》一书之作。考林亿等注文所引《千金翼》之文，见今本《千金翼方》卷八第二中。彼"虎杖"字下，林亿等校时亦加注谓"一作虎掌"。然"虎掌""虎杖"为二物。虎掌，见于《神农本草经》卷三，未见有"主月经不利"之用，《千金翼方》列之于《本草中·草部下品之上》；而虎杖则不见于《神农本草经》，乃载之于《千金翼方·本草中·草部下品之下》，称其为"虎杖根"，云"微温，主通利月水，破留血癥结"。据此，则似作"虎杖"为是。但细究孙思邈氏之此一方证，乃本于张仲景《金匮要略·妇人杂病脉证并治第二十二》之"抵当汤证"，彼云"妇人经水不利下，抵当汤主之"，可证。"党""当"字通，"抵党汤"即"抵当汤"。唯《金匮要略》抵当汤方中作"虻虫"而非虎杖，《伤寒论·辨太阳病脉证并治中第六》载"抵当汤"方中亦作"虻虫"。《备急千金要方》卷九第八、《千金翼方》卷九第六引《伤寒论》抵当汤方证文皆同。是抵当汤中应作"虻虫"之药殆无疑义矣，故今人用抵当汤当皆作虻虫也。孙思邈氏用抵当汤治妇人月水不利，方中作"虎杖"者，或以其本《金匮要略》之论而又据自己经验改"虻虫"为"虎杖"，亦未可知。至于此文之"虎掌"一药，乃"虎杖"之误也，盖以"掌""杖"二字音近使然。

四、百八十日尻骨成

《备急千金要方》卷五上第一说："凡生后六十日瞳子成，能咳笑应和人；百日任脉成，能自反覆；百八十日尻骨成，能独坐……"。

按：此文"咳"字，《说文·口部》说："咳，小儿笑也，从口，亥声"。此文"尻骨"之"尻"，为误字。《说文·尸部》说："尻，脾脽也，从尸，九声"，脾，乃"臀"部；《释名·释形体》说："尻，廖也，尻所在廖牢深也"。是"尻"之为义，乃指人之"屁股沟子"也，非骨之名。然此"尻"字与"骨"字连用，明是人身之一骨节名称，且其骨之功能乃主司人之"坐"，其为"凥"字因形近而误无疑。《说文·几部》说："凥，处也，从尸几，尸得几而止也"，段玉裁注："凡尸得几谓之凥"。尸，即"人"也。人得几而止，正犹今之所谓"坐"也。以"凥"名"骨"，其骨位于人之腰下骶上，用以支架腰脊而司人之坐，是以特称之曰："凥骨"。然"凥骨"一词，已早见于《黄帝内经》中，《素问·骨空论篇第六十》说："脊骨下空，在凥骨下空"，"凥骨空，在髀骨之后相去四寸"，王冰注："是谓凥骨八髎穴也"。从而可见此文"尻骨"之字为"凥骨"之误，殆无疑义矣。

五、阴气绝则眠

《备急千金要方》卷六上第一说："……阴跷，阴阳相交，阳入，阴出阳，交于兑眦，阳气盛则瞋目，阴气绝则眠。"

按：此文"阴跷"下脱"阳跷"二字，"阳入"下脱一"阴"字，而"阴气绝则眠"之"绝"字当读为"极",《灵枢·寒热病第二十一》所载此文可证,以"绝"字可声转为"极",而"极"义为"隆盛"也。现就"绝"字之义考究之。

《说文·水部》说:"荥,荥泽,绝小水也",段玉裁注:"绝者,穷也,引申为极、至之用。绝小水者,极小水也",《后汉书·吴良传》说:"臣苍荣幸绝矣",李贤注:"绝,犹极也"。是"绝"字之义可训"极"。

然"极"者,《国语·鲁语下》说:"齐朝驾则夕极于鲁国矣',韦昭注:"极,至也",《礼记·乐记》说:"其极一也",郑玄注:"极,至也",《尔雅·释诂上》亦说:"极,至也",而《国语·郑语》则说:"夫如是,和之至也",韦昭注:"至,极也",《国语·越语下》说:"阳至而阴,阴至而阳",韦昭注:"至,谓极也",《月令七十二候》说:"夏至,五月中",吴澄集解引《韵会》:"至,极也"。是"极""至"二字互训,其义可通。《玉篇·至部》说:"至,大也",《尔雅·释诂上》说:"晊,尤也"。晊、至同,训"大",而"大"有"盛满"之义。若斯,则"绝"义训"极",其"极"与"至"通,义训"大",而"大"为"盛满"。是此文"绝"字当训为"盛",此文"阴气绝",即为"阴气盛"也。又《太玄经·攡》说:"阳不极则阴不萌,阴不极则阳不牙",换言之,即为"阳极则阴,阴极则阳",亦《素问·阴阳应象大论篇第五》所谓"重阴必阳,重阳必阴"也。是"极"字之义与"重"通,故《太玄经·攡》说:"极寒生热,极热生寒",而《素问·阴阳应象大论篇第五》作"重寒则热,重热则寒"也。所谓"重阴""重阳"者,《灵枢·营卫生会第十八》说:"日中而阳陇为重阳,夜半而阴陇为重阴"。陇,为"隆"之借字。是"重阳"为"阳气隆盛","重阴"为"阴气隆盛"也。据此,则"绝"训'极',"极"与"重"通,而"重"义为"隆盛",则此文之"阴气绝"者,义为"阴气盛"无疑矣。由此表明此文"阴气绝则眠",乃谓"阴气盛则眠"也。《灵枢·寒热病第二十一》载此句作"阴气盛则瞑目"。瞑、眠字同。似据《灵枢》之文于此句"眠"下补一"目"字为好。

《备急千金要方》考义八则

六、茆根

《备急千金要方》卷十六第四说："治胃反，食即吐出，上气，方：芦根、茆根各二两，细切。右二味，以水四升，煮取二升，顿服之，得下良。"

按：此文"**茆根**"之"**茆**"，即"茆"字。《晋书·桓温列传》说："见少为琅邪时所种柳皆已十围"，《太平御览·木部五·杨柳上》载其文曰："见少为琅邪时所种栁皆已十围"，引"柳"作"栁"。茆字之下部"卯"写作"夘"，与栁字之右部"卯"写作"夘"同。此文"**茆根**"之"**茆**"作"**茆**"，犹《太平御览·木部五·杨柳上》引《晋书·桓温列传》之"柳"作"栁"也。是此文"**茆根**"即"茆根"无疑。然此文之"茆"以"根"入药，则知其与《诗·鲁颂·泮水》"言采其茆"之"茆"为"蓴菜"者不同，而当读为"茅"，以"茆""茅"二字声同可通假也。

《周礼·天官冢宰·醢人》说："茆菹麕臡"，郑玄注："郑大夫读茆为茅"；《国语·晋语八》上海书店影印本说："置茆绝"，是"茆"可通"茅"。《春秋·左僖四年传》说："尔贡包茅不入"，《吕氏春秋·季夏纪·音初》高诱注引此文作"尔贡苞茆不入"；《春秋·左僖十四年传》说："凡，蒋，邢，茅，胙，祭，周公之胤也"，《潜夫论·五德志》说："几，蒋，邢，茆，祚，祭，周公之胤也"，是"茅"可通"茆"。茅、茆字通，则此文"**茆根**"即"茆根"，而"茆根"即"茅根"矣。茅根，《神农本草经》卷二谓其"味甘寒，主劳伤虚羸，补中益气，除瘀血血闭寒热，利小便"，《千金翼方·本草上·草部中品之上》则续之曰"下五淋，除客热在肠胃，止渴，坚筋，妇人崩中，久服利人"。《备急千金要方》卷二十一第一"治消渴，除肠胃实热"两方中之"**茆根**"、卷二十一第二"治诸种淋方"中之"**茆根**""治热淋……方"中之"白茅根"、卷二十五第一"治酒醉中酒，恐烂五藏……方"中之"茆根汁"等，皆是此"茅根"，或"茅根捣取汁用"也。

七、厚朴七物汤 厚朴三物汤

《备急千金要方》卷十六第七说："厚朴七物汤，治腹满气胀，方：厚朴半斤，甘草、大黄各三两，大枣十枚，枳实五枚，桂心一两，生姜五两。右哎咀，以水一斗，煮取五升，去渣，内大黄，煮取四升，服八合，日三。呕逆者，加半夏五合；利者，去大黄；寒多者，加生姜至半斤。厚朴三物汤，治腹满发热数十日，脉浮而数，饮食如故，方：厚朴半斤，大黄四两，陈枳实大者五枚。右哎咀，以水一斗二升，煮取五升，内大黄，煎取三升，去滓，服一升。腹中转动者，勿服；不动者，更服。一方加芒硝二两。"

按：此文"厚朴七物汤"主治"腹满气胀"之证，何以方中要用"大枣""桂枝"？而"厚朴三物汤"为一"攻里泻下方"，何以用以治疗"脉浮而数"而"饮食如故"者，殊为可疑。考《金匮要略·腹满寒疝宿食病脉证（并治）第十》说："病腹满，发热十日，脉浮而数，饮食如故，厚朴七物汤主之。厚朴七物汤方：厚朴半斤，甘草三两，大黄三两，大枣十枚，枳实五枚，桂枝二两，生姜五两。右七味，以水一斗，煮取四升，温服八合，日三服。呕者，加半夏五合；下利，去大黄；寒多者，加生姜至半斤"。又说："痛而闭者，厚朴三物汤主之。厚朴三物汤方：厚朴八两，大黄四两，枳实五枚。右三味，以水一斗二升，先煮二味，取五升，内大黄，煮取三升，温服一升，以利为度"。据此，则此文"厚朴七物汤"之"主治证"与"厚朴三物汤"之"主治证"为互错也，当改正之。

八、葫

《备急千金要方》卷二十五第二说："治射工中人，寒热，或发疮偏在一处，有异于常……又方：取葫，切，贴疮，灸七壮。"

按：此文之"葫"为何物？考：《说文》无"葫"字。《玉篇·艸部》说："葫，户都切，大蒜也"，《广韵·上平声·十一模》说："葫，大蒜也，张骞使大宛所得之，食之损人目"，《千金翼方·本草》列之于菜部，其《本草下·菜部》说："葫，味辛温有毒，主散痈肿䘌疮，除风邪，杀毒气，独子者亦佳，归五藏，久食伤人损目明，五月五日采"。是"葫"之为物，乃"大蒜"也，为西汉张骞出使西域时得之带回，中国始有之，特名其为"葫"。以其气味与我国原有之"蒜"同，而其形体则较之为大，故又称之曰"大蒜"，遂于我国原有之"蒜"则称之为"小蒜"也。

　　大蒜名"葫"，又称曰"葫蒜"，《金匮要略·禽兽鱼虫禁忌并治第二十四》说："鸡不可共葫蒜食，滞气"，《东观汉记·传十一·李恂》说："李恂为兖州刺史，所种小麦、葫蒜，悉付从事，一无所留，清约率下"是也。葫蒜又作"胡蒜"，《太平御览·菜茹部二·蒜》引谢承《后汉书》说："江夏费遂字子奇，为扬州刺史，悉出前刺史所种小麦、胡蒜付从事"是其例。

　　综上所述，可见所谓"葫"者，又名"葫蒜""胡蒜""大蒜"也。今之大蒜，生食之则人两目犹为之发瞀，故《广韵》谓其"食之损人目"，《千金翼方》谓其"久食伤人损目明"也。然食少则于目无害，治病涂毒则于人有益多矣。是则此文"取葫，切，贴疮，灸七壮"。乃今所谓"隔蒜灸"也。

《千金翼方》考义三则

一、鸡肠草

《千金翼方·本草中·草部下品之下》说："鸡肠草，主肿，上小便利。"

按：《证类备用本草·菜部下品》载此文"肿"上有"毒"字，而"上"字作"止"，是。然则"鸡肠草"之药为何物？唐慎微注引《唐本注》云："此草即'蘩蒌'是也"。所谓"《唐本注》"者，乃《唐本草》亦即《新修本草》之原注也。今所见《新修本草》两残本之"鸡肠草文"及"注"虽皆已亡佚，然其《菜部》"蘩蒌"下注谓"此草即是'鸡肠'也。……多生湿地坑渠之侧，流俗通谓'鸡肠'，雅士总名'蘩蒌'。"是"鸡肠草"即"蘩蒌"也，古亦作菜蔬，食之。

蘩蒌，又作"蘩蕗"，亦作"蘩蒌"，字同。其曰"蘩蒌"，一名"蒣蕗"，又称"鸡肠草"，还名之曰"薂"。《说文·艸部》说："蕗，草也，从草，蕗声"，读"苏老切"，《玉篇·艸部》说："蕗，素老切，薂蒣蕗"，《骈雅·释草》说："蒣蕗，蘩蒌也"，《尔雅·释草》说："薂，蒣蕗"，郭璞注："今蘩蕗也，或曰鸡肠草"，郝懿行义疏："《本草别录》有'蘩蒌'，陶注云：'此菜人以作羹'，《唐本注》云：'即鸡肠也，多生湿地坑渠之间，俗流通谓鸡肠，雅士总名蘩蒌'。《苏颂图经》云：'鸡肠草，叶似荇菜而小，夏秋间生小白黄花，其茎梗作蔓，断之有丝缕，又细而中空，似鸡肠，因得此名也'"，《本草衍义》卷十九说："鸡肠草，春开小花如绿豆，茎叶如园荽，初生则直，长大即覆地，小户收之为菹，食之乌髭发"。是"鸡肠草"即"蘩蒌"，既可作食用，作羹作菹皆可，食之"乌髭发"；又可作药用，煮粥或作羹食之"止小便利"，晒干研末或鲜草捣汁外敷治一切恶疮毒肿，古人以之外敷治疗蠼螋溺疮即今之所谓"带状疱疹"有效。

二、茗 苦檟

《千金翼方·本草中·木部中品》说："茗苦檟：茗，味甘苦，微寒，无毒，主瘘疮，利小便，去痰热渴，令人少睡，春采之；苦檟，主下气，消宿食，作饮，加茱萸、葱、姜等良。"

按：《新修本草·木部中品》载此文"痰"作"淡"，义同；"春"作"秋"；无"良"字。

郭璞《尔雅·释木》说："早采者为荼，晚取者为茗"，《茶经·七之事》引《本草·木部》说："茗……秋采之苦"，《本草衍义》卷十四说："茗或为荈，叶老者也"。是"茗"乃苦檟"晚及秋天"而采者，叶老而味苦。然《说文·艸部》新附字说："茗，茶芽也"。茶芽为茗，茶叶老亦为茗，是"茗"亦"茶"之通名也。然则"茶"之为义奈何？《说文·艸部》说："荼，苦荼"。其字又通作"檟"，《玉篇·木部》说："檟，丈加切，《茶经·七之事》引《本草·木部》说："茗春采谓之苦檟。"是此文之"苦檟"，即"苦荼"也。苦荼，古人每食之以为清神轻身之用，如《茶经·七之事》引《华佗食论》说："苦荼久食，益意思"；再引壶居士《食忌》说："苦荼久食，羽化"；又引陶弘景《杂录》说："苦荼轻身换骨"等等是其例。惟此所云"苦荼"者，与郑玄注《礼记·内则》"濡豚包苦实蓼"所说"苦，苦荼也"之"苦荼"义别。

《尔雅·释木》说："檟，苦荼"，郭璞注："树小如栀子，冬生叶，可煮作羹饮，今呼早采者为荼，晚取者为茗，一名荈，蜀人名之苦荼"，《经典释文·尔雅音义下·释木》说："檟，古雅反，与'榎'同。荼，音徒，下同，《埤仓》作'檟'。案今蜀人以作饮，音直加切，茗之类……荈，檟，茗，其实一也。张揖《杂字》云：'茗之别名也'。"郝懿行义疏："诸书说茶处，其字仍作荼，至唐·陆羽著《茶经》，始减一画作'茶'，今则知'茶'不复知'荼'矣"。

《茶经·一之源》说："茶者，南方之嘉木也，一尺，二尺，乃至数十尺，其巴山峡川有两人合抱者，伐而掇之。其树如瓜芦，叶如栀子，花如白蔷薇，实如栟榈，蒂如丁香，根如胡桃。"茶之状貌尽于是也。

此文"苦樣"，亦作"苦茶"，亦单称谓"茶"，又称曰"茗"，称曰"荈"，称曰"櫃"，今则通谓之"茶"也。其叶，古人煮而食之，后人则以沸汤浸取其汁而饮之，现则成为风靡今世的许多人生活中不可或缺而又具有保健作用的一种日常饮料矣。

三、如病虎状

《千金翼方》卷二十四第六说："夫甘湿之为病也，或热或寒，如病虎状……"

按：此文"如病虎状"之"虎"字，乃一疾病名词，当读为"瘧"。《说文·虎部》说："虎，山兽之君，以虍，从儿，虎足象人足也。凡虎之属皆从虎"。段玉裁注："《儿部》曰：'孔子曰：在人下，故结屈。谓人之股脚也。虎之股脚似人，故其字上虍下儿，虍谓其文，儿谓其足也"。是虍为虎之文，引伸之则有"虎"义；儿乃虎之足，足有利爪，反其利爪则伤物，故有"虐"字之作，《说文·虍部》说，"虐，残也，从虍爪人，虎足反爪人也"，段玉裁注："覆手曰爪。虎反爪乡（向）外攫人，是曰虐"。《说文》篆文作"虐"，段注作"虐"，是二者形虽异而字则同。《玉篇·虍部》说："虐，鱼约切，残也。虐，上同"，可证。"虐"字下部之"儿"为虎"足"而"彐"为虎"爪"，足与爪，其义相因也。据"虐"字结构，则"虐"字为其省去下部之"儿"，而此文"虎"字亦当为其省去下部之"爪"。自当读与"虐"同。虐为虎爪攫人之凶暴，其义移用于人之疾病，故于"虐"字上加"疒"而作"瘧"，或于"虐"字上加"疒"而作"瘧"。故《释名·释疾病》说："瘧，酷虐"也。

"虎"字加"疒"旁作"痯"亦为"瘧"字，《墨子·经说下》

说："若瘣病之之于瘧也"，毕沅注："瘣即瘧省文。《说文》云：'瘧，热寒休作'。今经典省'几'，此省'彐'，一也。彐即爪字"，可证。是"瘣""瘧""瘧"、虘、"虐""虎"诸字用于"寒热休作病"，皆通。

《说文·疒部》说："瘧，寒热休作病，从疒虐，虐亦声"。其字从"疒"者，以其为人之病也；从"虐"者，以其为病暴厉残伤人体正气也；所谓"寒热休作"者，段玉裁注谓"寒与热休作相代也"，正如《素问·瘧论篇第三十五》所说："瘧之始发也，先起于毫毛，伸欠乃作，寒慄鼓颔，腰脊俱痛；寒去则内外皆热，头痛如破，渴欲冷饮"。其证寒至则"寒栗鼓颔"，热至则"内外皆热"，"渴欲冷饮"，寒热皆甚暴虐，故名曰"瘧"。此文"或寒或热"，即时寒时热，有如瘧状而实非瘧，故云"如病虎状"即"如病瘧状"也。

孙思邈著作中之"鳝鱼"考

唐代孙思邈撰著之《备急千金要方·食治》中说:"鳝鱼,平,无毒,主少气吸吸,足不能立地。黄帝云:四月勿食蛇肉鳝肉,损神害气。"而其撰著之《千金翼方·本草下·虫鱼》中则说:"鳝鱼,味甘,大温,无毒,主补中益血,疗沈唇。五月五日取头骨,烧(服)之止痢。"是二书记载"鳝鱼"之性味、功用皆不同,表明二者非一物。

考《备急千金要方·食治》中记述尚有"䱇鱼"一则,谓其"肉味甘,大温,黑者无毒,主补中养血,治沈唇。五月五日取头骨,平,无毒烧服止久痢。"与《千金翼方》所载"鳝鱼",除文字稍有差异外,其性味、功用则完全一致。是《千金翼方》之"鳝鱼",即《备急千金要方》之"䱇鱼"也。"鳝""䱇"字通,《玉篇·鱼部》说:"䱇,市演切,鱼似蛇。鳝,同上";《龙龛手镜·鱼部·上声》说:"鳝,音善,虵形鱼也。䱇(原误作"䱇",今正),《玉篇》同上",可证。《说文·鱼部》说:"鳝,鳝鱼也,从鱼,单声",段玉裁注:"今人所食之黄鳝也,黄质黑文,似蛇……其字亦作'䱇',俗作'鳝',或叚'鲜'字为之……或叚'鳣'为之……"是《千金翼方》之"鳝鱼",在《备急千金要方》作"䱇鱼",乃今之所谓"黄鳝"也。然《备急千金要方》所载之"鳝鱼"与之异,其音"徒河切",《千金翼·本草下·虫鱼》作"鮀",谓"鮀鱼甲,味辛,微温,主心腹癥瘕伏坚积聚,寒热,女子崩中,下血五色,小腹阴中相引痛,疮疥死肌,五邪涕泣,时惊……"惟《备急千金要方》从"食物"角度论"鮀鱼之肉",《千金翼方》从"药物"角度论"鮀鱼之甲"故二者性味、功用皆有别也。然则"鮀鱼"者何?《说文·鱼部》说:"鮀,鲇也",非此义。

《神农本草经》卷二说："**鮀**鱼甲，味辛，微温，主心腹癥瘕伏坚积聚，寒热，女子崩中，下血五色，小腹阴中相引痛，创疥死肌，生池泽。"孙星衍等引陶弘景云："**鮀**，即'**鼍**甲'也"。《千金翼方》所载"**鮀**鱼甲"一条之文，从"疮疥死肌"以上，全录自《神农本草经》，一字不误。"疮"与"创"同。可证《千金翼方》"**鮀**鱼甲"之"**鮀**"，乃"**鼍**"字之假借耳。

《备急千金要方·食治》中"**鱓**鱼"之"**鱓**"，读"徒何切"，亦为"**鼍**"字假借。《吕氏春秋·仲夏纪·古乐》说："乃令**鱓**先为乐倡，**鱓**乃偃寝，以其尾鼓其腹，其音英英"，许维通注："此'**鱓**'字，即'**鼍**'之借字也。以**鱓**腹皮为鼓，即以**鼍**为鼓……"是"**鱓**"可借为"**鼍**"也，无疑。《文选·李斯上书秦始皇一首》说："树灵**鼉**之鼓"，李善注引郑玄《礼记》注："**鱓**皮可以冒鼓"，"**鱓**"与"**鱓**"同，《文选·司马长卿上林赋》说："树灵**鼍**之鼓"，郭璞注引张揖说："以**鼍**皮为鼓也"。亦证"**鱓**""**鼍**"二字因音同而可假借。因之，《备急千金要方·食治》中"**鱓**鱼"之"**鱓**"，和《千金翼方·本草下·虫鱼》中"**鮀**鱼甲"之"**鮀**"，皆是"**鼍**"字之借用也。

《仓颉篇》卷下说："**鼍**，似蛟而大"；《说文·黾部》说："**鼍**，水虫，似蜥易，长丈所，皮可为鼓，从黾，单声"；《玉篇·黾部》说："**鼍**，徒何切，江水多，似蜥蜴，大者有鳞，采皮可以为鼓也"；《诗·大雅·灵台》说："**鼍**鼓逢逢，矇瞍奏公"，毛苌传："**鼍**，鱼属"，孔颖达疏："《月令》'季夏命渔师伐蛟取**鼍**'。渔师，取鱼之官。故知'**鼍**'是'鱼之类属'也"；陆玑《毛诗草木鸟兽虫鱼疏》说："**鼍**形似蜥蜴，四足，长丈馀，生卵，大如鹅卵，甲如铠，今合乐（药）'**鼍**鱼甲'是也，其皮坚厚可以冒鼓"；《抱朴子·内篇·对俗》说："龙蛇蛟螭，狙猿**鼍**蠚，皆能竟冬不食，之时肥于食时也"；《唐月令》说："九月之节，日在角……是月也，令有司伐蛟取**鼍**，登龟取**鼋**"，注："四者甲类，秋乃坚成，故是月登取"。综上所引文献表明，**鼍**，乃鱼类，多生长在江水中，形似蜥蜴，四足，体大长丈馀，生卵大如鹅卵，冬季能蛰而不食，蛰时则体肥于其食时，古代渔师多于秋月捕取之，其皮坚厚可以冒鼓，有鳞甲如铠，供药用。《备急千金要方》卷十四第五所载之"鼍甲汤"一方，正是以"鼍甲"为主，治疗"邪气梦寐，寤时涕泣，不欲闻人声，体中酸削，乍寒乍热，腰脊强痛，腹中拘急，不欲饮食……"之证候也。

"经方"随谈

　　《伤寒论》和《金匮要略》二书的内容，都是汉末张仲景所著《伤寒杂病论》内容的组成部分。后世人们尊称其书为医家的"经典著作"，而尊称其书中所载数百首药方为"经方"。所谓经方者，乃经典著作中之药方也，或曰"经，常也"，经方者，谓其乃医家常用之药方也。一千七百多年来，经方一直为中外医家所习用，所乐用，保障了人民群众的健康，并促进了我国药方的发展。

　　经方是在临床实践中创造出来的，又在长期临床实践中受到过严格检验，证明了它符合我国人民医疗的实际。经方组方严密，药味少，药物易得，辨证切要而准确，疗效切实可靠。在一千七百多年的中医药学临床医疗活动中不断地发挥它的治疗作用和不断地重复它的治疗效果。现例举数则如下：

　　1. 抵当汤，本为治疗"太阳蓄血"之"其人发狂（怳惚），少腹鞕满，小便自利"和"阳明蓄血"之"其人喜忘（怳惚），大便色黑而反易"以及"瘀血内阻"而致"妇人经水不利下"之方，十年前，余用其方加味治愈一例十一岁男孩小腹鞕满而尿血被某大医院确诊为所谓"膀胱癌"者；今又用其方加味治疗一农民经两次手术未愈，仍时下黑便、左上腹指大位置微痛窒塞不舒而固定不移者，亦收到较好效果。

　　2. 小建中汤，主治脾胃不足、寒滞中焦、血脉挛急而为"腹痛里急"或"腹中急痛"，今之所谓"绞痛"者，古代有效，今仍然有效，每加"当归"，以增强治疗绞痛之用，而为"当归建中汤"。现代用于治疗所谓"十二指肠球部溃疡"之"饥饿时疼痛发作，稍进饮食则疼痛缓解"而无"胃中烧灼感"者，疗效颇佳。如证兼腹满刺痛、大便色黑，则当加蒲黄、五灵脂、制香附以活瘀行气。如兼有大便泄利之证者，则非本方所宜矣。50 年代早期，一农民肛脱不收，患部干燥，色变紫黑而欲溃，疼痛不已，余治以"当归建中汤"内服、"生甘草一两"煎水外洗而愈。

3. 柴胡加龙骨牡蛎汤，乃治伤寒误下后"胸满烦惊，小便不利，谵语，身重"之方，除临床确有其效外，在 70 年代，余以其方治愈两例壮年农民发狂奔走，不眠，大便秘结，甚至欲持刀杀人者。

上举三例，已足以说明经方的临床价值。一方治多病，体现了经方的异病同治。经方可以治古病，也可以治今病。经方至今仍在不断地发挥其治病功能和不断地重复其治病效用。然这种治病功能的发挥和治病效用的重复，都必须在中医药学理论体系指导下，以辨证施治思想方法运用经方，才有可能做到。撇开中医药学理论体系和辨证施治思想方法的一些"古方不能治今病论"者，一些"中医不能重复论"者，就是对中医药学缺乏真正的认识，没有真正的了解。执此药方而无中医药学理论根据的以应彼证，自然而然地不见疗效，这何怪"经方"？

"经方"随谈

《马王堆汉墓帛书》研究

一、《足臂十一脉灸经》考义四则

（一）胳下腘　九汭

《足臂十一脉灸经·足》说："足太阳脉，出外踝窭中，上贯腨，出于胳，枝之下腘，其直者贯□，夹脊，□□，上于豆，枝颜下，之耳，其直者贯目内渍，之鼻。其病：病足小指废，腨痛，胳缲，脽痛，产寺，要痛，夹脊痛，□痛，项痛，手痛，颜寒，产聋，目痛，九汭，数瘨疾。诸病此物者，皆足太阳脉。"

按：1. 此文"出于胳""胳亦"之两"胳"字，皆当读为"脚"。《释名·释形体》说："脚，却也，以其坐时却在后也"。脚，俗作"脚"。胳，乃"脚"之省，犹"脚"省作"肤"也，《素问·大奇论篇第四十八》所载"肾雍，脚下至少腹满"之文，《针灸甲乙经》卷十一第八作"肾痛肤下至少腹满"；《金匮要略·腹满寒疝宿食病脉证并治第十》所载"必便难、两肤疼痛"之文，《诸病源候论·大便病诸候·大便难候》作"必大便难而脚痛"，足证"脚"字可省作"肤"也。而"脚挛"一证，在中医古代文献里每有记述，如《伤寒论·辨太阳病脉证并治上第五》说："脚挛急"，《针灸甲乙经》卷八第一下说："……脚挛，京骨主之"等是其例，以其"脚挛"即此文之"胳缲"，形虽异而字则同也。《伤寒论·辨阴阳易差后劳复病脉证并治第十四》所谓"膝胫拘急"者，亦是谓"脚挛"之证，即此文之"胳缲"也。

考"脚"字之为义，本指人体整个"下肢"，殆即所谓"脮"今字作"腿"也。然下肢之某一部，在古代亦皆可称之为"脚"，《急救篇》卷三说："股脚膝膑胫为柱"，颜师古注："脚，足也"，是"脚"训为"足"；《说文·肉部》说："脚，胫也"《广雅·释亲》亦说："脚，胫也"，王念孙疏证："凡对文则膝以上为股，膝以下为胫"，是"脚"训为"胫"；《韩非子·难言》说："孙子膑脚于魏"，《说苑·尊贤·三》说："司马喜膑脚于宋"，所谓"膑脚"者，谓摘除其膝部"髌骨"也，是"脚"训为"膝"；《素问·骨空论篇第六十》说："治其腘"，王冰注："腘，谓膝解之后曲脚之中委中穴"，《玉篇·肉部》说："腘，曲脚也"，是以膝后"曲脚"释腘，《马王堆汉墓帛书·脉法》说："气出胳与肘"，用"胳"与"肘"为对，是"胳"亦指"腘"也；《汉书·高五王传》说："股战而栗"，颜师古注："股，脚也"。是又以"脚"释"股"而"股"亦"脚"也。然则此文"胳"字究指下肢何部而"胳𤸷"一证究为下肢何部病候？据上下文则此"胳"字似当指"腘"及其以上部位，而据《灵枢·经脉第十》所载"膀胱足太阳之脉……项、背、腰、尻、腘、踹（腨）、脚皆痛"之文，此"胳"字则又但指"腘窝"、而此"胳𤸷"一证则为"腘窝部挛急"也。江陵张家山汉简《脉书》说："肤如结，腨如裂"，"肤""胳"字同，《灵枢·经脉第十》正作"腘如结，踹（腨）如裂"，是此文"胳"字为指"腘部"即所谓"曲脚"无疑。其"腘如结者，即"腘窝部筋肉屈曲而拘挛不解"也，殆即此文之所谓"胳挛"也。

2. 此文"枝之下腒"之"下腒"一词，乃人身之一部位名词。然其为人身之何部，尚有待考证而明之。

考"腒"之为字，古今字书皆未收。现根据古文字规律，从"腒"字结构对其音义加以探讨。腒，乃"月""旬""丌"三部所组成。其左部之"月"，为字旁"肉"字，《说文·肉部》说："肉，胾肉，象形。凡肉之属皆从肉。"人体部位字多从"月"旁；右下部之"丌"，与"屍"字中部之"丌"同，《说文·尸部》谓"屍"为"以尸下丌居几"，是其义；右上部之"旬"则为此字之"声"，故此"腒"当读如"笋"音，思允切。是"臋"乃"从肉，从丌，旬声"也，乃形声兼会意字，当人身下丌部位，故此文称之曰"下臋"，殆即"脾"字之异体也。"脾"乃"屍"之或异体，故《说文·尸部》说："脾"，屍或从肉隼"也。段玉裁注："脾"字，谓"隼声也，与《肉部》'雕'字义同字异"。考《说文·肉部》说："雕，屍也，从肉，隹声"，而《玉篇·肉部》则说："雕，是惟切，尻也"，《汉书·东方朔传》说："连雕尻"，颜师古注："雕，臀也"，《说文·尸部》说："尻，雕也，从尸，九声"。是"臋""脾""雕""屍""尻""臀"，并字异而义同也。

此文上论经脉流行，则曰"枝之下臋"，下述经脉病候，则曰"雕痛"，一作"下臋"，一作"雕"，变文耳。

3. 此文"手痛"之字有误，盖足太阳经脉不行于手也。其当为"头痛"之证无疑。此文"尻衄"者，乃一病候名词，《黄帝内经》中作"鼽衄"，且用之甚夥，如《素问·金匮真言论篇第四》说："故春善病鼽衄"，又说："故冬不按跷，春不鼽衄"，《素问·六元正纪大论篇第七十一》说："凡此阳明司天之政……初之气……善眠，鼽衄"，又说："凡此少阳司天之政……三之气……欬呕，鼽衄"，《灵枢·经脉第十》说："大肠手阳明之脉……病……口干，鼽衄"，又说："胃足阳明之脉……病……汗出，鼽衄"，又说："足太阳之别……虚则鼽衄"等等。然何谓"鼽衄"？《说文·鼻部》说："鼽，病寒鼻窒也"，非此义，以"病寒鼻窒"与"鼻出血"为二证，二者无必然联系，《黄帝内经》何得累累连称？故"鼽衄"之"鼽"必不训为"病寒鼻窒"也。

杨上善注《黄帝内经太素·经脉之一》说："鼻孔引气，故为鼽也，鼻形为鼽也"，又说："鼽，鼻形也"。是"鼽"之为字"从鼻，从九，九亦声"也。"鼻"以"呼吸气息"而"九"有"高"义，表明"鼽"为人身之"呼吸器官"而在面部为"高"，故杨上善训之为"鼻形"，且释其"鼽衄"为"鼻形之中出血也"。据"鼽"之字形结构："鼻"高出于面，其形曰"鼽"，故"鼽衄"之证，亦通称曰"鼻衄"，《诸病源候论·鼻病诸候·鼻衄候》说："血气俱热，血随气发，出于鼻，为鼻衄"，又《鼻衄不止候》说："血性得热即流溢妄行，发于鼻者，为鼻衄"，《备急千金要方》卷六上第二说："治鼻衄方，地黄汁五合，煮取四合，空腹服之"等，皆是其例。鼻衄，古亦单称作"衄"，《说文·血部》说："衄，鼻出血也"，可证。《伤寒论》《金匮要略》两书中，凡言"衄"者，皆指"鼻衄"，亦即"鼻出血"也。

（二）胜瘦

《足臂十一脉灸经·足》说："足阳明温，循胻中，上贯膝中，出股，夹少腹，上出乳内兼，出腋，夹口，以上之鼻。其病：……颓痛，茈汭，数热汗出，胜瘦，颜寒。"

按：此文"胜瘦"之"胜"，当为人身之一部位名词，而"胜瘦"则为人身之一病候，乃谓"胜部"之肌肉消减也。然"胜"字之义，实当训"臀"。若然，此文"胜瘦"一证则夹杂于"颓痛、茈汭、数热汗出"和"颜寒"等诸颜面病候之间，与上下文义不相属，且足阳明经脉之循行部位并不至臀部，故此文"胜瘦"之字非错即衍，其或"胜"乃"胐"字之误，而"胐"为"颐"之借；其或"胜瘦"二字为涉下文"足希阴温"病候之"胜瘦"字样而衍也。

（三）数膈

《足臂十一脉灸经·足》说："足少阴温……其病：病足热，膊内痛，股内痛，腹街、脊内兼痛，肝痛，心痛，烦心，泅□□□舌辂□旦尚□□□数膈，牧牧耆卧以欬。"

按：此文"数膈"二字，为一病候名词，《灵枢·经脉第十》载此作"喝喝而喘"。膈、喝二字俱谐"曷"声，例得通假，此文"膈"字，即为"喝"之借。然则"喝"字之义在此为何？考《黄帝内经太素·经脉之一》说："喝喝如喘"，杨上善注："故呼吸有声，又如喘也"。其注"如"字虽为误，然训"喝喝"之义为"呼吸有声"则极是，《类篇·口部》说："嗋，喝，丘盖切，声也，或作喝"，可证。是"喝喝而喘"者，乃以"喝喝"形容"喘"象也。《说文·口部》说："喘，疾息也"。喝喝而喘，正谓呼吸疾数而有声。又作"喘喝"，《针灸甲乙经》卷二第一上载"肺手太阴之脉"病候所谓"欬，上气，喘喝"是也。《素问·生气通天论篇第三》亦说："烦则喘喝"，王冰注："喝，谓大呵出声也"，又说："喘数大呵而出其声也"。可见此文"足少阴温"病候之"数腸"，乃谓"张口呼吸而疾数有声"也。

（四）上入脽间　病脽瘦

《足臂十一脉灸经·足》说："足希阴温，循大指间，以上出腒内兼，上八寸，交泰阴脉，□股内，上入脽间。其病：病脽瘦……"

按：此文"上入脽间"和"病脽瘦"之"脽"，为人身之一部位名词，当指"臀部"。考：《素问·刺腰痛篇第四十一》"厥阴之脉，令人腰痛，腰中如张弓弩弦"文下，王冰注说："足厥阴脉，自阴股，环阴器，抵少腹。其支别者，与太阴、少阴结于腰髁下，狭脊第三、第四骨空中，其穴即中髎、下髎……"是足厥阴脉循股阴进入毛中，别出一支上行至臀入于中髎和下髎之穴。其中"中髎""下髎"之上，尚有"上髎""次髎"之穴。左右各四，合之为八穴，称之曰"八髎"。《素问·骨空论篇第六十》说："尻骨空，在髀骨之后，相去四寸"，王冰注："是谓尻骨八髎穴也"。可见"上髎""次髎""中髎""下髎"等"八髎穴"，皆在"尻骨"。然则"尻骨"在人身之用若何？《说文·几部》说："髀，处也，从尸得几而止。《孝经》曰：'仲尼尻'。尻，仲尼闲尻如此"，是"尻"之为字，乃"从尸得几而止"，人身得几而止，即今之所谓"坐"也。其训"处"者，以"处"亦"从夂几"乃"夂得几而止也"。尻骨之用，乃维持人身之"独坐"，位当"臀"部。臀，本作"屍"，《说文·尸部》说："屍，髀也，从尸下丌尻几。臎，屍或从肉隼。臀，屍或从骨，殿声"，段玉裁注："屍者，人之下基。尻几者，犹言坐于床"。臀，即"臀"字。人身之"坐几"，正以"臀部"当"几上"，故"臀"又称为"脽"，今俗常连用而呼"脽臀"也。

此文"□股内"之"□"，据《灵枢·经脉第十》所载之文，当为"循"字。

二、《阴阳十一脉灸经甲本》考义一则

出脉央

《阴阳十一脉灸经甲本》说："少阴脉，**臤**于内踝外廉，穿腨，出脉央，上穿脊之□廉，**臤**于肾，夹舌。"

按：此文"出**脉**央"之"**脉**央"，为人身之一部位无疑。据《灵枢·经脉第十》说："肾足少阴之脉，起于小指之下，邪走足心，出于然谷之下，循内踝之后，别入跟中，以上踹（腨）内，出腘内廉，上股内后廉，贯脊，属肾……挟舌本"。是此文"**脉**"字，为"脚"之省，而此"脚"字，乃指膝部内侧，即所谓"腘内廉"也，故曰"**脉**央"。《说文·冂部》说："央，中央也，从大在冂之内；大，人也"。是"央"训"中"有"内"之义，故此文"**脉**央"即谓"膝内侧"，与《灵枢》"腘内廉"同也。

三、《脉法》考义一则

气出脉与肘

《脉法》说："以脉法明教下，脉亦圣人之所贵殹。气殹者，到下一□□□□□□□□□□焉。圣人寒头而暖足，治病者取有馀而益不足殹。□上而不下，□□□□□□过之□会环而久之。病甚，阳上于环二寸而益为一久。气出**脉**与肘，□一久而□……"

按：此文"**脉**"字，当为"脚"之省文。其"脚"字之义，本指人身之整个下肢，而人身下肢之每部位都是"脚"之组成部分，故皆可以称之为"脚"，详见上《足臂十一脉灸经考义四则》中。

《说文·肉部》说："肘，臂节也"，段玉裁注："厷与臂之节曰肘，股与胫之节曰郄。《卩部》说：'郄，胫头节也'。其文法同也"。郄，今通作"膝"。肘，为"肱"与"臂"之节，此文"**脉**"与"肘"为对，则"**脉**"即"脚"字乃指"股"与"胫"之节所谓"膝"也，

当无疑义。

四、《五十二病方》考义十四则

（一）痓

《五十二病方·伤痓》说："痓者，伤，风入伤，身信（伸）而不能诎（屈）。……"

按：痓，古代医书每误作"痉"，致今人常有将"痓""痉"二字混同为一而不分别者，殊为不当。兹特为考证以明之。

《说文·疒部》说："痉，彊急也，从疒，巠声"，无"痓"字。《玉篇·疒部》说："痉，渠井切，风强病也"，又说："痓，充至切，恶也"。《广雅·释诂》卷三下亦谓"痓，恶也"。是"痉"训"彊急"，读"渠井切"，而"痓"训"恶"，读"充至切"，二字音、义皆不同，何得混之而为一？唯其"痉"字之义为"彊急"，故"痉病"则诸书皆以"身体彊急"为临床证候之特征也，如《诸病源候论·腕伤病诸候·腕折中风痉候》说："痉者，脊背相直，口噤不能言也"，同书《妇人产后病诸候上·产后中风痉候》说："产后中风痉者……其状口急噤，背强直，摇头，马鸣，腰为反折"，又同书《风病诸候上·风痉候》说："风痉者，口噤不开，背强而直，如发痫之状"，又同书《小儿杂病诸候四·中风痉候》说："小儿风痉之病，状如痫，而背脊项颈强直"，《备急千金要方》卷八第一说："痉者，口噤不开，背彊而直，如发痫之状，摇头，马鸣，腰反折"，《金匮玉函经·辨痉湿暍第一》说："脊强者，五痉之总名，其证卒口噤，背反强而瘈疭"等等，皆足以"筋脉强急"所致之"项背强直"为"痉"病也。然而"痓"之为病则与此异。痓，其义训为"恶"而字形从"疒"，是病为恶也，故《龙龛手镜·疒部·去声》说："痓，《玉篇》音炽，恶病也。"所谓"恶病"者，乃指"重笃危殆而难愈"之病也。在我国古代文献里，明谓"恶病"或"恶疾"者，似有二端：一为"疠风"，仲尼弟子冉伯牛所患之病是；一为"痫病"，《备急千金要方》卷五上第三说："夫痫，小儿之恶病也"，可证。遍考古今文献，彼"疠风"与"痓"字俱不相涉也。

《针灸甲乙经》卷十二第十一说："小儿**痫**瘛……瘈脉及长强主之"。是"瘛"为"**痫瘲**"而时发"手足瘈搐"，亦每有"角弓反张"者。其"痓病"则"项背强直，腰反折，口噤不能言"，亦间有"手足瘈疭"而"如**痫**状"者。二者证颇相似而仍有别者，《备急千金要方》卷五上第三说："病发身软时醒者，谓之**痫**也；身强直反张如弓不时醒者，谓之痓也。"

痓为**痫**证，**痫**与痓别，则"瘛""痓"二者实不容相混也。然则今本古医籍中"痓"字多有作"痉"者，以"痓""痉"二字形近致误而然，《素问·气厥论篇第三十七》所载"肺移热于肾，传为柔痓"，观王冰注谓"痓谓骨痓而不随……故骨痓强而不举"之文，正是"痓"之义，可见王冰作注时尚作"痓"，误在王冰作注之后也。成无己《伤寒论》卷二第四注引此文，《黄帝内经太素·寒热相移》载此文，均正作"痓"，《备急千金要方》卷十四第五亦谓"温病热入肾中，亦为痓"，可证。《素问·厥论篇第四十五》所载"手阳明少阳厥逆，发喉痹嗌肿，痓"之"痓"，林亿等注谓"全元起本"作"痉"，是其"痓"字误为"痉"，又在北宋林亿等新校正之前矣。《伤寒论·辨痓湿暍脉证第四》："伤寒所致，太阳痓湿暍三种，宜应别论，以为与伤寒相似，故此见之。"成无己注："痓，当作痉，传写之误也。痉者，恶也，非强也……"《广雅·释草》说："牛茎，牛膝也"，王念孙疏证："各本'茎'讹作'茎'今订正。"可见"痓""痉"传写易误无疑。因而对于古籍文字，当细究之，不得以"误"为"正"、以"异"为"同"也后世将"痓"简化为"痉"。

（二）井醠

《五十二病方·伤痓》说："伤而颈（痓）者，小剒一犬，湔与薛（糱）半斗，毋去其足，以□并盛，渍井醠□□□出之，阴干百日。即有颈（痓）者，冶，以三指一撮，和以温酒一音（杯），饮之。"

按："此文'井醠'之'醠'字疑误，以'醠'字无'底'义也。

《说文·糸部》说："繼，续也，从系𢇍。𢇍，繼或作𦁂，反𢇍为𦁂。"是"𢇍"乃"繼"字，读若"古诣切"，今通作"繼"，或作"继"。"继续"之义则与"底"不相涉，此"𢇍"字当为"𢇍"字，因形近而致误也。《说文·糸部》说："绝。𢇍丝也，从刀糸，卪声。𢇍，古文绝，象不连体绝二丝"，《说文·干部》"𢇍"字条下说："𢇍，古文绝"，《说文·虫部》"𧏮"字条下又说："𢇍，古绝字"，《集韵·入声上·十七薛》则说："绝，𢇍，情雪切，《说文》：'𢇍丝也。古作𢇍，象不连体绝二丝'。"是"𢇍"为古"绝"字也。

《说文·水部》说："荥，荥泽，绝小水也"，段玉裁注："……'绝小水'者，'极小水'也"；《后汉书·吴良传》说："臣苍荣宠绝矣，忧责深大"，李贤注："绝，犹'极'也"。然"极"有"止"义，《汉书·货殖传》说："耆欲不制，僭差亡极"，颜师古注："极，止也"，可证。《说文·止部》说："止，下基也"。其"止"训"下基"，则具有"底"义矣，故《广雅·释诂》卷三下"阁，止也"条王念孙疏证："止谓之底"，《说文·上部》说："下，底也"，《吕氏春秋·仲春纪·功名》说："善钓者，出鱼于十仞之下，饵香也"，高诱注："下，犹底也"。其"止"训"底"，训"下基"，"下"训"底"，而"底"亦可训"止"、训"下"也，《尔雅·释诂下》说："底，止也"，郝懿行义疏：底者，《说文》云：'止尻也，一曰下也'。下即足，足亦止"；《国语·晋语四》说："戾久将底"，韦昭注："底，止也"；《说文·广部》说："底，山居也，一曰下也"；《广韵·上声·十一荠》说："底，下也，止也"；《春秋·左昭元年传》说："漱底以露其体"，释文："底，丁礼切，服云：'止也'。"

极，训"止"，亦训"至"，《礼记·乐记》说："其极一也"，郑玄注："极，至也"；《尔雅·释言》说："届，极也"郭璞注："有所限极"，郝懿行义疏："极者，《释诂》云：'至也'。至亦极也……至，极，其义同也。"至，亦与"止"通，《尔雅·释诂下》"止，待也"条下郝懿行义疏："止训至也"；"底，止也"条下郝懿行义疏："至亦为止"。

《春秋·左昭二十六年传》说："未有收底"，杜预注："底，至也"；《汉书·匈奴传》说："徒赵信城北邸郅居水"，颜师古注："邸，至也"；《说文·氏部》说："氐，至也，从氏下箸一。一，地也。凡氐之属皆从氐"；《广雅·释诂》卷一上说："抵，至也"。底，邸，氐，抵，四字义同也。

《说文·水部》"荥"字条下段王裁注说："绝者，穷也"，而《说文·宀部》《广雅·释诂》卷一上并说："穷，极也"。是"绝""极"二字之义又与"穷"字通也。《灵枢·癫狂第二十二》说："穷骨者，骶骨也"。骶、底义通，又证"绝"义为"底"也。

总之，此文"**鑑**"字当为"**绝**"之误'而"**绝**"乃古"绝"字。绝，训"极"，训"穷"。然"极"字之义则训"止"训"至"。其"至"与"止"通，义皆为"底"，而"穷骨"之训为"骶骨"，亦证"绝"字之有"底"义也。是"井**鑑**"为"井**绝**"之误，"井**绝**"乃"井底"也。

(三) 婴儿索痉　**骺**直而口釦

《五十二病方·婴儿索痉》说："索痉者，如产时居湿地久，其**骺**直而口釦，筋**挛**（挛）难以信（伸）……"

按：1. 此文题曰"婴儿索痉"，《释名·释长幼》说："人始生曰婴儿，胸前曰婴，抱之婴前乳养之也"，王先谦注："婴无胸前义，此借婴为膺，《说文》：'膺，胸也'。"是"婴儿"乃指"抱之胸前"以"乳养之"而"始生"之"小儿"也。其"索痉"者，与《黄帝内经太素·寒热相移》之"素痉"同证，以"索""素"字通也。杨上善注："素痉，强直不能回转"。强直不能回转，正谓痉病"项背强直"之候也。

2. 此文"**骺**直而口釦"之"**骺**直"与"口釦"为对文，乃"婴儿索痉"之两个临床证候，而"**骺**""口"则为人体之两个部位名词。细审"**骺**"之为字，其结构为"从肉，从冖，象形，八声"。此文"**骺**"字，为人体之一部位，故从"肉"；其从"冖"者，象形，象从后看人之肩部形也；其作"八声"者，即"北声"也。《说文·八部》说："八，别也，象分别相背之形"，《说文·北部》说："北，**𡒄**也，从二人相背"。是"八"训"别"而"北"训"**𡒄**"，其义为近；"八"则"象分别相背之形"，而"北"则"从二人相背"，其义又同。则"八""北"二字相通也。《玉篇·北部》说："冀，居致切，冀州也，北方州，故从北。𡋑，同上"，亦可证其"八""北"字通也。从而表明此文"**𦙾**"字，乃人体部位在肩下而读"北"声，其为"背"字殆无疑义矣。是此文"**𦙾**直"即为"背直"一证也。然则此文"口鉫"之"鉫"字，《说文·金部》说："鉫，金饰器口，从金，从口，口亦声"，非此义，当读为《说文·口部》所载"唫，口急也，从口，金声"之"唫"，读若"巨锦切"，只是"唫"字左侧"口"旁被置于右侧耳。其"唫"训"口急"，口部筋脉强急则难以开启而为"口闭"，口闭不能开启则为"噤"矣，《说文·口部》说："噤，口闭也"，是"唫""噤"义近。

此文"**𦙾**直"即"背直"，"口鉫"为"口唫"若"口噤"也。"背直"和"口噤"，正是"痓病"之两"主要证候"也。

（四）夕下　合卢　凄夕

《五十二病方·[夕]下》说："以黄柃（芩），黄柃（芩）长三寸，合卢大如□□豆卅，去皮而并治。□□□□□□**捣**（捣）而煮之，令沸，而潜去其宰（滓），即以汁凄夕，已，乃以脂□□□□□□所冶药傅之。节（即）后欲传之，凄傅之如前。已，夕下靡。"

按：1. 此文"夕下"为一病证名词，当读若"腋泄"。腋，《说文·大部》作"亦"，说："亦，人之臂亦也，从大，**网**象亦之形"，徐铉等曰："今别作腋"。段玉裁注："《玉篇》今作'掖'。……人臂**网**垂，臂与身之间则谓之'臂亦'。"是"腋"本作"亦"，又作"掖"，义为"臂与身之间"之所谓"臂亦"，故《玉篇·肉部》说："腋，羊益切，肘腋也"，《集韵·入声·二十二昔》说："腋，胳也"，《小学钩沈》

卷八载《埤仓上》说："胳，肘后也"，即今俗之所谓"胳肢窝"也。是"腋"训"臂亦"、训"肘腋"、训"胳"而字从"夜"声。"夜"者，《说文·夕部》说："夜，舍也，天下休舍，从夕，亦省声"，段玉裁注："夜与夕浑言不别，析言则殊。《小雅》：'莫肎夙夜'，'莫肎朝夕'。'朝夕'犹'夙夜'也；《春秋经》：'夏四月辛卯夜'，即'辛卯夕'也。"据此，则"腋""夜""夕"三字可通假无疑。《素问·八正神明论篇第二十六》所载"则人血淖液而卫气浮"之"淖液"，即为"潮汐"二字，"淖"为"潮"之坏，即"潮"字；"液"乃"汐"之借也。此文"夕"字借作"腋"，自亦可通，不必置疑。至于此文之"下"，则当读为"泄"，《尚书·微子》说："用乱败厥德于下"，孔氏传："败乱汤德于后世"，朱骏声《说文通训定声·豫部》"下"字条引马注："世也"。是"下"可训"世"。《说文·水部》说："泄……从水，世声"。"泄"得"世"声，例可通假。"世"可借为"泄"，则"下"之义自可训为"泄"矣。况《伤寒论》中于"大便利水"之证，或曰"泄利"，或曰"下利"，亦资为证。若然，则此文"夕下"即为"腋泄"之病也。《广雅·释言》说："泄，漏也"，《玉篇·水部》说："泄…思列切，漏也"。《类篇·水部》说："漏，即豆切……泄也"。是"泄""漏"二字互训，而"泄"之义与"漏"通，故"腋泄"《诸病源候论·瘿瘤等病诸候·漏腋候》作"漏腋"。漏腋，倒言之则曰"腋漏"，亦即此文之"腋泄"矣。其证则为"腋下常湿而作臭"也。

按：2. 此文"合卢"之为药，当即"苦瓠𡉙"也。考：合，《玉篇·亼部》读"胡苍切"，与《瓠部》读"胡故切"之"瓠"字声转可通，则此"合"字为"瓠"之借，而此"卢"字则为"𡉙"之省。是此文"合卢"者，乃谓"瓠𡉙"也。瓠𡉙，又作"瓠瓟"，亦作"壶卢"，今则通作"葫芦"矣。瓠𡉙有甘、苦二种，甘者供食，苦者供药用。此文"合卢"，用治"夕下"之病，乃指"苦瓠瓟"无疑。夕下，即"腋泄"，隋唐诸医书作"漏腋"，与"狐臭"病相类，故《备急千金要方》卷二十四第五将二者合为一章论述。《诸病源候论·瘿瘤等病诸候·狐臭候》说："人腋下臭，如葱豉之气者，亦言如狐狸之气者，故谓之狐臭。此皆血气不和，蕴积，故气臭"，又《漏腋候》说："腋下常湿，仍臭生疮，谓之漏腋。此亦是气血不和，为风邪所搏，津液蕴瘀，故令湿臭"。是"狐臭""漏腋"二者，皆因气血不和、蕴结腋内不散而致腋下气臭也，惟"漏腋"有风邪附于蕴结之气血，而证多腋下汗出常湿且又或生粟样小疮。以其基本成因和基本证候相同，故治"狐臭"之方，每可用于治疗"漏腋"之病，如早晨以尿洗腋方，马齿草捣碎夹腋下方，皆是其例，《备急千金要方》卷二十四第五，用白苦瓠烧烟熏腋以治"胡臭"即"狐臭"，此文则以苦瓠㿻和黄枂（芩）煎汁洗腋以治"夕下"即"腋泄"，亦即隋唐医书所谓"漏腋"也。

按：3. 此文"即以汁□□凄夕"句之"凄"字，当从下"凄傅之如前"文作"凄"。《说文·水部》说："凄，云雨起也，从水，妻声"，非此义。

考"凄"字右侧之"妻"旁，古可通"西"旁，如《玉篇·木部》说："棲，思奚切，鸟棲也，亦作栖"；《广韵·上平声·十二齐》说："棲，鸟棲，《说文》曰：'或从木西'。栖，上同"；《集韵·平声二·十二齐》说："棲，栖，鸟棲，或从西"；《庄子·至乐》说："陵鸟得郁棲则为鸟足"，《列子·天瑞》载此句则作"陵鸟得郁栖则为鸟足"，是从"妻"与从"西"同。《玉篇·木部》说："栖，音西，鸟栖宿，又作棲"，《经典释文·尔雅音义上·释宫》说："栖，音西，下同。又作棲"。是从"西"与从"妻"同。从而表明字之右侧"妻"旁与"西"旁之可通也。据此，则此文"凄"字，乃为"洒"字之借用。《说文·水部》说："洒，涤也，从水，西声"，而"洒"字右旁之"西"，亦与"先"通，故古越美人"西施"，《骈雅·释名称》则称之曰"先施"也。字之右侧"西"旁与"先"旁通，则"洒"字即可通"洗"，《金匮要略·痉湿暍病脉证（并治）第二》说："洒洒然毛耸"，《千金翼方》卷九第一载之作"洗然"，《广雅·释诂》卷二下说："濯，洒也"，王念孙疏证："……洗与洒同"，《玉篇·水部》亦谓"洒，先礼、先殄二切……涤也，今为洗。"足证"洒""洗"二字可通。如此，则此文"凄"字当读为"洗涤"之"洗"，即以药汁洗其患者之腋部也。"即以汁□□凄夕"句末不得加"下"字。

（五）大带　坮

《五十二病方·大带》说："大带者，燔坮，与久膏而□傅之。"

按：1. 此文"大带"之为何病，今考之《庄子·齐物论》说："蝍且甘带"，陆德明音义："带，如字，崔云：'蛇也'，司马云：'小蛇也'。"故《广韵·去声·十四泰》说："带……蛇别名"。蛇形长，状如人束腰之带，故称"蛇"为"带"也。古人以"龙"为"吉祥物"，龙形长而大，蛇形虽较其为小而甚似之，故又称"蛇"为"小龙"。人体生疮，有疱疹生于腰胁而环绕腰胁蔓延生长，疱疹循腰胁分布甚至围腰周匝，有如带之束腰然，故世俗呼之曰"缠腰龙""龙头疮"，古人称之曰"大带"或单称曰"带"，今人称之曰"带状疱疹"也。

带，字又作"痸"，《广雅·释诂》卷一上、《集韵·去声上·十二霁》并说："痸，创也"。创，通作"疮"。《玉篇·疒部》说："痸，竹世切，牛头疮也"，《集韵·去声上·十三祭》说："痸……一曰牛头疡"，其"疡"当作"疮"。所谓"牛头疮"者，乃"龙头疮"之声变，正如寄生"子午虫"之丛生小灌木"雀不踏"者，人们呼之曰"龙王刺"，又呼之为"牛王刺"也。

据上所述，此文"大带"之病，又单称"带"，字通作"痸"，即一般所谓"龙头疮"也。其疮之致病因素，两汉三国以前未见论述、至晋代张华撰《博物志》一书，始有"今蠷螋虫溺人影，亦随所著处生疮"之说。其论蠷螋虫溺人影著处生疮虽未必然，但对此疮之认识在求因。从此，"大带"病名被"蠷螋毒"或"蠷螋尿"所取代。《诸病源候论·小儿杂病诸候六·蠷螋毒绕腰痛候》说："蠷螋虫，长一寸许，身上毛如毫毛，长五六分，脚长而甚细，多处屋壁之间，云其游走遇人，则尿人影，随所尿著影处，人身即应之生疮。世病之者，多著腰。疮初生之状。匝匝起，初结瘰瘭，小者如黍粟，大者如麻豆，染渐生长阔大，绕腰，生脓汁成疮也"，《诸病源候论·杂毒病诸候·蠷螋尿候》说："蠷螋虫，云能尿人影，即令所尿之处惨痛如芒刺，亦如蚝虫所蜇，然后起细痞瘰，作聚如茱萸子状。其痞瘰遍赤，中央有白脓如粟粒．亦令人皮肉拘急，恶寒壮热，极者连起，多著腰胁及胸。若绕腰匝遍者，重也"。《备急千金要方》卷二十五第二也说："凡蠼螋虫尿人影，著处便令人病疮。其状身中忽有处渗痛如芒刺，亦如刺虫所螫，后起细痞瘰，作聚如茱萸子状也。四边赤，中央有白脓如黍粟，亦令人皮肉急，举身恶寒壮热，剧者连起竟腰胁胸也"。"瘰""瘰"字同，"溺"与"尿"通。表明"大带"或"瘩"疮之生，晋唐间人皆以为"蠼螋虫尿人影"所致，故致呼其疮为"蠼螋尿"或"蠼螋毒"，而"大带"或"瘩"疮之名遂废。然"缠腰龙""龙头疮"等俗称，一直被世俗所传呼。时至今日，蠼螋之为虫，其形，其名，除昆虫学家外，世人已鲜知，故又拾起"带"字以形容其疮之痞瘰蔓延生长状态，名之曰"带状疱疹"也。

按：2. 此文"燔墭"之"墭"字，其右上之"小"部，当为"巛"部之写变，犹"锁""琐""㳽"等字右上之"小"部，写变为"巛"部而成"锁""琐""㳽"等字形也。若然，则此文"墭"字即为"壏"。壏之可燔而和膏，似非土属之物，是则当读之曰"缁"字也。

《说文·糸部》说："缁，帛黑色也，从糸，甾声"，《广韵·上平声·七之》说："缁，黑色缯也"。然"缯"即"帛"也，《说文》"缯""帛"二字互训，《玉篇·糸部》和《帛部》亦说："缯，似陵、似登二切，帛也"，"帛，步百切，缯帛也"，可证。

《孟子·梁惠王上》说："五亩之宅树之以桑，五十者可以衣帛矣"。是缯帛乃蚕丝编织之品。其色黑者，为人工加染而成，《周礼·考工记》所谓"钟氏染羽……七入为缁"是其事也。

帛之染黑，古法有二，一为草染，一为石染。前者以植物为料染之，后者以矿物为料染之。

草染之缁，古代多为橡斗所染，《周礼·地官司徒·序官》："掌染草，下士二人……"郑玄注："染草，蓝、蒨、象斗之属"，贾公彦疏："象斗染黑"。《说文·艸部》说："草，草斗，栎实也，一曰象斗，从

艸，早声"，徐铉注："今俗以此为'艸木'之'艸'，别作'皁'字
为'黑色'之'皁'。案：櫟实可以染帛为黑色，故曰'草'……"
段玉裁注："此言'櫟'者，即"栩'也。陆玑云：'栩，今柞櫟也，
徐州人谓櫟为杼，或谓之栩。其子为皁，或言皁斗。其殻为汁，可以染
皁"。草斗，皁斗，櫟实，象斗，橡斗，字虽异而物则同，即《千金翼
方·本草中·本部下品》之所谓"橡实"也，歉岁可食以充饥，然未
见记述其有治恶疮之效，当非此文"缁"之染物也。

此文之"缁"可燔以和膏而傅"大带"之疮，则是"石染"之
"黑色缯帛"矣。《淮南子·齐俗训》说："夫素之质白，染之以涅则
黑"，《论语·阳货》说："涅而不缁"，何晏集解："涅，可以染皁"，
《淮南子·俶真训》说："今以涅染缁，则黑于涅"。然则"涅"者，
《说文·水部》说："涅，黑土在水中也，从水，从土，曰声"，《玉篇
·水部》亦说："涅，奴结切。染也；又：水中黑土"。以其"涅"为
"黑土在水中"或"水中黑土"，故其字从"水"从"土"；又以其有
"染缯"之用，故其字之义引申为"染"也，然其义之"染"，仅指染
黑色也，是以《广雅·释器》说："涅，黑也"，《淮南子·说山训》
说："譬犹以涅拭素也"，许慎注："涅，黑也"。涅，为"黑土在水
中"，则字又作"泥"，《广雅·释诂》卷三下说："涅，泥也"，《太平
御览·布帛部一·丝》引《正部》说："皎皎练丝……得泥则黑"，《史
记·屈原列传》说："嚼然泥而不滓者也"，司马贞索隐："泥亦音涅，
滓亦音淄。又并如字"。是其"泥而不滓"，亦即《论语·阳货篇》中
所谓"涅而不缁"也。是"泥"与"涅"同。泥在水中，必沉淀于水
下，是故又名曰"淀"，《广雅·释器》说："淀谓之滓"，王念孙疏证：
"淀之言定也，其滓定在下也"；《尔雅·释器》说："淀谓之垽"，郝懿
行义疏："淀，今之滓泥是也。滓泥即涅……今日照人以滓泥染缁"。
滓泥，吾乡鄂北谓之"沤泥巴"，建国之前犹以其染黑色布而做衣被。

水中滓泥，有泄火清热解毒之功效，《证类本草·玉石部下品》中
载有"井底沙"，谓其性"至冷"，用治"汤火烧疮"，并引《千金方》
以之外敷治疗蝎螫毒，引《肘后方》以之外敷治疗妊娠疫病令胎不伤，
今民间犹以其外敷治疗小儿痄腮。蝼蛄溺疮，即此文之"大带"，为今

之所谓"带状疱疹"也。其病皮肤发疮如燎浆泡样，灼热焦痛，亦是火热之毒为病，故用滓泥染黑之帛燔之和膏外傅以治之。

帛，乃蚕丝制物，有去热消毒愈疮之用，《证类本草·虫部下品》载"故锦"，烧灰外敷治"口中热疮"，煮汁内服疗"蛊毒"；载"绯帛"，主治"恶疮丁肿毒肿"，可证。故《淮南子·说林训》说："曹氏之裂布，蛛者贵之"，缲丝之涅帛可治疗蝹蝼溺疮，其患者特别宝重之也。

（六）酸浆

《五十二病方·种（肿）囊》说："种（肿）囊者，黑实囊，不去。治之，取马矢犕者三斗，孰析，沃以水，水清，止；浚去汁，泊以酸浆口斗，取芥衷荚。壹用，智（知）；四五用，种（肿）去。〔毋〕禁，毋时。令。"

按：《神农本草经》卷二说："酸酱，味酸平，主热烦满，定志益气，利水道，产难，吞其实立产，一名醋酱，生川泽。"其无治种囊之用，非此文之酸浆也。

然则此文之酸浆果何物耶？兹特考而述之。《释名·释饮食》说："浆，将也，饮之寒温多少，与体相将顺也"，《玉篇·水部》说："浆·子羊切，饮也"。《素问·热论篇第三十一》亦有"水浆"之称。"浆"训"饮"，则"酸浆"或曰"醋浆"即为"酸味水样物"矣。其本义当是《金匮要略·妇人妊娠病脉证并治第二十》"白术散"方后所谓"更以醋浆水服之"之"醋浆水"也。

然则"酸味水样物"之"酸浆"或曰"醋浆"若何？考"醋"之本字作"酢"，《集韵·去声·十一类》说："酢，醋，《说文》：'酨也'，或作醋"，是其证。故古文献中多作"酢"。《说文·酉部》说："酸，酢也，从酉，夋声。关东谓酢曰酸"，又说："酢，酨也，从酉，乍声"；《玉篇·酉部》说："酸，先丸切，酢也"，又说："酢，且故切，酸也，酨也"。是"酢"乃"醋"本字，而"酢""酸""酨"三字义通也。《急就篇》卷三说："酸醎酢淡辨浊清"，颜师古注："大酸

谓之酢"，王应麟补注："酸，酢也，以酢浆烹之为羹也"。酢浆，即
"醋浆'。《说文·酉部》说："醶，酢浆也"，酢浆与"酢浆"同。《玉
篇·酉部》说："醶，义槛切，酢浆也"，可证。酢浆，亦单称"浆"，
《说文·水部》说："浆，酢浆也，从水，将省声"；《周礼·天官冢
宰·酒正》说："三曰浆"，郑玄注："浆，今之酨浆也"，贾公彦疏：
"此浆亦是酒类，故其字亦从载从酉省。酨之言载，米汁相载，汉时名
为酨浆"，而《汉书·食货志》说："其三及醋酨灰炭给工器薪樵之
费"，颜师古注："酨，酢浆也，音才代反"。是"酢浆"或单称
"浆"，或单称"酨"，或称"酨浆"。亦称为"醯"，《论语·公冶长》
说："或乞醯焉"，邢昺疏："醯，醋也"，《古今事物考·国用》说：
"榷醋，魏中书监刘放曰：'官贩苦酒，与百姓争锥刀之利，请停之'。
苦酒，盖'醋'也"。则"酢浆"又名"苦酒"也。《伤寒论·辨少阴
病脉证并治第十一》治"咽中伤生疮，不能语言，声不出者"，有"苦
酒汤"方。

《说文·酉部》说："酨，酢浆也，从酉，弋声"，段玉裁注："《水
部》'浆'下曰：'酢浆也'。酢浆，谓'酨'也"，徐颢笺："……是
'醯'为'酢浆'之本名，'酨'亦为'酢浆'，今则二名并废，而以
其味为其名，又易'酢'为'醋'矣"。酢，字从"酉"，属"酒"之
类，故有称其为"酢酒"者，《新修本草·米等部》卷十九说："酢酒，
味酸温，无毒，消瘫肿，散水气，杀邪毒"，注："酢酒为用，无所不
入，逾良，亦谓之醯，以有苦味，俗呼苦酒"。酢酒，《千金翼方·本
草下·米谷部》作"醋"，其性味主治之文全同。是"酢酒"即"酢
浆"，酢，醋，酸，三字通，故"酢浆"或作"醋浆"，或作"酸浆"，
具有"消瘫肿，散水气，杀邪毒"之功用，正是治"种（肿）囊"之
有效药物，故此文之"酸浆"当以"酸味水样物"之"酢浆"为是，
即今通谓之"醋"者是也。

（七）痒瘕

《五十二病方·瘕》说："痒，以月十六日始毁，禹步三，曰：'月

与日相当，日与月相当'，各三；'父乖母强，等与人产子，独产穨（癲）尢，乖己，操葭（锻）石殻（击）而母。'即以铁椎攺段之二七。以日出为之，令穨（癲）者东乡（响）。"

按：此文"瘨"字，即"癃"也。《素问·宣明五气篇第二十三》说："膀胱不利为癃"。其训"癃"为"小便不利"，与此文异义。

《说文·疒部》说："癃，罢病也，从疒，隆声。瘨，籀文癃省。"是"瘨"乃"癃"之籀文，而"癃"则为"瘨"之篆文，"瘨""癃"字同，又通作"瘙"。《说文》训"癃"为"罢病"，正与此文"瘨"字义同，乃"罢癃"之"癃"，《云梦秦简》说："罢瘨守官府"，《史记·平原君虞卿列传》说："臣不幸有罢癃之病"。其"罢癃"之义为何？《战国策·周策》说："韩氏罢于兵"，鲍彪注："罢，疲同，劳也"，《急就篇》卷四说："笃癃痒癖迎医匠"，颜师古注："癃，疲病也"，《周礼·地官司徒·小司徒之职》说："以辨其贵贱老幼废疾"，郑注："废疾，言癃病也"。故《说文·疒部》"癃，罢也"条下段玉裁注说："病当作癃罢者，废置之意。凡废置不可事事曰罢癃，《平原君传》躄者自言'不幸有罢癃之病'。然则凡废置皆得谓之罢癃也。"据此，则"癃"乃"疲极委废"之义也。疲极委废，与"颓"同意，《群经音辨》卷三说："颓，委也"，足证"颓"字亦"委弃废置"义也。《广韵·上平声·十五灰》说："痩，阴病"，"蹪，下堕也"。其"癃""颓"二字之义通，故此文前者曰"瘨"而后者曰"穨"也。筋脉委废不用而缓纵下堕于前阴而为"穨癃"之病矣。《灵枢·邪气藏府病形第四》说："脾脉……滑甚为痩癃"，"痩癃，倒言之则曰"癃痩"。

《释名·释疾病》说："阴肿曰蹪，气下蹪也。又曰疝，亦言诜也，气诜诜引小腹急痛也。"是"痩癃"亦名曰"疝"，故又有"颓疝""癃疝"之称，前者如《素问·阴阳别论篇第七》所谓"其传为颓疝"者是，后者如《甲乙经》卷九第十一所谓"癃疝，然谷主之"者是。还有称之谓"癲癃疝"者，如《素问·脉解篇第四十九》所载"所谓癫瘛疝（此下原有'肤胀'二字，衍文，今删）者，曰阴亦盛而脉胀不通，故曰癫瘛疝也"之文是其例。颓，穨，癏，㿗，字虽异而义则同也。

（八）纂

《五十二病方·牝痔》说："痔者，以酱灌黄雌鸡，令自死，以菅裹，涂（塗）上〈土〉，炮之。涂（塗）干，食鸡，以羽熏纂。"

按：此文"纂"字，《素问·骨空论篇第六十》《太素·督脉》均作"篡"，而《针灸甲乙经》卷二第二及《太素·骨空》则作"纂"。然"纂""篡"二字俱得"算"声，例可通假也。作"纂"，作"篡"，其义一也。惟其为人身之一部位，诸家多释之为前、后二阴之间"会阴部"，殊觉未当。

《吕氏春秋·孝行览·本味》说："肉之美者……隽觾之翠"，高诱注："翠，厥也"。彼"翠"又作"朘""厥"又作"臀"，《广雅·释亲》《集韵·去声·六至》并谓"朘，臀也"是也。《灵枢·阴阳系日月第四十一》说："此两阴交尽，故曰厥阴"，《素问·至真要大论篇第七十四》说："帝曰：厥阴何谓？岐伯曰："两阴交尽也"。是"厥"有"尽"义，《礼记·内则》说："舒雁翠"，郑玄注："翠，尾肉也"，《广韵，去声·六至》说："朘，鸟尾上肉"，彼"尾"亦在躯干"尽"处，故《广韵·入声·十月》说"臀，尾本"。臀，亦写作"髉"，《说文·骨部》说："髉，臀骨也，从骨，厥声"。是"翠"义训为"臀"，训为"尾肉"，而"臀"则训为"尾本"，训为"臀骨"。这表明"翠"之为部，乃躯干尽处之"尾骶部"也。此文之"纂"字，即为其"翠"字之声转，在尾骶部位。《广雅·释亲》"朘，臀也"条下黄侃笺识："翠转为纂"，可证。惟此"纂"字只指尾骶部下之"后阴"，《素问·五藏别论篇第十一》称之为"魄门"，今之所谓"肛门"，正当痔疮所在之"后窍"也，会阴部位不与焉。《脉经》卷二第二、《备急千金要方》卷十九第二并说："右手尺中神门以后脉阴阳俱虚者，足少阴与太阳经俱虚也，病苦心痛，若下重不自收，纂反出，时时苦洞泄……"彼"纂反出"一证，即今之"脱肛"也。如'纂'果为"会阴部"，试问肾和膀胱之虚，其"会阴部"何以能"反出"？事实必不然也。是此文"纂"字之义为后阴"肛门"，殆无疑义矣。

再说，《说文·疒部》说："痔，后病也"，痔生于后阴，上文蒿鲋桂姜方煮沸"以熏痔"、骆阮烧烟"坐以熏下窍"、此方亦熏治痔疮法，自当熏在后阴处，故曰"熏纂"也。

（九）罢合

《五十二病方·膻（疽）病》说："益（嗌）膻（疽）者，白蔹三，罢合一，并治，□□□□□□□饮之。"

按：此文"罢合"之为药，用以治"益（嗌）膻（疽）"之病。而"嗌疽"者。《史记·仓公列传》说："饮食下嗌而辄出不留"，裴骃集解："（嗌）音益，谓喉下也"，《广韵·入声·二十二音》说："嗌，喉也"。是"嗌"乃"喉咙"也。"疽"者，《说文·疒部》说："疽，痈也，从疒，且声"，"痈，肿也，从疒，雝声"，其《肉部》又说："肿，痈也，从肉，重声"。是"疽"之义训为"痈"，而"痈""肿"二字之义可互训。因而，此文"嗌疽"之病，即为"人之喉嗌部痈肿生疮"也。《灵枢经·痈疽第八十一》中，载有"痈发于嗌中，名曰猛疽"者。

至于"罢合"一药，当读为"百合"。此文"罢"字，读若"罢止"之"罢"。《一切经音义》卷二十三说："罢，蒲架反"，引《玉篇》曰："罢，止也，休也"：《论语·子罕篇》说："欲罢不能"，陆德明《经典释文》卷二十四，谓其"罢"之音读"皮巴反"。皮巴反，与"蒲架反"同，声转为"百"，故"罢""百"二字通。此文"罢"字读为"百"，是此文"罢合"即为"百合"矣。

《难经·四十二难》说："喉咙重十二两"，杨玄操注："喉咙，空虚也，言其中空虚可以通气息焉，即肺之系也"。疽发于喉嗌，乃肺热上郁，气血蓄结，故用百合以清肺热，配白蔹而治喉嗌之痈结，且《名医别录·中晶》明谓"百合"主除"喉痹肿"，《证类备用本草·草部中品之上·百合》条引《日华子》亦云：百合"杀蛊毒气、胁（误，当作"胁痈"二字)、乳痈、发背及诸疮肿"。嗌疽之治用百合,正是理顺而药符也。

(十) 圀

《五十二病方·口阑(烂)者方》说:"烝(蒸)圀囊土,裹以熨之。"

按:此文"圀"字,从"囗"中有"米"。其"米"字与"粪"篆之上部同,似米而非米也。正置之则为"米",斜置之则为"※",故此"圀"字亦可写作"圀",《说文·肉部》说:"胃,谷府也,从肉,圀象形"。其"胃"篆之上部,正是此文"圀"字而斜置其"囗"中之"米"而成"圀"。圀,《说文·草部》作"茵",说"粪也,从草,胃省",《玉篇·草部》说:"茵,舒理切,粪也,亦作矢,俗作屎",《龙龛手镜·草部·上声》说:"茵,古文,失旨反,今作屎同"。茵,即"茵"之形变,其"屎"与"矢"同。是"茵"乃"屎"之古文,义训为"粪"。然"粪"亦可训为"屎",《吴越春秋·勾践入臣外传》载勾践说,"臣窃尝大王之粪",夫差则说,勾践"亲尝寡人之溲"。是"粪"即为"溲"。其"溲"盖指"后溲",即"屎"也,亦称之曰"大便",《史记·扁鹊仓公列传》说:"令人不得前后溲",司马贞索隐:"后溲,大便也"。是"溲"可指"大便"无疑。从而表明"粪"亦可训为"屎"也。

"屎""粪"二字可互训,而"屎"之古文作"茵",古文"茵"字在此省作"圀"。是此文"圀土"即"茵土",犹言"粪土"。在我国古代文献中,多有用"粪土"之词者,如《春秋·左僖二十八年传》说:"死而利国,犹或为之,况琼玉乎!是粪土也";《论语·公冶长》说:"粪土之墙,不可朽也";《尔雅·释虫》说:"蛄蟖,蜣蜋",郭璞注:"黑甲虫,啖粪土";《尔雅·释虫》又说:"蟦蛴,螬",郭璞注:"在粪土中"等等是也。此文所谓"烝圀土,裹以熨之"者,即取杂有粪屎之土烝热,布裹之以熨治其病也。

（十一）秋竹

《五十二病方·口闌（烂）者方》说："取秋竹者（煮）之，而以气熏其痏，已。"

按：此文"秋竹"之为药，可用水煮之取气以熏其疮痏而治之，则当为"萹竹"今通称"萹蓄"也。

《说文·竹部》"竹"读"陟玉切"，与其《艸部》"茿"读"陟玉切"同。"竹""茿"二字同声，例得通假，故在古代文献中，每有借"竹"为"茿"者。《诗·国风·卫风·淇奥》说："瞻彼淇奥，绿竹猗猗"，毛苌传："竹，萹竹也"。萹竹，即"萹茿"，《说文·艸部》说："茿，萹茿也"，可证。"萹竹"或"萹茿"，亦作"萹蓄"，故《尔雅·释草》说："竹，萹蓄"，郭璞注："似小藜，赤茎节，好生道旁，可食。又杀虫"。《玉篇·艸部》亦说："茿，猪鞠切，萹茿也，似小藜，赤茎节，好生道旁，可食。亦作竹"。是"竹"可假借为"茿"，即"萹竹"或"萹茿"，今通称之为"萹蓄"也。《神农本草经》卷三说："萹蓄，味辛平，主浸淫、疥搔、疽、痔，杀三虫，生山谷"，郝懿行《尔雅·释草》"竹，萹蓄"条义疏引陶注《本草》云："处处有之"。此文用"竹"煮水熏之以治患者之疮痏，正与《神农本草经》所载"萹蓄"主治"浸淫、疥搔、疽、痔"之义合，则此文之"竹"即为"萹蓄"无疑。然此文"竹"上何为冠一"秋"字而作"秋竹"？考《千金翼方·本草中·艸部下品之下》谓"萹蓄"当在"五月采阴干"为好，而我国秦代是以"十月为岁首"，刘汉代秦后，初未改正朔，乃"汉承秦制"，至汉武帝刘彻时，始改用"太初历"，以"斗柄指寅"为正月。据此，则太初以后之五月，正当汉文帝刘恒以前至秦一段时间内之秋天。故此文称"五月采萹蓄"为"秋竹"也。

（十二）苦瓠瓣

《五十二病方·加（痂）》说："冶茈夷（荑）、苦瓠瓣，并以彘职（膱）膏弁，傅之，以布裹［而］约之。"

按：上文释"合卢"已论及于"苦瓠"。此文则为"苦瓠瓣"也。

所谓"苦瓠瓣"者，《尔雅·释草》说："瓠楼，瓣"，郭璞注："瓠中瓣也，《诗》云：'齿如瓠楼'。"今《诗》作"瓠犀"，《诗·卫风·硕人》说："齿如瓠犀"，毛苌传："瓠犀，瓠瓣"，孔颖达疏引孙炎曰："楼，瓠中瓣也"。是"瓠瓣"又名"瓠楼"或"瓠犀"，"犀""楼"音同假借也。

"瓠瓣"又称"瓠楼"，而"瓠楼"通叫"瓠瓣"，然"瓠瓣"则是"瓠中之实"也，《说文·瓜部》说："瓣，瓜中实也"，《玉篇·瓜部》亦说："瓣，白苋、力见二切，瓜中实"。其"瓠"之字从"瓜"，为"瓜"之类。"瓣"为"瓜中实"，则"瓠瓣"即为"瓠中之实"，殆无疑义矣。

所谓"实"者，《说文·宀部》说："实，富也，从宀贯，贯为货物"，段玉裁注："以货物充于屋下是为实"，引申之则为草木之实。瓠中实，即为充实于瓠中之内容物也，又称为"瓤"。《仓颉篇》卷中说："瓤，瓜中子也"，《集韵·平声三·十阳》说："瓤，瓜实"，《一切经音义》卷五十说："瓤，如良反，即瓜瓠中瓤瓣也"，是其证。此文"苦瓠瓣"，乃除去其苦瓠之外殻不用，而只用其苦瓠之内瓤也，《千金翼方》卷十九第八说："苦瓠瓤，主水肿，石淋，吐呀嗽，囊结，痓蛊，痰饮"，足证苦瓠可只取其内瓤为药，故治病每有以苦瓠瓤入方者，除此文用有"苦瓠瓣"入方以治痂疮外，馀如《千金要方》卷二十一第四用"苦瓠白瓤实"入方，以治"大水头面遍身大肿胀满"之"苦瓠丸"内服，《证类本草·菜部下品》"苦瓠"条下引《伤寒类要》用"苦葫芦瓤"入方。以治"黄疸"之"㗖鼻方"外用等等，皆是其例。然苦瓠有毒，如内服过量，则可以使人中毒而吐利不止，急以黍穄煎浓汁，数数服之。

（十三）芘

《五十二病方·痈》说："痈首，取芘半斗，细剂（劗），而以善截六斗□□□□□如此□□医以此教惠□□。"

按：此文"芘"之为药，用以治"痈首"。所谓"痈首"者，

"痈"生于"首"也。首，又作"酋"，《广雅·释亲》说："酋谓之头"。头为诸阳之会，头首生痈，则多为热邪郁结而成，故治之以"茈"。

然则"茈"者，《说文·艸部》说："茈，茈草也，从艸，此声"，读若"将此切"，《说文·糸部》说："紫，帛青赤色，从糸，此声"。据此，则"茈""紫"二字，须谐"此"声，例得通假也，故王念孙《广雅·释草》疏证说："茈，与'紫'同"。是"茈草"即"紫草"也。

茈草，一名"藐"，《说文·艸部》说："藐，茈草也，从艸，須声"。藐，又作"藐"，《尔雅·释草》说："藐，茈草"，是其证。茈草，古常用于染，故《尔雅》此条下，郭璞注："可以染紫"，《山海经·西山经》说："劳山，多茈草"，郭璞注："一名茈䓞，中染紫也"，《玉篇·艸部》说："茈，积豕切，草可染"；《广雅·释草》说："茈䓞，茈草也"，王念孙疏证："《史记·司马相如传》说：'攒戾莎'，徐广注云：'草可染紫'，此'紫䓞'也。䓞，通作'茢'，《周官掌染草》郑注云：'染草，茅蒐、囊芦、豕首、紫茢之属'，疏云：'紫茢，即紫䓞也'……《神农本草》云：'紫草，一名紫丹，一名紫芙，生碭山山谷'，陶注引《博物志》云：'平氏山阳紫草特好'……《御览》引《吴普本草》云：'紫草节赤二月花'，《唐本草》注云：'紫草，苗似兰香，茎赤节青，花紫白色而实白'。《齐民要术》卷五第五十四篇载有'种紫草法'。"郝懿行《尔雅·释草》义疏说："今紫草有二种，人所种者苗叶肥大，以之染色不及野生者细小尤良也"。是此文"茈"，一名"藐"或作"藐"，一名"茈草"或作"紫草"，一名"茈䓞"或作"紫䓞"，一名"紫茢"，一名"紫丹"，一名"紫芙"，古常作染紫之用，有野生、家种二种，家种者叶肥大，染紫不及野生者叶细小为良也。至于其为药用，《神农本草经》卷二已记载之，谓其"味苦寒"，《千金翼方·本草上·草部中品之上》说："紫草……以合膏，疗小儿疮及面皱"，《证类备用本草·草部中品之上》引《药性论》说："紫草亦可单用，味甘平，能治恶疮瘑癣"。由此知此文用"茈草"以治疮痈生于头首之部者，确有其宜也。

（十四）般服零　最取大者

《五十二病方·干骚（瘙）》说："以般服零，最取大者一枚，寿（捣）。寿（捣）之以𦥛（舂），脂弁之，以为大丸，操。

按：1. 此文"般服零"之"服零"即"茯苓"，而谓"般服零"者，即"大茯苓"也。《孟子·公孙丑上》说："般乐怠傲，是自求祸也"，赵岐注："般，大也"，《方言》卷一、《广雅·释诂》卷一上亦并说："般，大也"。是"般"字之义可训为"大"，殆无疑义。且从"般"之字，多有"大"义，例如《周易·讼·上九》说："或锡之鞶带，终朝三褫之"，陆德明《经典释文》谓："鞶，步干反，马云：大也"；《荀子·富国篇》说："则国安于盘石"；杨倞注："盘石，盘薄大石也"；《说文·巾部》说："幋，覆衣大巾，从巾，般声"等皆是。是此文之所谓"般服零"者，乃谓"大茯苓"也，观下句言"取最大者一枚"亦可证。

按：2. 此文"最取大者一枚"句之"最""取"二字误倒，当乙转之，则此句之文即为"取最大者一枚"。上句言"以般服零"就是"用大茯苓"，此句紧承上句之义谓茯苓宜"取最大者一枚"。如此，则义理顺，自晓然而无所惑矣。

五、《导引图》考义一则

肽责

《导引图·引肽责（积）》（图略），《文物·马王堆三号汉墓帛画导引图的初步研究》文："引肽责（积）：一男子，著冠，低头，垂臂拱立，若步行状。"（见 1975 年第 6 期）

按：此文"肽责（积）"之"肽"字，当读之"脚"。"肽"乃"脚"字之省文。

这个帛画《导引图》前面的帛书《却谷食气篇》所载"却谷"的"却"字省"卩"作"去"，这里"脚"字省"卩"作"肽"也就是很自然的事情了。其实，在古代，"脚"每省作"胠"，而"胠"作"脚"用并不是绝无仅有的，如《金匮要略·腹满寒疝宿食病脉证第十》说："必便难两胠疼痛"，《诸病源候论·大便病诸候·大便难候》及《外台秘要·淋并大小便难病门·大便难方》则均作"必大便难而脚痛"；马王堆汉墓出土医书说："足钜阳脉……北痛、要痛、尻痛、肘、胠痛、腨痛"，《灵枢·经脉》则作"项、背、腰、尻、腘、腨、脚皆痛"，《素问·气交变大论》所载"岁水不及"的病证也作"脚下痛"，可证。马王堆汉墓出土医书的释文，把"胠痛"一证读为"胠胁痛"即侧胸部痛，也同样是不对的。

杨倞注《荀子·正论篇》"捶笞膑脚"说："腳，古脚字"，《说文通训定声·豫部》说："腳，俗字作脚"，是"脚"字古作"腳"，"脚"乃"腳"的俗体字，二字本同，故《玉篇·肉部》说："腘，曲腳也"，而杨倞注《荀子·富国篇》"诎要桡腘"说："腘，曲脚中"，则"腳"作"脚"。马王堆汉墓出土医书所载"足泰阳脉……出于脥……脥蕃""足少阴脉……入脥"等的"脥"字，释文把它解释为"脚"，是"腳"字省"卩"作"脥"，则"脚"字亦自然可以省"卩"作"胠"了。

这里"胠"字，既然是读"脚"字，然"脚"是指人体的某一部位也须弄清，才能有益于正确发挥这一导引方法的治疗作用。

《玉篇·肉部》说："腳，足也；脚，胫也。"是"脚"字本有二义：一指足部，如上述《灵枢·经脉第十》所谓"……脚皆痛"和《素问·气交变大论篇第六十九》所谓"脚下痛"者是；二指整个下肢，如上述《金匮要略·腹满寒疝宿食病脉证第十》所谓"必便难两胠疼痛"者是。脚指足部，是日常生活中的常识，较易理解；而脚指整个下肢，尚有待于阐述清楚。

1. 颜师古注《汉书·高五王传》"股战而栗"说："股，脚也"，许慎注《淮南子·地形训》"有修股民""奇股民"并说："股，脚也"。

2. 《韩非子·难言》："孙子膑脚于魏"，《荀子·正论篇》："捶笞膑脚"，杨倞注说："膑脚，谓刖其膝骨也"。

3.《素问·骨空论篇第六十》："膝痛，痛及拇指，治其腘"，王冰注说："腘，谓膝解之后、曲脚之中委中穴"。

4.《广雅·释亲》："脚，胫也"，王念孙疏证说："凡对文膝以上为股，膝以下为胫。"

从上面所引之文可以看到，脚是整个下肢的总称，膝以上的股称为"脚"，膝以下的胫称为"脚"，膝盖也称为"脚"，腘窝则亦称为"曲脚"。是脚指整个下肢，殆即今之所谓"腿"也。

《释名·释形体》说："脚，却也，以其坐时却在后也"，段玉裁注《说文·肉部》说："脚之言却也"。是脚以左侧"肉"字偏旁归属"肉"类，以右侧"却"或"卻"字为义。"却"有"退"义，"却""退"二字古互训，如颜师古注《汉书·谷永杜邺传》"绝却不享之义"句说："却，退也"，而《玉篇·辵部》说："退，却也"是其例。"却""退"二字互训，"脚""腿"二字也同义，故《玉篇·肉部》说："腿，胫也。"惟"脚"字另有"足"字义耳。

脚指下肢，古或写作"肤"。这里"肤积"之病，就是"脚积"。惟其"积"在于"脚"，故其图作"若步行状"，用特殊方式行步的导引方法加强脚部锻炼以治疗其所谓"肤积"之病。

"脚积"一词虽不见于现存古书，但其医学内容则早有记载，如《吕氏春秋·季春纪·尽数》说："形不动则精不流，精不流则气郁，郁处头则为肿为风，处耳则为挶为聋，处目则为䁾为盲，处鼻则为鼽为窒，处腹则为张为府，处足则为痿为蹶"。郁，原作"鬱"，《广雅·释诂》王念孙疏证说："鬱与菀通"。《素问·疏五过论篇第七十七》："五藏菀熟"，王冰说："菀，积也"。是"郁"有"积"义。气郁，即"气积"。据上引《吕氏春秋》之文看，精气不流可以郁积在人体的任何一个部位，当然也就可以郁积在人体下肢而形成所谓"肤积"之病，或者《吕氏春秋》所谓"郁……处足则为痿为蹶"就是这个"肤积"的疾病。这病是由于人体精气郁积不流所使然，故用"若步行状"的导引方法使下肢适当运动，以促进下肢精气的正常流通而愈病。

六、《天下至道谈》考义一则

侍嬴

《天下至道谈·治八益》说："几己，内脊，毋幢（动），翕气，印（抑）下之，静身须之，曰侍嬴。"

按：此文"侍嬴"，上文作"寺嬴"。"侍""寺"，均为"持"字之假借。《说文·人部》说："侍，承也，从人，寺声"，又《说文·手部》说："持，握也，从手，寺声"。"侍""持"二字俱谐"寺"声，例得通假。《周礼·天官冢宰》说："寺人，王之正内五人"，郑玄注："寺之言侍也"。彼"寺"训"侍"义，此"寺嬴"之"寺"则为"持"字之借。"寺""侍""持"三字古可通用。是"寺嬴""侍嬴"，均谓"持嬴"也。

嬴，与"盈"通，《尔雅，释诂下》说："溢，盈也"，郝懿行义疏："盈之言嬴也"；《素问·六节藏象论篇第九》说："关格之脉嬴"，林亿等人新校正："古文'嬴'与'盈'通用"，是其证。"嬴""盈"古可通用，故"持嬴"诸书通作"持盈"，如《越绝书·吴内传》说："天贵持盈"，《国语·吴语》说："能用援持盈以没"，《国语·越语下》说："夫国家之事有持盈"，《淮南子·原道训》说："处危而不机，持盈而不倾"，等等皆是。此文下亦有"八曰持盈"之语。

《说文·皿部》说："盈，满器也"，《广雅·释诂上》说："盈，满也"，《国语·周语上》说："阳瘅愤盈"，韦昭注亦谓"盈，满也"。是"盈"之义可训"满"，故"持盈"亦作"持满"，如《素问·上古天真论篇第一》说："不知持满"，《后汉书·申屠刚鲍永郅恽列传》说："持满之戒，老氏所慎"，《孔子家语·三恕》说："敢问持满有道乎？"《淮南子·氾论训》说："周公可谓能持满矣"，《管子·形势》说："持满者与天，安危者与人"，等等。

《说文·水部》说："满，盈溢也"，《广韵·上声·二十四缓》说："满，莫旱切，盈也"。"满""盈"二字可互训，而"盈"与"嬴"通；其"持""侍""寺"三字古可通用，故"寺嬴""侍嬴""持盈"

"持满"，并字异而义同。

　　《越绝书·吴内传》说："天贵持盈。持盈者，言不失阴阳日月星辰之纲纪也"，此言天道贵正常运行而不失其所。房玄龄注《管子·形势》说："能持满者，能与天合"，此言人道贵守盈不失而合于天道。此文所谓"侍赢"之义，全同于《素问·上古天真论篇第一》中所谓"持满"，皆指男女交合当守持盈满而不能过为。如此而已，岂有他哉！

附：周秦两汉典籍中医药资料研究

一、《庄子》考义一则

六藏

《庄子·齐物论》："日夜相代乎前，而莫知其所萌。已乎已乎，旦暮得此，其所由以生乎。非彼无我，非我无所取，是亦近矣，而不知其所为使，若有真宰，而特不得其眹，可行己信，而不见其形。有情而无形，百骸九窍六藏，赅而存焉。"

按：本文之所谓"六藏"，文中未见其所明指，故陆德明音义说："心肺肝脾肾，谓之五藏；大小肠膀胱三焦，谓之六府。身别有九藏气，天地人，天以候头角之气，人候耳目之气，地候口齿之气，三部各有天地人，三三而九。神藏五，形藏四，故九。今此云'六藏'，未见所出。"然于鬯《香草续校书》则说："六藏疑并胃在内。陆释云'心肺肝脾肾谓之五藏，今此云六藏，未见所出'。窃谓心、肺、肝、脾、肾、胃六藏矣，《内经·玉机真藏论》：'胃者，五藏之本也'。然则并胃数之者，并其本数之耳。故彼《刺疟篇》肺疟、心疟、肝疟、脾疟、肾疟、胃疟六疟并数，明胃得为一藏也。"此"六藏"之义，陆氏释谓"未见所出"，于氏之说亦未得也。

《素问·五藏别论篇第十一》说："所谓五藏者，藏精气而不写也，故满而不能实；六府者，传化物而不藏，故实而不能满也。"是"藏"与"府"相对，具有"藏精气而不写"且"满而不能实"的功能特性。换言之，具有"藏精气""主神志""满而不能实"之功能者，始可称之为"藏"也。而"胃"则不然也。《素问·玉机真藏论篇第十九》谓

"胃"为"五藏之本"者，以"胃为太仓"，主消化水谷以化生精微养五藏也，非谓其具有五藏相同之功能特性也。《素问·五藏别论篇第十一》中，明谓"胃"的功能特性是"写而不藏"，为"传化之府"，"实而不能满"，与五藏之功能特性正相反，不得与五藏并列为六藏。是此文之所谓"六藏"者，胃不与也。考人体十二藏府中，具有"藏精气，主神志，且满而不能实"之功能特性者，除"心""肝""肺""脾""肾"五者外，惟"胆"为然。《灵枢·本输第二》说："胆者，中精之府"，《难经·四十二难》说："胆……盛精汁三合"，《素问·灵兰秘典论篇第八》说："胆者，中正之官，决断出焉"，《素问·五藏别论篇第十一》说："胆……藏而不写"。是"胆"具有与"藏"相同之功能特性也，故《素问·刺禁论篇第五十二》称"胆"为"小心"，所谓"十（原误为'七'，今改）节之旁，中有小心"者是也。且篇中前言"藏有要害……从之有福，逆之有咎"。继之即论述"刺中心，一日死，其动为噫；刺中肝，五日死，其动为语；刺中肾，六日死，其动为嚏；刺中肺，三日死，其动为咳；刺中脾，十日死，其动为吞；刺中胆，一日半死，其动为呕"也。其"心""肝""肾""肺""脾""胆"六者并列，殆是《庄子·齐物论》之所指"六藏"也。《云笈七签·上清黄庭内景经·心神章》说："心神丹元字守虚，肺神皓华字虚成，肝神龙烟字含明，翳郁导烟主浊清（原注：'别本无此一句'，是。《推诵黄庭内景经法》中这段亦无此句。）肾神玄冥字育婴，脾神常在字魂停，胆神龙曜字威明。"《云笈七签·三洞经教部·黄庭遁甲缘身经》载有"肺藏图""心藏图""肝藏图""脾藏图""肾藏图""胆藏图"甚详。彼二者均亦以"心""肝""肺""脾""肾""胆"六者并列，是《庄子·齐物论》之所谓"六藏"者，必指"心""肝""肺""脾""肾""胆"六者无疑也。

二、《淮南子》考义二则

（一）蛛者

《淮南子·说林训》说："曹氏之裂布，蛛者贵之，然非夏后氏之璜。"

按：此文高诱注谓"楚人名布为曹。今俗间以始织布系著其旁，谓之曹布，烧以傅蝲蚚疮则愈，故蚚者贵之"。是"蚚者"，乃指"蝲蚚疮患者"。然则何谓"蝲蚚疮"？就须先明"蝲蚚"之义。《玉篇·虫部》说："蚚，巨由切，蚚蝮。亦作蚚"。是"蚚"与"蚚"同，字本作"蟉"，《说文·虫部》说："蟉，多足虫也，从蚰，求声。蚚，蟉或从虫"，《玉篇·虫部》说："蟉，巨牛切，亦作蚚。蚚蝮，多足虫"，据此文高注及《玉篇》，则"蚚"又叫"蝲蚚"，又叫"蚚蝮"，乃"多足虫"也。

《小学钩沈》卷十一载《声类》说："蚑，多足虫也"。是"蚚"亦名"蚑"。多足虫，既称为"蚑"，又称为"蚚"，故常"蚑""蚚"连称而呼之曰"蚑蚚"，《通俗文》卷下说："矜求谓之蚑蚚"，《周礼·秋官司寇下·赤龙氏》说："凡隙屋，除其狸虫"，郑玄注："狸虫，蠦、肌蚚之属"，孙诒让疏："肌求者，蚚，释文作'求'，云'本或作蚚'……《淮南子·说林训》'曹氏之裂布，蚚者贵之'，高注云：'曹布烧以傅蝲蚚疮，则愈'。蚑蚚、蝲蚚并即'肌蚚'一声之转。肌蚚，即今'蠕衣虫'。亦名'蚚蝬'……亦名'蠼蝬'。"《广雅·释虫》说："蚚蝬，螼蚚也"，王念孙疏证："……《本草拾遗》云：'蠼蝬虫能溺人影，令发疮如热沸而大绕腰，虫如小蜈蚣，色青黑，长足'。蠼蝬，蚚蝬，亦声之转耳。今扬州人谓之'蠕衣虫'，顺天人谓之'钱龙'，长可盈寸。行于壁上，往来甚捷"。

蠼蝬，与"蚚蝬"同，亦作"蠼蝮"。《博物志·异虫》说："今蠼蝮虫溺人影，亦随所著处生疮"。是即高注《淮南子》此文之所谓"蝲蚚疮"也。由于《博物志》谓其疮乃"蠼蝮虫溺人影"使然，故随称之曰"蠼蝮尿疮"。《诸病源候论·杂毒病诸候·蠼蝮尿候》说："蠼蝮虫，云能尿人影，即令所尿之处惨痛如芒刺，亦如蚝虫所螫，然后起细痦瘰，作聚如茱萸子状，其痦瘰遍赤，中央有白脓如粟粒，亦令人皮肤拘急，恶寒壮热，极者连起，多著腰胁及胸，若缠腰匝遍者重也"。其疮盖即《马王堆汉墓帛书·五十二病方》中之所谓"大带"，俗所谓"缠腰风"，今之所谓"带状疱疹"也。《博物志》注引卢氏曰："以鸡肠草捣涂，经日即愈"，《千金翼方·本草下·菜部》说："蕺，味辛，微温，主蠼螋溺疮"，余治其疮，每以黄连末三克、黄蘗末三克、熟石膏三克、梅花冰片零点三克，共研细末，清洁水调涂患部，收效良好。

（二）和堇

《淮南子·说林训》说："蝮蛇螫人，傅以和堇则愈。"

按：此文"和堇"之药，许慎注："和堇，野葛，毒药"。其注"和堇"为"毒药"则是，而谓"和堇"为"野葛"则非也，盖未见"野葛"有"和堇"之名也。此所谓"和堇"者，乃谓以"堇"捣"和"而为"剂"，用之以傅蛇螫疮也。然则"堇"者，《吕氏春秋·孟夏纪·劝学》说："是救病而饮之以堇也"，高诱注："堇，毒药也"，其虽已指出"堇"为"毒药"，然仍未明其为何物也。《国语·晋语二》说："寘堇于肉"，韦昭注："堇，乌头也"，《庄子·徐无鬼》说："其实堇也"，陆德明音义："堇……司马云：乌头也"，《尔雅·释草》说："芨，堇草"，郭璞注："即乌头也，江东呼为堇"，《诗·大雅·文王之什·绵》说："堇荼如饴"，孔颖达疏："……明堇即乌头也"，《香祖笔记》卷七说："堇，具吝切，即乌头也"，《类篇·艸部》说："堇……又渠吝切，药名，乌头也"。是"乌头"一名"堇"，此文"堇"当即"乌头"也。

《千金翼方·本草中·草部下品之上》说："乌头，味辛甘，温，大热，有大毒"。用乌头之大毒，以治毒蛇螫伤，正所谓"以毒攻毒"也。

古人每有用乌头捣和外傅以治疗毒蛇螫伤者，例如《肘后备急方》卷七第五十六说："蛇毒……以麕芮涂肿上，血出乃差"，《外台秘要·蛇啮人方门》引作"蛇啮毒肿……捣射茵涂肿上，血出乃差"。是"虵"即"蛇"字，"麕芮"即"射茵"也，通作"射罔"。又例如《备急千金要方》卷二十五第二说："治蝮蛇毒……以射罔涂肿上，血出即愈"。射罔，乃乌头汁煎之而成，《神农本草经》卷三说："乌头……

其汁煎之名射罔"，《千金翼方·本草中·草部下品之上》说："射罔……一名乌喙"，而"乌喙"即"乌头"，《墨子·杂守》说："令边采豫种畜芫、芸、乌喙、袾叶"，《墨子刊误》卷二云："乌喙，乌头别名"，《神农本草经》卷三亦谓"乌头……一名乌喙"。是"射罔"为"乌头汁"所成，而乌头捣傅以毒蛇蝥伤为古之一法无疑，则此文之"堇"即"乌头"也。

三、《尔雅》考义一则

杬

《尔雅·释木》说："杬，鱼毒。"

按：此文郭璞注说："杬，大木，子似栗，生南方，皮厚汁赤，中藏卵果"。郝懿行义疏；"《说文》：'芫，鱼毒也'。《本草》'芫华'，《别录》：'一名毒鱼，一名杜芫，其根名蜀桑，可以毒鱼'。按：此既今芫条，苗高二三尺，其华紫色，叶如椰叶而小，捣其汁以毒鱼则死。然则芫乃草属，不知何故列于《释木》？既改从木旁杬，且云'中藏卵果'，而又空冒'鱼毒'之名，皆所未晓……"郭璞氏遗此文"鱼毒"之名于不顾，而以南方大木"杬"以释此文之"杬"，误甚，而郝懿行氏则混《尔雅》此文与郭璞误注以求解，其必困惑于心而"皆所未晓"也。此文"杬"，既明谓其一名"鱼毒"，则字与"芫"通，殆无疑义。古代"五行"中，有"木"无"草"，乃以"木"概"草"。草、木同类，《素问·金匮真言论篇第四》所谓"东方青色……其类草木"，是其义。从而，字之偏旁从"艸"从"木"时有可通也。如：《说文·艸部》说："苦蒌，果蓏也"，是"苦蒌"乃草属。然《尔雅·释草》说："果蓏之实栝楼"，《素问·五藏生成篇第十》说："如以缟裹栝楼实"，字皆作"栝楼"。是"草"物之字从"木"之一例也；《战国策·齐策·淳于髡一日而见七人于宣王》说："今求柴胡、桔梗于沮泽，则累世不得一焉，及之睪黍、梁父之阴，则却车而载耳"，鲍彪注："桔梗，山生之草也"。是"桔梗"乃草属。然《说文·木部》说："桔梗，药名，从木……"是"草"物之字从"木"之二例也；《说文

·艸部》说："金，黄金也，从草，金声"，段玉裁注："《本草经》《广雅》皆作'黄芩'。今药中黄芩也"。《广雅·释草》说："菳藎，黄文，内虚，黄芩也"，《神农本草经》卷二说："黄芩，味苦平……一名腐肠"，在草部。是"黄芩"乃草属。然《五十二病方·夕下》方中则作"黄柃"而偏旁从"木"。是"草"物之字从"木"之三例也；《玉篇·艸部》说："莔，是支切，莔母草，即知母也"，《神农本草经》卷二说："知母，味苦寒……一名蚔母，一名蝭母"，《说文·艸部》说："芪，芪母也，从草，氏声"，段玉裁注："一名蝭母，一名知母，一名蚔母，皆同部同音"。是"知母"又叫"芪母"乃草属。然《广雅·释草》说："芪母，东根也"。知母或叫芪母，为草属之基部，不名"东莄"而称"东根"，是"草"物之字从"木"之四例也；《说文·艸部》说："莄，古来切，草根也"。是"莄"义乃指草属之基部。然《汉书·五行志第七中之上》说："入地则孕毓根核"，颜师古注："核，亦'莄'字也。草根曰莄，音该"。则草属之"莄"，可通作"核"而偏旁从"木"矣。是"草"物之字从"木"之五例也。以上皆草属而字偏旁从木也。而草属被直称之曰"木"或直以"木"名之者，前者如"射干"，射干乃草属，而《荀子·劝学篇》则说："西方有木焉，名曰射干"，直接称"射干"为"木"也；后者如"离南"，《尔雅·释草》说："离南，活莌"，郭璞注："草生江南，高丈许，大叶，茎中有瓤，正白"，即今之"通草"，乃草属，而《陈藏器本草》则名之曰"通脱木"也。

另一方面，《毛诗·草木鸟兽虫鱼疏·集于苞栩》说："栩，今柞栎也。徐州人谓栎为杼，或谓之为栩，其子为皂，或言皂斗……或言橡斗，读栎为杼，五方通语也"，《吕氏春秋·恃君览·恃君》说："冬日则食橡栗"，高诱注："橡，皂斗也"，是"皂斗，又称"橡斗"乃木属。然《说文·艸部》则说："草，草斗，栎实也，一曰象斗子，从草，早声"。草，皂之本字。皂斗，本作"草斗"。《说文》列"草部"，字从"草"。是"木"物之字从"草"之一例也；《诗·鲁颂·泮水》说："食我桑黮，怀我好音"，毛苌传："黮，桑实也"。《备急千金要方》卷十三第八，称之为"黑椹"。是"黮"或"椹"为桑树之实乃木属。然《说文·艸部》则说："葚，桑实也，从艸，甚声"，列于"艸"部，字从"艸"。《尔雅·释木》所载"桑辨有葚，栀"之文，字亦从"艸"作"葚"。是"木"物之字从"艸"之二例也；《诗·国风·唐风·山有枢》说："山有枢，刺晋昭公也"。陆玑疏："枢，其针刺如柘，其叶如榆，瀹为茹，美滑于白榆。榆之类有十种，叶皆相似，皮及木理异耳"。是"枢"即"刺榆"乃木属。然《经典释文·毛诗音义上》说："山有枢，本或作蓲，乌侯反。莖也"。字则从"艸"。是"木"物之字从"艸"之三例也；《尔雅·释木》说："槚，苦荼"，郭璞注："树小如栀子，冬生叶，可煮作羹饮。今呼早采者为荼，晚取者为茗，一名荈"，郝懿行义疏："……诸书说荼处，其字仍作荼，至唐陆羽著《茶经》，始减一画作茶，今则知茶不复知荼矣"。是"槚"今谓之"茶"乃木属。然其又名曰"荼"曰"茗"曰"荈"，三字皆从"艸"。是"木"物之字从"草"之四例也。以上皆木属而字偏旁从艸也。

《新书·胎教》说："梧者，东方之草，春木也""柳者，南方之草，夏木也""棘者，西方之草也，秋木也""枣者，北方之草，冬木也"。其"梧""柳""棘""枣"四者，于方位称"草"，于时令称"木"，变文耳。其义同也。是"草""木"同类而字之偏旁"从艸""从木"义有可通也。

四、《荀子》考义一则

西方有木焉，名曰射干

《荀子·劝学篇》说："西方有木焉，名曰射干，茎长四寸，生于高山之上，而临百仞之渊，木茎非能长也，所立者然也。"

按：此文杨倞注："《本草》药名有射干，一名'乌扇'……在'草部'中，又生南阳川谷，此云'西方有木'，未详。或曰'长四寸'即是草，云'木'误也。盖生南阳，亦生西方也"。殊不知射干本"草属"，然亦可称"木"，以"草""木"同类也，《素问·金匮真言论篇第四》说："东方青色……其类草木"，可证。古代"五行"中，有

"木"而无"草"，乃以"木"概"草"也，故"草""木"二者之义时有可通。详见上文"《尔雅》考义一则"中。

五、《通俗文》考义一则

尻骨谓之八髎

《通俗文》卷上说："尻骨谓之八髎"。

按：此文与《埤苍》上之文同。其"尻"字皆本当作"尻"。考《释名·释形体》说："尻，廖也，所在廖牢深也"。《说文·尸部》说："尻，脽也，从尸，九声"，段玉裁注："尻，今俗云'溝子'是也。脽，今俗云'屁股'是也。析言是二，统言是一"。是"尻"之部位所在"廖牢深"，在人身躯之尾部，今俗谓之"溝子"。然"溝子"部位无"八髎"之穴，且亦非骨名。《针灸甲乙经》卷三第八说："上窌，在第一空、腰髁下一寸侠脊陷者中""次窌，在第二空，侠脊陷者中""中窌，在第三空，侠脊陷者中""下窌，在第四空，侠脊陷者中"。窌，即"髎"，孔穴也。上、次、中、下四髎左右各一，共八髎，在腰髁下夹脊陷者中。《素问。骨空论第六十》说："腰痛不可以转摇，急引阴卵，刺八髎与痛上。八髎在腰尻分间"；又说："尻骨空在髀骨之后相去四寸"，王冰注；"是谓尻骨八髎穴也"；《素问·刺腰痛篇第四十一》说："腰痛引少腹控䏚，不可以仰，刺腰尻交者，两髁肿上……"王冰注："腰尻交者，谓髁上尻骨两傍四骨空，左右八穴，俗呼此骨为八髎骨也"。是"八髎穴"之部位，在"尻骨"也。然则何为"尻骨"？《说文·几部》说："尻，处也，从尸几，尸得几而止也。《孝经》曰：'仲尼尻'。尻，谓'闲尻'如此"。其"尻"字之义，训"处"为"尸得几而止"，即今之所谓"坐"也。《说文·尸部》说："屍，髀也，从尸下丌尻几"，段玉裁注："尻几，犹言坐于床"。是"尻"可训"坐"无疑。尻，诸书多借"居"为之，《玉篇·几部》说："尻，举鱼切，处也。与'居'同"，《论语·阳货》说："居，吾语女"，何晏集解引孔曰："子路起时，故使还坐"。字之"尻"训"坐"，则人身之"凥骨"自当为人身赖以"独坐"之重要骨节，故《备急千金要方》卷五上第一说："凡生后……百八十日，尻（今亦作"凥"，误）骨成，能独坐。"《事物原会·骨》说："男女腰间各有一骨，大如掌，有八孔，作四行样"，即指此"凥骨"。《素问·骨空论篇第六十》说："脊骨下空，在尻骨下空"，新校正注谓"长强，在脊骶端，正在凥骨下"。是"凥骨"在腰髁下，至尾骶，大如掌，中有八髎穴，具有维持人体"独坐"之用。故所当部位，长沙马王堆墓出土医书《足臂十一脉灸经》称之曰"脞"也。

居，借作"凥"，致"居"行而"凥"废，人们遂识"居"而不识"凥"矣！以"凥"字之形近于"尻"，而"尻"之部位在尾，亦与"凥骨"之部位为近，且诸书又训"尻"为"臀"，故遂混"凥"为"尻"，而变"凥骨"为"尻骨"。今则诸书作"凥骨"者已无几矣！

《说文·尸部》说："居，蹲也"。是"居"之义，本训为"蹲"，其借作"凥"后，俗则又造"踞"字以实之。附记于此。

六、《史记》考义一则

至今天下言脉者

《史记·扁鹊仓公列传》说："至今天下言脉者，由扁鹊也。"

按：司马迁在这里高度赞扬了扁鹊在诊法上的成就。众所周知，扁鹊是善于切脉法的，然从其本传所载的内容看，扁鹊似已掌握了望、闻、问、切等四诊，而尤精于望诊，能"尽见五藏癥结"，具有了今人所谓"透视"的水平，从而表明了这里的"脉"字当训为"诊"，乃泛指望、闻、问、切等各种诊法，非独指切脉法也。有谓扁鹊擅长于切脉法者，只是对此文之误解耳！

《素问·脉要精微论篇第十七》说："夫脉者，血之府也"。脉为人体的经脉。经脉的变动，即为人体的疾病。人体有病，可参合在人体脉动部以手循按审察经脉的变动情况而诊断之。这种以手循按而审察经脉的变动，叫作"切脉"。切脉，又叫"切诊"，又叫"脉诊"，也叫

"切脉诊",是中医学的重要诊法之一,为一种不可缺少的诊法。因为"切脉"是一种诊法,故其"脉"字之义可引申而为"诊"。

"脉"字之义训为"诊",其于字书上虽无据,然在古代医学典籍里却是屡见不鲜的,如《素问·金匮真言论篇第四》说:"……故(冬)藏于精者,春不病温;夏暑汗不出者,秋成风疟,此平人脉法也。"此处未及脉象而说"此平人脉法也"。是此"脉法"即为"诊法"也;再如《素问·经脉别论篇第二十一》说:"黄帝问曰:人之居处动静勇怯,脉亦为之变乎?岐伯对曰:凡人之惊恐恚劳动静皆为变也。是以夜行则喘出于肾……当是之时,勇者气行则已,怯者则著而为病也,故曰诊病之道,观人勇怯骨肉皮肤,能知其情,以为诊法也。"此处黄帝问以"脉"之是否"为之变",岐伯对以"喘"之所"出"而未及脉象,且一则曰"诊病之道",再则曰"以为诊法也",是此"脉"字即为"诊"义也;又如《素问·示从容论篇第七十六》说:"臣请诵《脉经上下篇》甚众多矣,别异比类……明引比类从容,是以名曰《诊经》"(经,原误为"轻",今据新校正引《太素》文改)。此处前者曰《脉经》,后者曰《诊经》,是"脉"字之义即为"诊"矣。还有《素问·金匮真言论》所谓"故善为脉者,谨察五藏六府一逆一从,阴阳表里雌雄之纪"者,即"故善为诊者,谨察五藏六府一逆一从,阴阳表里雌雄之纪"也;《素问·疏五过论篇第七十七》所谓"善为脉者,必以比类奇恒从容知之"者,即"善为诊者,必以比类奇恒从容知之"也;《金匮要略·肺痿肺痈咳嗽上气病脉证治》所谓"病咳逆,脉之何以知此为肺痈,当有脓血"者,即"病咳逆,诊之何以知此为肺痈,当有脓血"也;《金匮要略·水气病脉证并治》所谓"病者苦水,面目身体四肢皆肿,小便不利,脉之不言水,反言胸中痛"者,即"病者苦水,面目身体四肢皆肿,小便不利,诊之不言水,反言胸中痛"也,等等。这些都表明了"脉"字可作"诊"用,无怪乎司马迁在为扁鹊立传时,于此将"诊"字写作"脉"了。

其实,"脉"字之义训为"诊",不仅在古文献中屡用,而且在人民群众生活的语言里也在用,例如现在有些地方称医者的"诊法高明",犹谓之为"脉技好"。这就是"脉"字这种用法的体现。